鹿児島大学大学院医歯学総合研究科
運動機能修復学講座リハビリテーション医学教授
川平和美 監修

決定版! 家庭でできる 脳卒中 片マヒのリハビリ

やさしい図解「川平法」

小学館

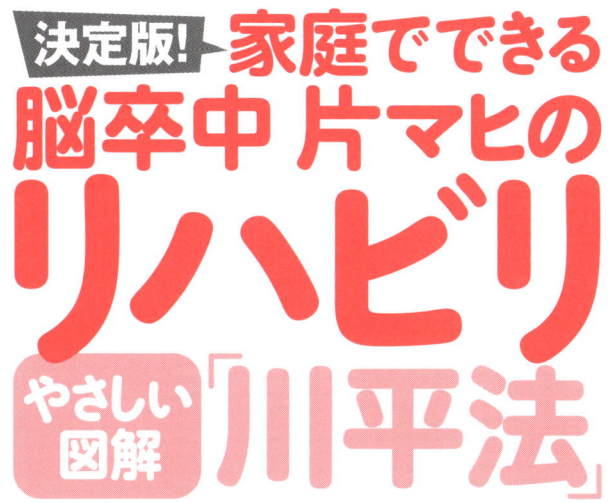

はじめに

促通反復療法《そくつうはんぷくりょうほう》、いわゆる川平《かわひら》法は脳卒中後の片麻痺《かたまひ》の回復を促進する治療法ですが、これまでに提唱された治療法に比べて、麻痺の回復を促進することが証明されている数少ない治療法の一つです。その劇的な治療効果がＮＨＫスペシャル（２０１１年９月）で示され、大反響を呼びました。その後も、新聞や週刊誌で次々取り上げられ、多くの脳卒中の後遺症に苦しむ方々から促通反復療法を受けたいとの希望が私共や各地のリハビリテーション施設に寄せられています。

私は数年前から促通反復療法の普及のため、専門書『片麻痺回復のための運動療法』の発刊、全国各地での実技講習会開催、霧島リハビリテーションセンターへの講習生（病院で働いている理学療法士や作業療法士：１〜４週）の受け入れなど行ってきましたが、皆様の要望に応えられる状況にはありません。

本書は多くの方から寄せられた「家庭で無理のない範囲でできる促通反復療法の方法や注意点が素人にも分かる解説書が欲しい」との要望に応えたものです。医学知識のない方が行って痛みや関節の障害を起こさないか等の危惧《きぐ》はありましたが、麻痺の改善を願いながらも身近な施設に促通反復法を修得した作業療法士や理学療法士がいない、あるいは医療保険制度の制約でこの治療を受けられない多くの方のために、麻痺した上肢《じょうし》を役立つ手にする治療内容を中心に素人の方でも無理さえしなければ、安全に出来るものを選定して紹介することに致しました。

痛みや不快感がない範囲で行うこと、強い力を加えないことを守って頂ければ、技術的には完璧でなくとも上肢の動きや歩行が楽になるはずです。

　脳卒中後の麻痺が何処《どこ》まで回復するかは脳の損傷部位と大きさ、脳損傷による麻痺や感覚障害、高次脳機能障害の程度、これまで受けたリハビリテーションの内容、発症後の期間などの影響を受けます。

　私たちの大脳は長い人生の間に、スムーズに歩けるように、箸を使えるようにと繰り返し手足を動かしたことで、思ったことがすぐにできる素晴らしい機能を獲得しています。二本の足で歩き、指で箸を操作することをコンピュータで行おうとすると、高性能なコンピュータと膨大なプログラムが必要です。

　脳卒中片麻痺のリハビリは、この優秀な脳の脳卒中による神経路の断線をつなぎ直すこと、つまり一部が断線したこの高性能コンピュータの配線とプログラムを人間の手で組み立て直す作業に似ています。そのため、「即座に片麻痺が治る」とか「動かなかった指がみるみる動き始める」といった魔法のようなリハビリ法はありませんが、川平法は、少しでも患者さんの日常生活を楽にするために、麻痺のない手足を上手に使えるように、片手動作訓練（麻痺がない片手で日常生活を行う）や利き手交換（麻痺がないほうの手で書字や箸が使えるようにする）、下肢《かし》装具や杖を使った安定した歩行で、麻痺した手足の筋《きん》のこわばり（痙縮《けいしゅく》）を予防しながら、たとえ維持期であっても現状よりも役に立つ手、楽に歩ける足を目指し、活動範囲をひろげていきます。

鹿児島大学大学院 医歯学総合研究科 運動機能修復学講座 リハビリテーション医学教授　川平和美

決定版！家庭でできる脳卒中片マヒのリハビリ
やさしい図解「川平法」

もくじ

イラストのマークについて

本書では介助者が施す手技をマークで表しています。
イラストの中にマークがある場合は、その指示に従ってください。

◉ 押す·押さえる＝その部分を軽く押さえます。　たたく＝その部分を軽くたたきます。

こする·すべらせる＝矢印の方向へ指でこすったり、指をすべらせたりします。

動かす＝矢印の方向へ動かしたり、誘導したりします。　回す＝矢印の方向へ回します。

この本で使用する用語

本書は家族が家庭で介助することを前提に、なるべく専門用語を使わずに解説しています。
専門用語を使用したほうがよい場合は、一覧のようなイラスト付き説明を入れました。

体の部位を示す用語

上腕二頭筋《にとうきん》と上腕三頭筋《さんとうきん》

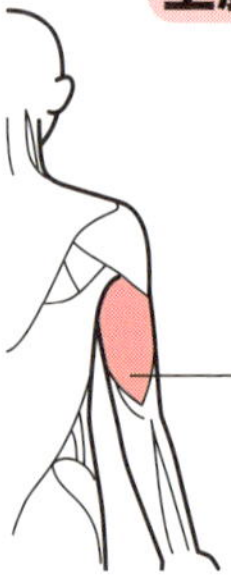

上腕二頭筋
上腕の前側の筋肉。ひじを屈曲させる

上腕三頭筋
上腕の後ろ側の筋肉。ひじを伸展させる

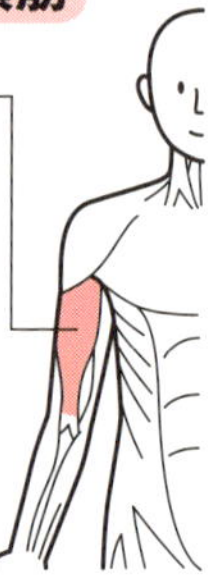

上腕《じょうわん》と前腕《ぜんわん》

上腕
ひじから上の腕のこと

前腕
ひじから下の腕のこと

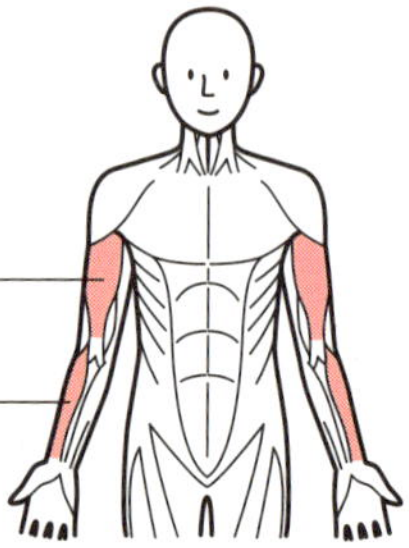

母指球《ぼしきゅう》と小指球《しょうしきゅう》

小指球
小指の付け根にあり、小指を動かす筋肉が集まっている

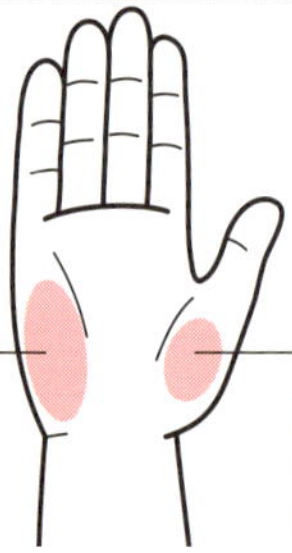

母指球
親指の付け根にあり、親指を動かす筋肉が集まっている

肩甲骨《けんこうこつ》の内側縁《ないそくえん》・外側縁《がいそくえん》

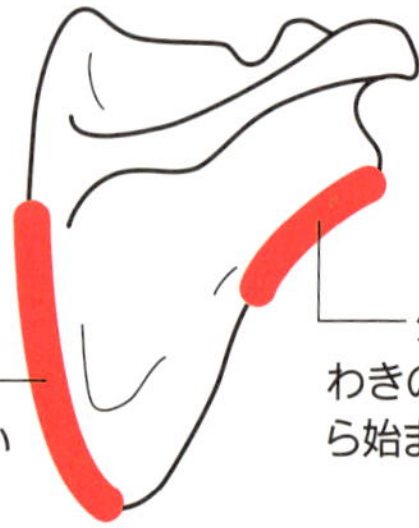

内側縁
背骨側にある長いふち

外側縁
わきの下の後ろから始まるふち

指の関節

本書では便宜的に指先から「第1関節」「第2関節」「付け根」と呼ぶことにする。従って、親指の関節は本書では「第1関節」と「付け根」になる

○=第1関節
◌=第2関節
●=付け根

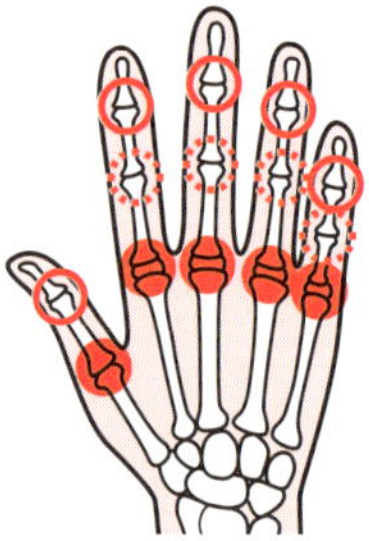

三角筋《さんかくきん》と肩関節《かたかんせつ》

肩関節
肩甲骨関節窩《かんせつか》（肩甲骨の外側先端にあるくぼみ）と上腕骨頭《こっとう》（上腕骨の先端）が接する面で、肩峰《けんぽう》（肩甲骨の先端）の下にある。安定させているのは筋群で、マヒによって不安定になる。

三角筋
肩関節を覆っている筋肉。この下に肩関節がある

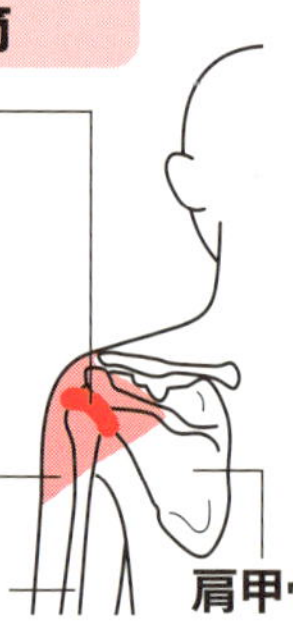

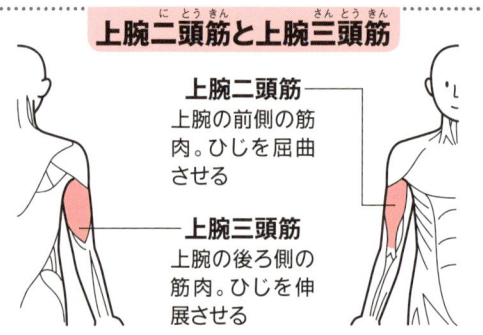

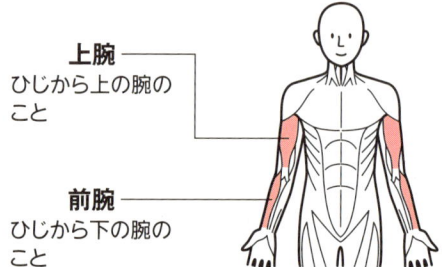

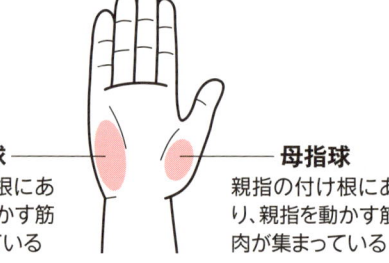

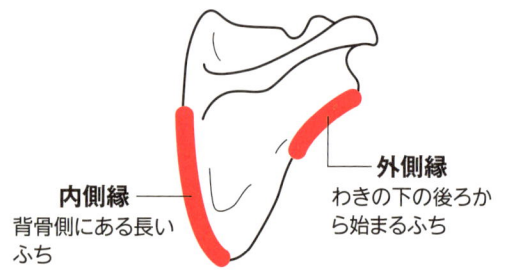

肩関節の内転《ないてん》・外転《がいてん》

気をつけの姿勢から、手を体の前のほうに動かすときに肩関節は「内転」し、外へ動かすときに肩関節は「外転」する

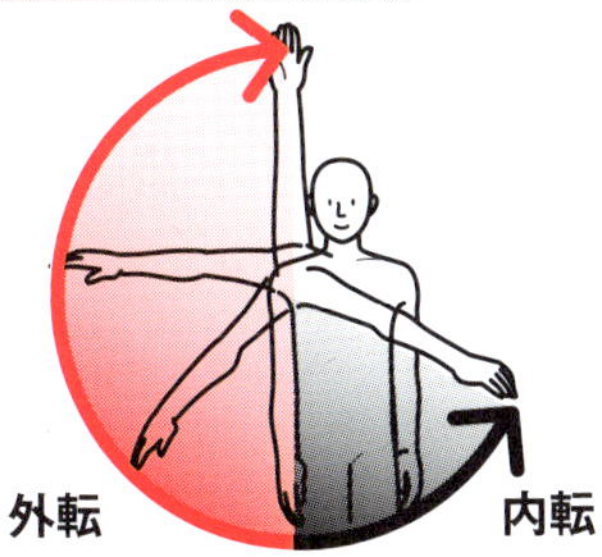

肩や手を動かす方向や動かし方の用語

前腕《ぜんわん》の回内《かいない》・回外《かいがい》

本人から見て、親指を内側へ回し、手の甲を見せる動きを「回内」、親指を外側に回し、手のひらを見せる動きを「回外」という。「前腕を内側に」回すとき、前腕は「回内」し、「前腕を外側に」回すとき、前腕は「回外」する

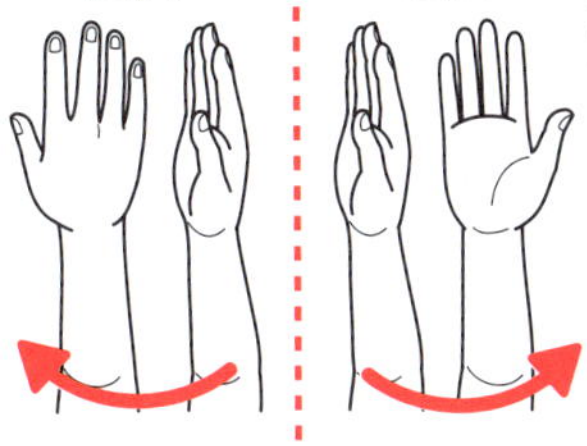

ラテラルピンチ

親指と人さし指の側面で物をはさんだり、つかんだりする動作

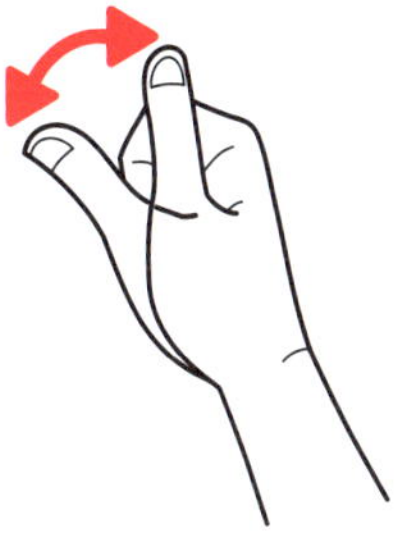

手関節《しゅかんせつ》の掌屈《しょうくつ》・背屈《はいくつ》

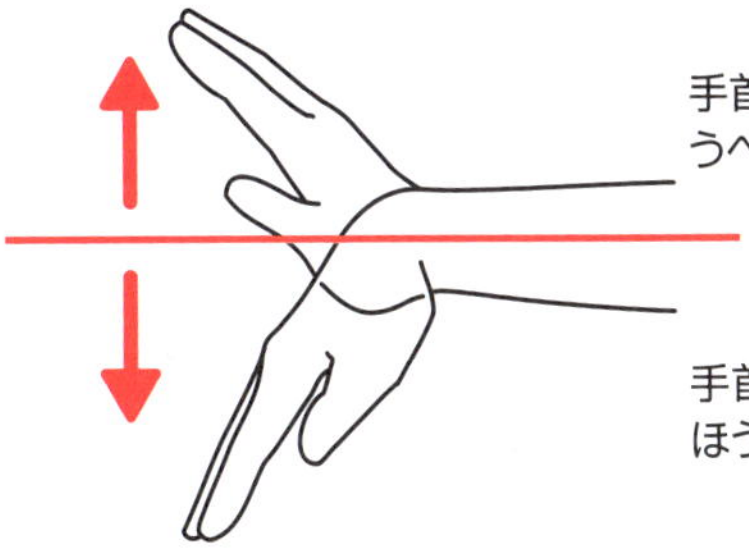

背屈
手首を手の甲のほうへ反らす動き

掌屈
手首を手のひらのほうへ曲げる動き

母指《ぼし》対立《たいりつ》

親指（母指）と他の指を向き合わせ、対立位にする形

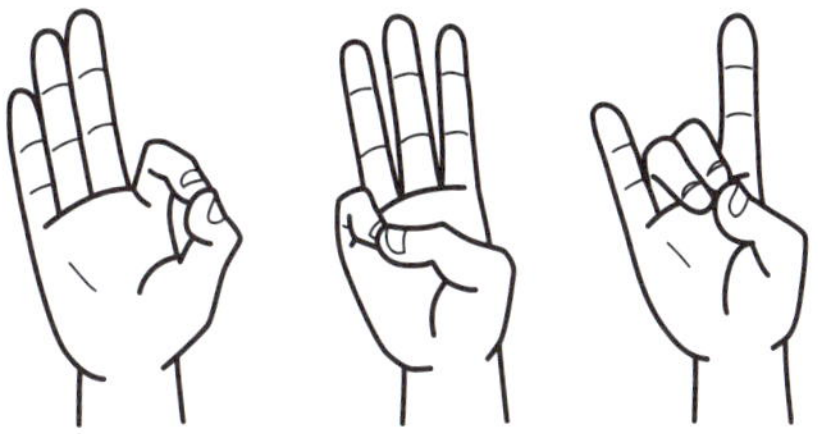

母指《ぼし》の外転《がいてん》

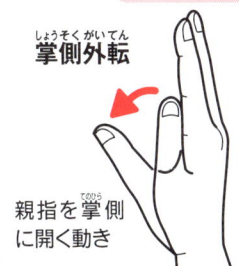

掌側外転《しょうそくがいてん》

親指を掌《てのひら》側に開く動き

外転

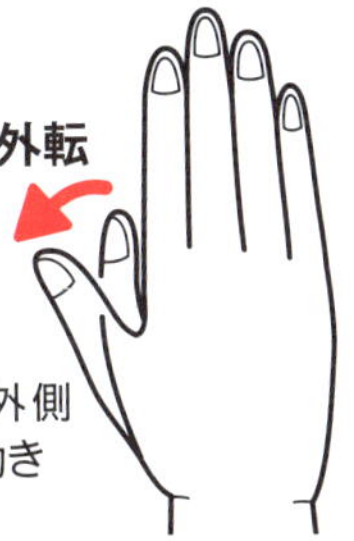

親指を外側に開く動き

肩関節の屈曲《くっきょく》・伸展《しんてん》

気をつけの姿勢から、体の前に腕を上げるときに肩関節は「屈曲」し、後ろに上げるときに「伸展」する

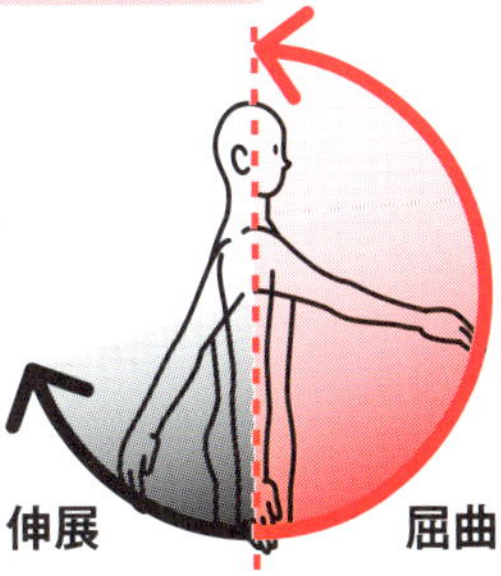

家庭用プログラム

日常生活動作を目標にしましょう

促通反復療法《そくつうはんぷくりょうほう》「川平《かわひら》法」を実践している施設が近くにない家族のために、家庭でできるプログラムを考えました。各プログラムの目標は「服の脱ぎ着」や「顔をふく」といった、日常生活における基本的な動作の回復です。まずは「これができたらうれしい」と思う日常生活動作を目標にしましょう。目標ごとにおすすめのトレーニングを組み合わせたプログラムを設定していますが、自発的に動かせる部位や程度に合わせて、取り入れたほうがよいと思われるトレーニング（24～93ページ）を取捨選択してください。

家庭用プログラム（10～23ページ）の使い方

◎脳卒中片マヒにより困難になっている日常生活動作の改善を目指し、7つの目標を掲げました。

◎「目標1」から「目標6」については、それぞれの目標にあったプログラムを紹介しています。

◎「目標1」から「目標6」までは、上肢（腕と手）を段階的に改善することにより回復が見込める日常生活動作を取り上げています。目標番号は、数字が大きいほど自発的に動かせる方が対象ですが、他動的な介助が必要な方であっても、目標にしたい日常の動作を選び、プログラムを試していただくことは可能です。

◎おすすめトレーニングの内容は家庭用トレーニング（24～93ページ）を参照してください。
トレーニングは、肩、手、指の順で並べてあります。同じ部位のトレーニングでは、数字が大きいほど自発的に動かせる方が対象です。

◎「目標7」では歩行動作の改善を取り上げ、おすすめトレーニングも同じページで紹介しています。

◎「おすすめトレーニングから始めても思うように動かない」「痛みを伴う」という場合は、トレーニング番号をさかのぼり、他動的に動かすトレーニングから始めてください。家庭用の電動マッサージ器や低周波治療器と合わせてのトレーニング（95ページ）もおすすめです。

◎イラストの「できるといいこと」は、目標にしたい状態を表しています。

◎イラストは、右マヒの介助を想定しています。左マヒの介助は、左右逆になると考えてください。

目標にする
動作を図解

困難の
理由を図解

解説

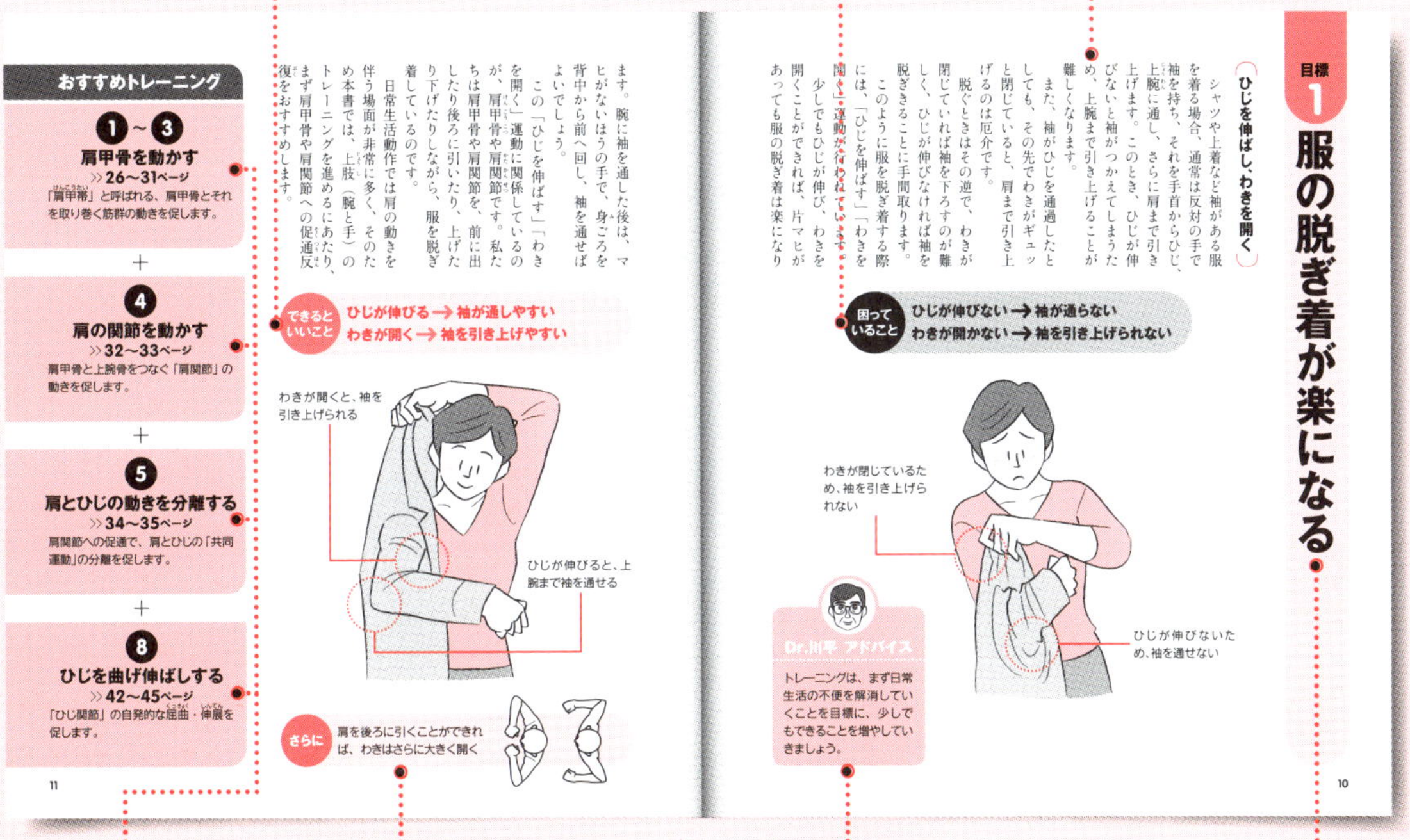
目標 1
服の脱ぎ着が楽になる

〔ひじを伸ばし、わきを開く〕

シャツや上着など袖がある服を着る場合、通常は反対の手で袖を持ち、それを手首からひじ、上腕《じょうわん》に通し、さらに肩まで引き上げます。このとき、ひじが伸びないと袖がつかえてしまうため、上腕まで引き上げることが難しくなります。

また、袖がひじを通過したとしても、その先でわきがギュッと閉じていると、肩まで引き上げるのは厄介です。

脱ぐときはその逆で、わきが閉じていれば袖を下ろすのが難しく、ひじが伸びなければ袖を脱ぎきることに手間取ります。

このように服を脱ぎ着する際には、「ひじを伸ばす」「わきを開く」運動が行われています。

少しでもひじが伸び、わきを開くことができれば、片マヒがあっても服の脱ぎ着は楽になります。腕に袖を通した後は、マヒがないほうの手で、身《み》ごろを背中から前へ回し、袖を通せばよいでしょう。

この「ひじを伸ばす」「わきを開く」運動に関係しているのが、肩甲骨《けんこうこつ》や肩関節《かたかんせつ》です。私たちは肩甲骨や肩関節を、前に出したり後ろに引いたり、上げたり下げたりしながら、服を脱ぎ着しているのです。

日常生活動作では肩の動きを伴う場面が非常に多く、そのため本書では、上肢《じょうし》（腕と手）のトレーニングを進めるにあたり、まず肩甲骨や肩関節への促通反《そくつうはん》復《ふく》をおすすめします。

困っていること
ひじが伸びない → 袖が通らない
わきが開かない → 袖を引き上げられない

わきが閉じているため、袖を引き上げられない
ひじが伸びないため、袖を通せない

Dr.川平 アドバイス
トレーニングは、まず日常生活の不便を解消していくことを目標に、少しでもできることを増やしていきましょう。

10

できるといいこと
ひじが伸びる → 袖が通しやすい
わきが開く → 袖を引き上げやすい

わきが開くと、袖を引き上げられる
ひじが伸びると、上腕まで袖を通せる

さらに
肩を後ろに引くことができれば、わきはさらに大きく開く

おすすめトレーニング

❶～❸ 肩甲骨を動かす
>> 26～31ページ
「肩甲帯《けんこうたい》」と呼ばれる、肩甲骨とそれを取り巻く筋群の動きを促します。

＋

❹ 肩の関節を動かす
>> 32～33ページ
肩甲骨と上腕骨をつなぐ「肩関節」の動きを促します。

＋

❺ 肩とひじの動きを分離する
>> 34～35ページ
肩関節への促通で、肩とひじの「共同運動」の分離を促します。

＋

❽ ひじを曲げ伸ばしする
>> 42～45ページ
「ひじ関節」の自発的な屈曲《くっきょく》・伸展《しんてん》を促します。

11

目標達成のために
実践するとよい
プログラム

さらに詳しく
ワンポイント解説

促通反復療法
「川平法」の
川平和美による
アドバイス

目標となる
日常生活動作

目標 1

服の脱ぎ着が楽になる

ひじを伸ばし、わきを開く

シャツや上着など袖がある服を着る場合、通常は反対の手で袖を持ち、それを手首からひじ、上腕《じょうわん》に通し、さらに肩まで引き上げます。このとき、ひじが伸びないと袖がつかえてしまうため、上腕まで引き上げることが難しくなります。

また、袖がひじを通過したとしても、その先でわきがギュッと閉じていると、肩まで引き上げるのは厄介です。

脱ぐときはその逆で、わきが閉じていれば袖を下ろすのが難しく、ひじが伸びなければ袖を脱ぎきることに手間取ります。

このように服を脱ぎ着する際には、「ひじを伸ばす」「わきを開く」運動が行われています。

少しでもひじが伸び、わきを開くことができれば、片マヒがあっても服の脱ぎ着は楽になり

困っていること

ひじが伸びない ⟶ 袖が通らない
わきが開かない ⟶ 袖を引き上げられない

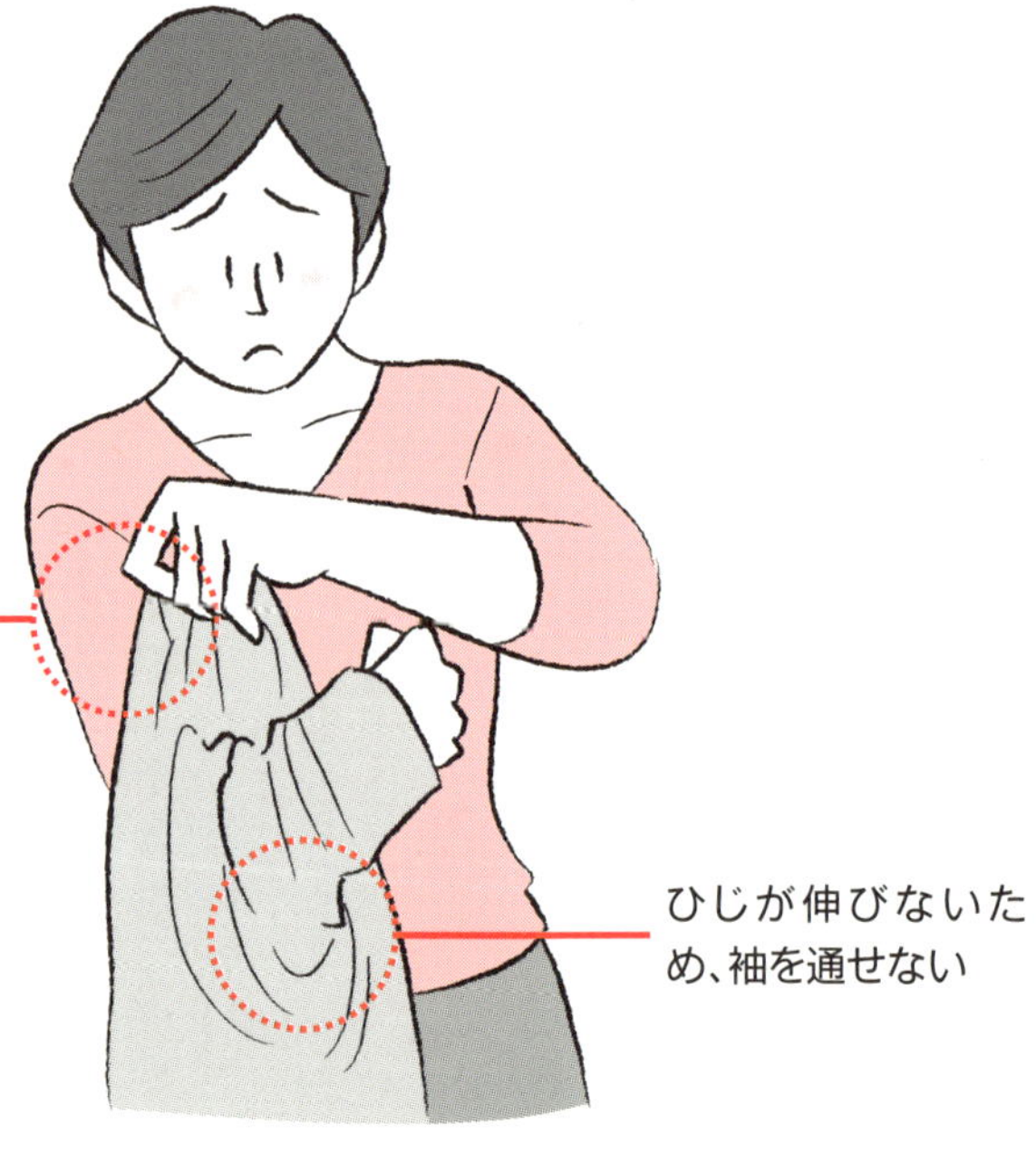

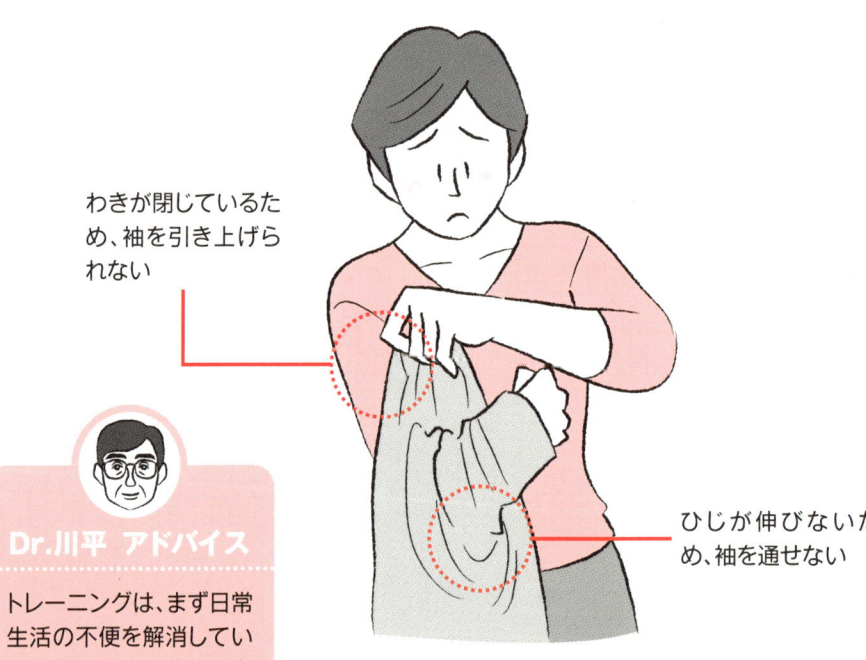

Dr.川平 アドバイス

トレーニングは、まず日常生活の不便を解消していくことを目標に、少しでもできることを増やしていきましょう。

おすすめトレーニング

1～3
肩甲骨を動かす
>>26～31ページ

「肩甲帯《けんこうたい》」と呼ばれる、肩甲骨とそれを取り巻く筋群の動きを促します。

＋

4
肩の関節を動かす
>>32～33ページ

肩甲骨と上腕骨をつなぐ「肩関節」の動きを促します。

＋

5
肩とひじの動きを分離する
>>34～35ページ

肩関節への促通で、肩とひじの「共同運動」の分離を促します。

＋

8
ひじを曲げ伸ばしする
>>42～45ページ

「ひじ関節」の自発的な屈曲《くっきょく》・伸展《しんてん》を促します。

ます。腕に袖を通した後は、マヒがないほうの手で、身《み》ごろを背中から前へ回し、袖を通せばよいでしょう。

この「ひじを伸ばす」「わきを開く」運動に関係しているのが、肩甲骨《けんこうこつ》や肩関節《かたかんせつ》です。私たちは肩甲骨や肩関節を、前に出したり後ろに引いたり、上げたり下げたりしながら、服を脱ぎ着しているのです。

日常生活動作では肩の動きを伴う場面が非常に多く、そのため本書では、上肢《じょうし》（腕と手）のトレーニングを進めるにあたり、まず肩甲骨や肩関節への促通《そくつう》を反《はん》復《ぷく》することをおすすめします。

できるといいこと
ひじが伸びる → 袖が通しやすい
わきが開く → 袖を引き上げやすい

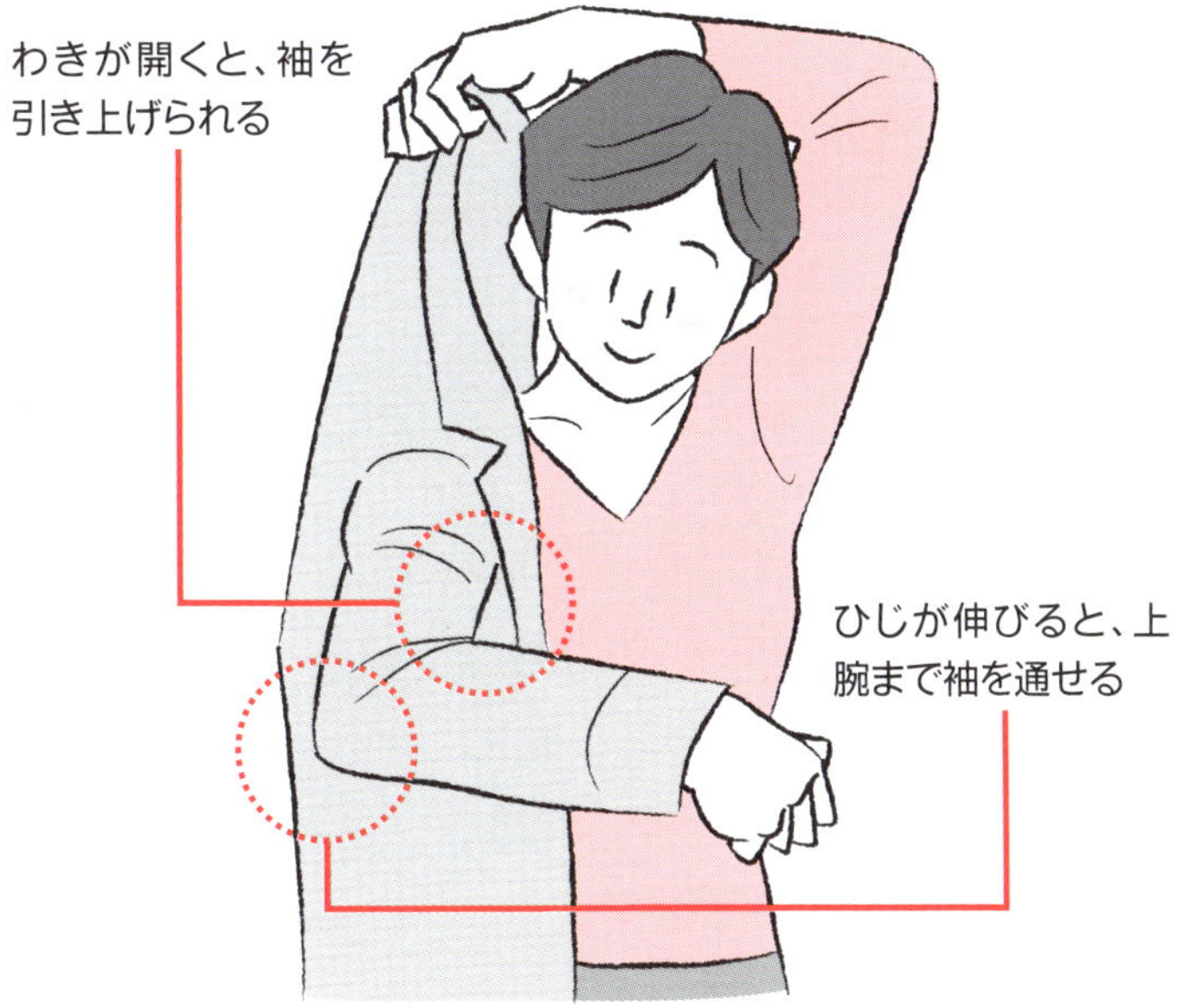
わきが開くと、袖を引き上げられる
ひじが伸びると、上腕まで袖を通せる

さらに 肩を後ろに引くことができれば、わきはさらに大きく開く

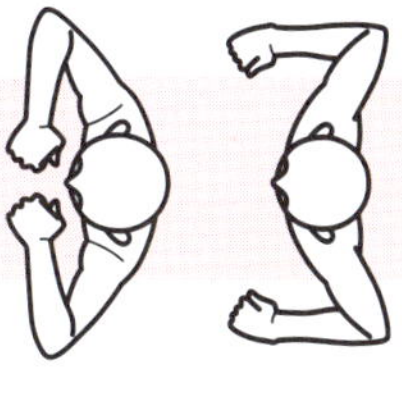

目標
2 顔をふく

肩を前に出し、腕を上げる

顔をふいたり、食べ物や飲み物を口に運んだりするとき、通常は肩を前に出し、手を斜め上に上げ、さらにひじを曲げ伸ばししています。

マヒがあると、手を上げようとすると肩に力が入り、意に反して肩が後ろに引かれてしまうということが多々あります。これは、肩甲骨《けんこうこつ》や肩関節《かたかんせつ》を動かす神経回路がうまく連動して働かないからです。

また、肩は前に出るけれど、手が上がらず下に落ちてしまったりと、なかなか思うように手が顔に近づきません。

手を顔に近づける際には、「肩を前に出す」「腕を斜め上に上げる」「ひじを曲げる」などの運動が連携して行われます。肩甲骨や肩関節の基本的な動き

困っていること
肩が後ろに引かれる → 腕が体の外に上がる
肩が前に出る → 腕が体の前に落ちる

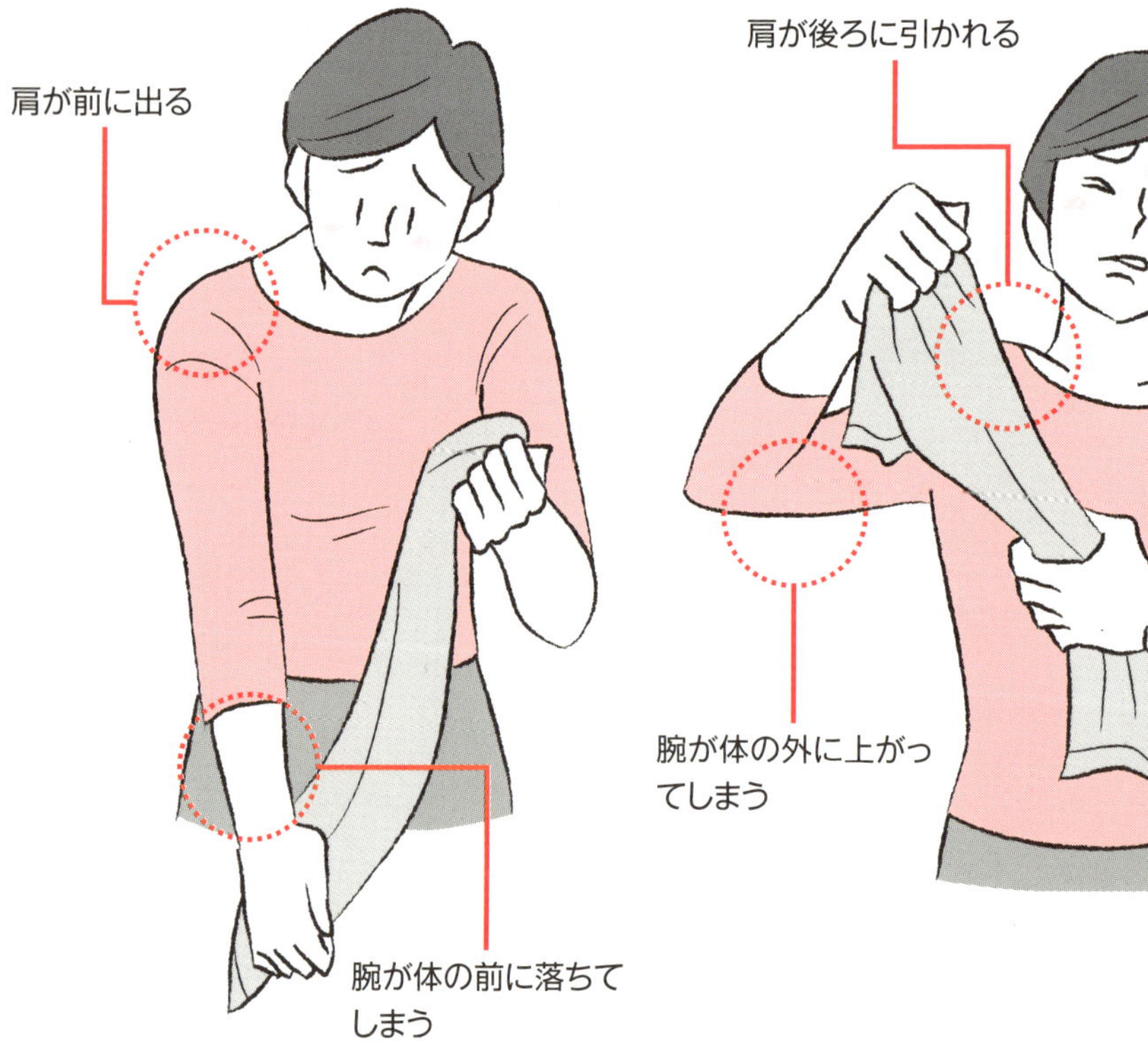
肩が前に出る
腕が体の前に落ちてしまう
肩が後ろに引かれる
腕が体の外に上がってしまう

は、これらの運動にも大きく関わりますので、〈目標1　服の脱ぎ着が楽になる〉でおすすめしたトレーニング❶❷❸❹❺❽と併せて、目標2のトレーニングを進めましょう。❶❷❸❹❺❽が自発的に、スムーズに行えるようなら、❻❼から始めてもかまいません。

少しでも手を顔に近づけることができれば、片マヒがあっても、顔にものを持ってくる動作は楽になります。タオルを両手のひらに乗せて、上半身をかがめれば、顔をふく動作も楽になります。

できるといいこと　**肩が前に出て、腕が体の斜め前に上がる → 手が顔に近づく**

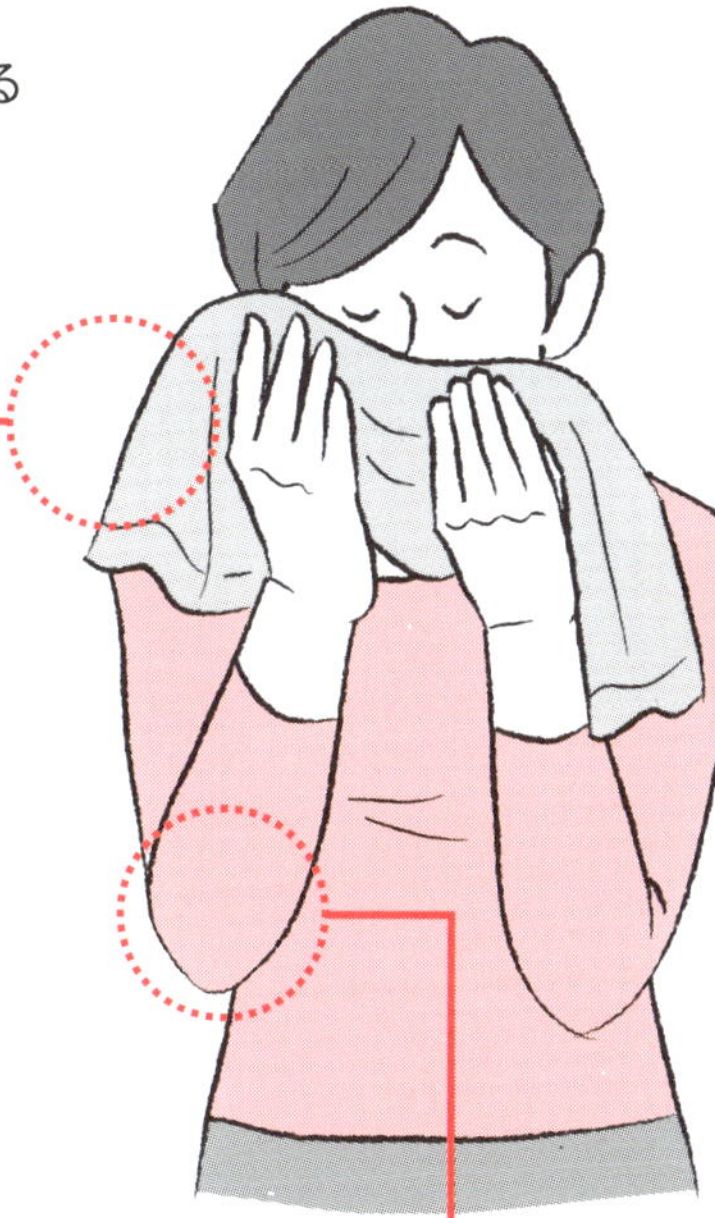

おすすめトレーニング

❻

腕を斜めに上げる

>> 36〜37ページ

「肩関節」を屈曲《くっきょく》・内転《ないてん》させる動きを促します。

＋

❼

腕を上げ下げする

>> 38〜41ページ

「肩関節」を屈曲・内転、伸展《しんてん》・外転《がいてん》させる動きを促します。

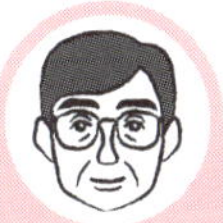

Dr.川平　アドバイス

手を顔に近づけられるようになって、さらに指の曲げ伸ばしができると、両手のひらで水がすくえるので、顔を洗うのも楽に。少しずつ、楽になることを増やしましょう。

目標
3 ドアノブを回す

前腕だけを回す

片マヒがあっても、ドアノブは回せます。手のひらにドアノブを押し込み、回したいほうへ上半身を傾ければ、ドアノブを回すことはできるのです。

通常は、上半身を傾けずに、前腕《ぜんわん》だけを内側へ、あるいは外側へ回して、ドアノブを回しています。一見、手首だけをひねっているように見えますが、実はひじから先の前腕が動いて手首を回しているのです。

マヒがあると、この「前腕だけを回す」運動が難しいのです。ひじや肩が思うように動かず、上半身を傾けることになります。マヒから日が経っていればなおさら、神経回路の強化・回復には時間がかかります。

それでも繰り返しトレーニングするうちに、前腕を外側に回す運動（前腕の回外《かいがい》・手のひら

困っていること
前腕を回せない
→ドアノブを回したい方向に体が傾く

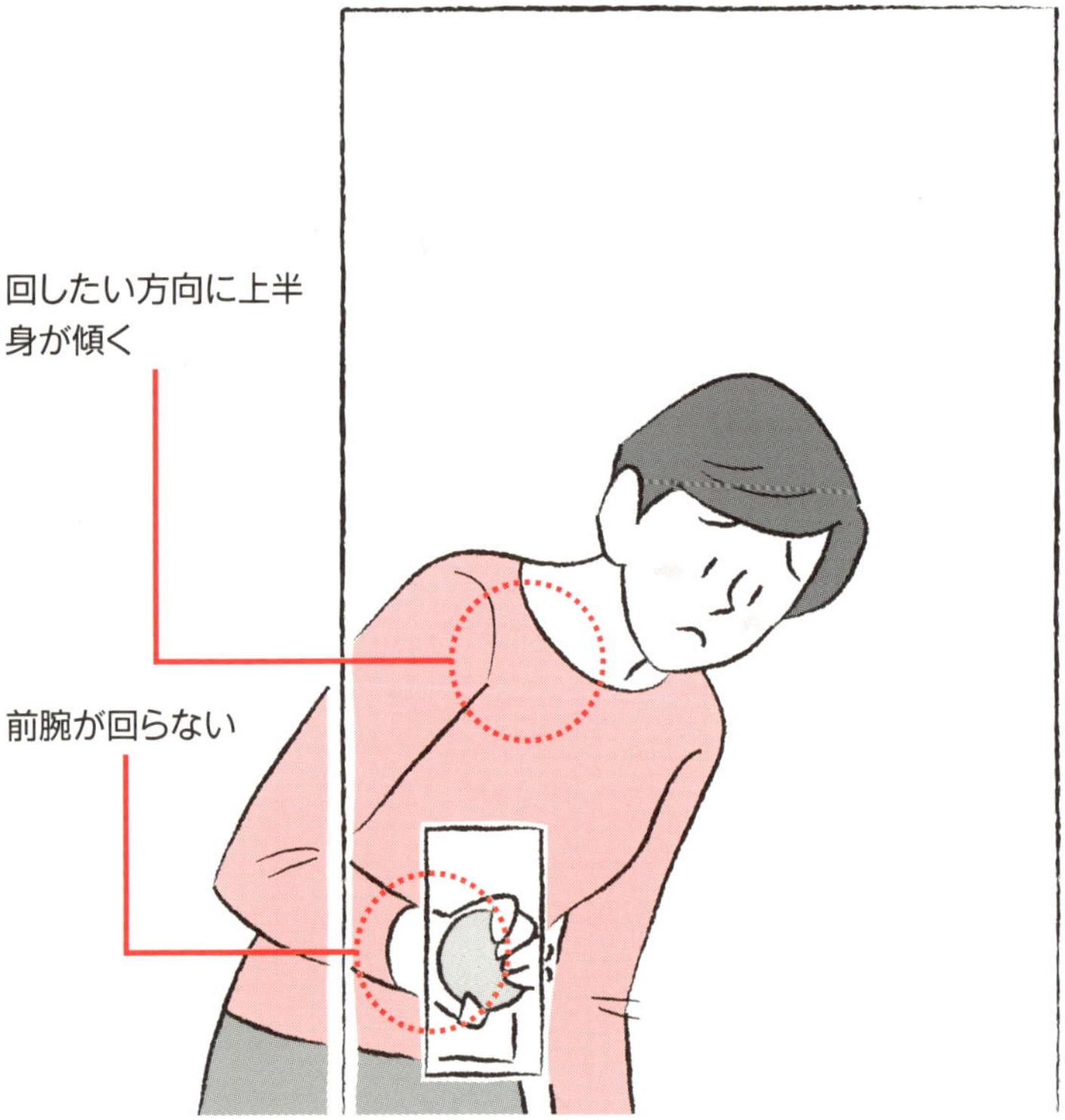
回したい方向に上半身が傾く
前腕が回らない

が上を向く）は、比較的楽にできるようになるでしょう。それに比べると、前腕を内側に回す運動（前腕の回内《かいない》・手のひらが下を向く）は難しく、時間がかかるかもしれません。

肩甲骨《けんこうこつ》や肩関節《かたかんせつ》を自分の意思で動かせる、坐位《ざい》でも容易に手を顔に近づけることができるという人は、⑨⑩も坐位で進めてかまいません。そうでない場合は、肩を痛めないためにも、やはり臥位《がい》でトレーニングを続けましょう。

できるといいこと
前腕だけを回すことができる
→ 体を傾けずにドアノブを回せる

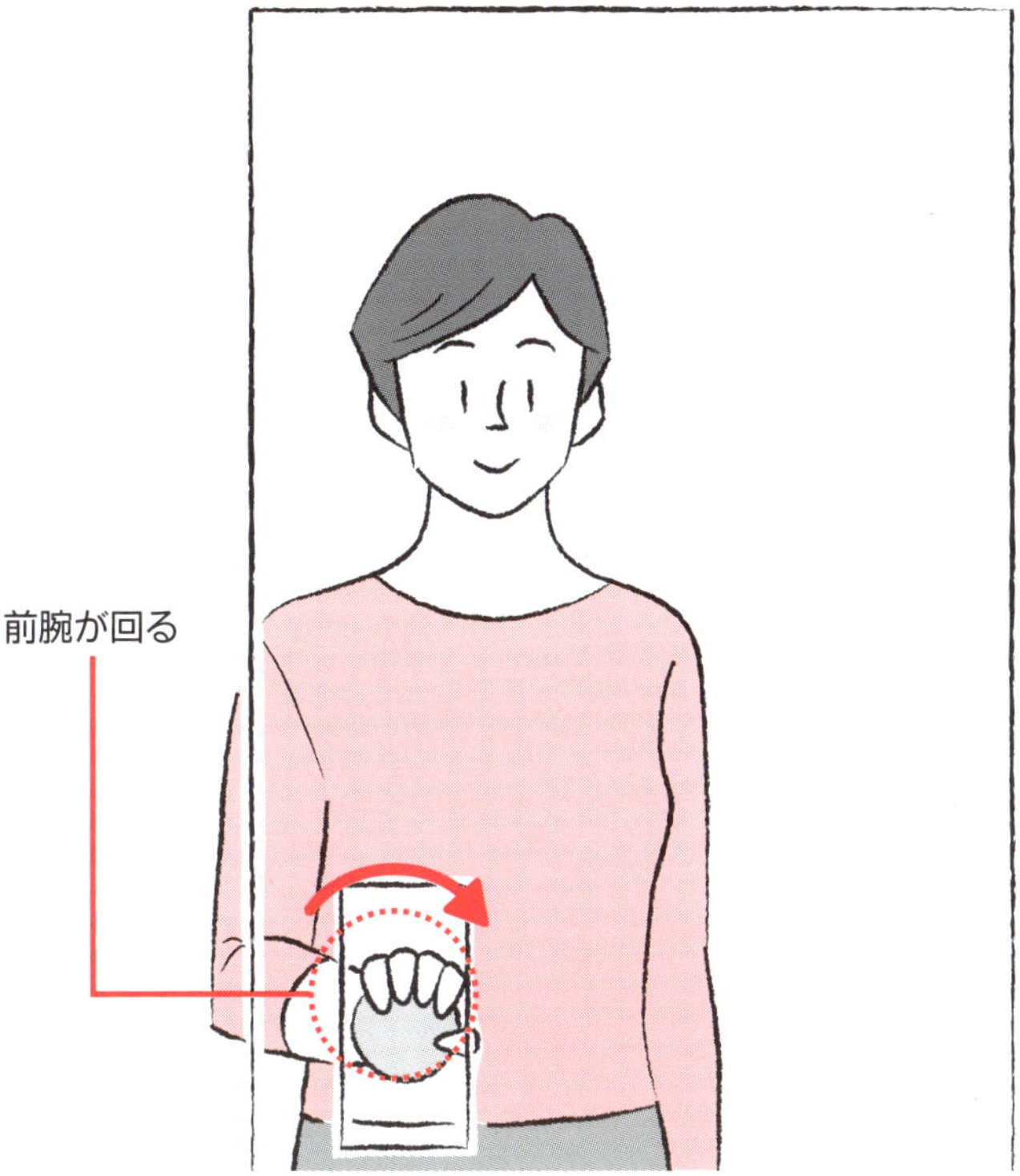

おすすめトレーニング

⑨ 腕を回内する
≫46〜49ページ
前腕を「回内」させる動きを促します。

＋

⑩ 腕を回外する
≫50〜53ページ
前腕を「回外」させる動きを促します。

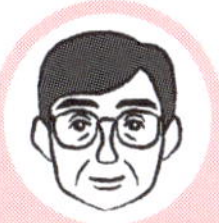

Dr.川平 アドバイス

ドアノブが回せれば、たとえば「ペットボトルの飲みものをコップに注ぐ」という動作も楽になります。ただし、指の曲げ伸ばしができなければ、手のひらにドアノブやペットボトルを押し込んでの動作になります。次の目標は指の曲げ伸ばしです。

※坐位：座った姿勢。臥位：寝そべった姿勢。

目標 4 コップをつかむ

指を伸ばし、手首を反らす

手にマヒがあっても、コップを持つことはできます。親指と他の指の間にコップを押し込んで、持つのです。ただし、この場合は、コップを「つかむ」というより、「はさむ」持ち方になります。

通常は、まず、指を少し伸ばして、親指と他の指の間を広げます。手首の関節が「掌屈《しょうくつ》」したままでも、手の甲を押さえれば、指は伸び、間も開きます。

コップをつかむときは、この状態から指を曲げていき、親指と他の指を「対立《たいりつ》」させます。向き合う形にするのですが、このような指の形を「母指対立《ぼしたいりつ》」といいます。

マヒがあると、手首から指にかけて内側に強く屈曲《くっきょく》する場合が多く、「母指対立」どころか、指を伸ばすこと自体が困難です。

困っていること 指が伸びない・手首が反らない
→コップを押し込む

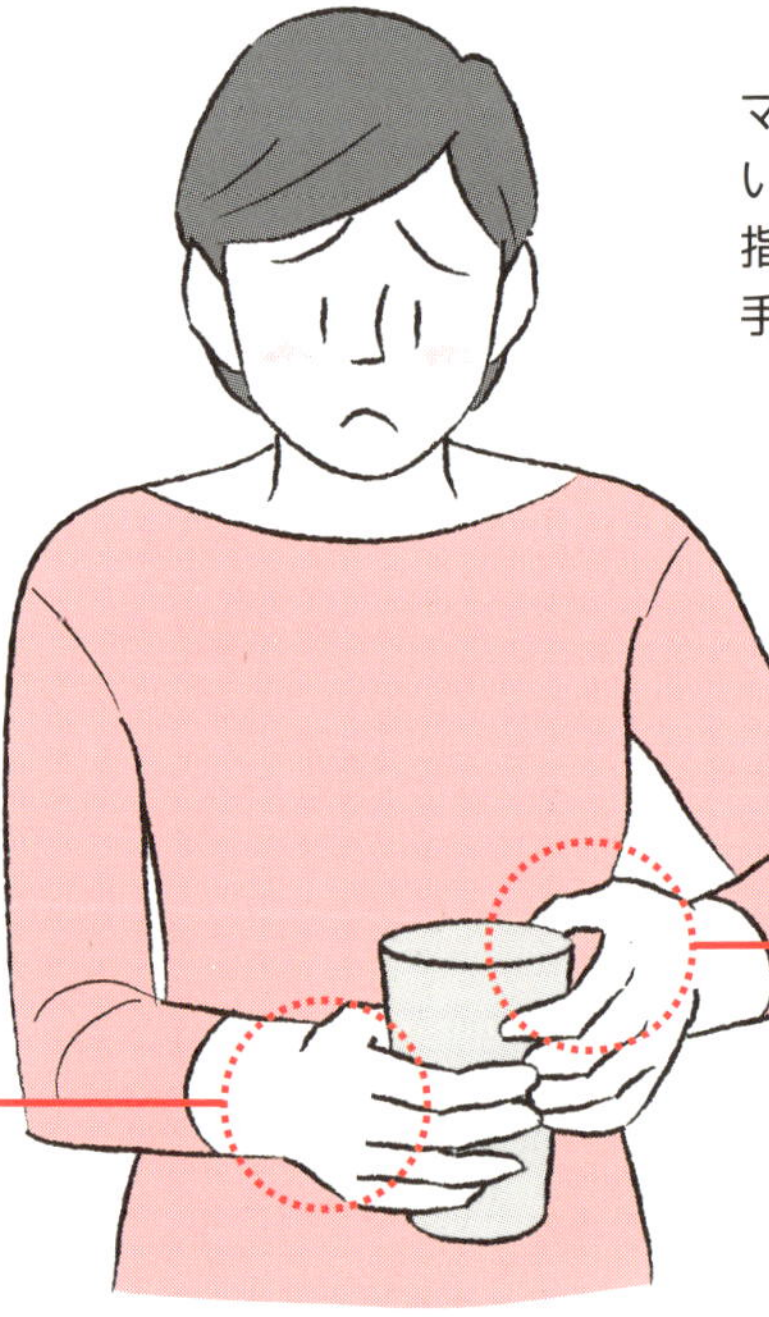
マヒ手の指が伸びないので、親指と他の指の間に無理やり左手で押し込む
手首も指も内側に曲がっている

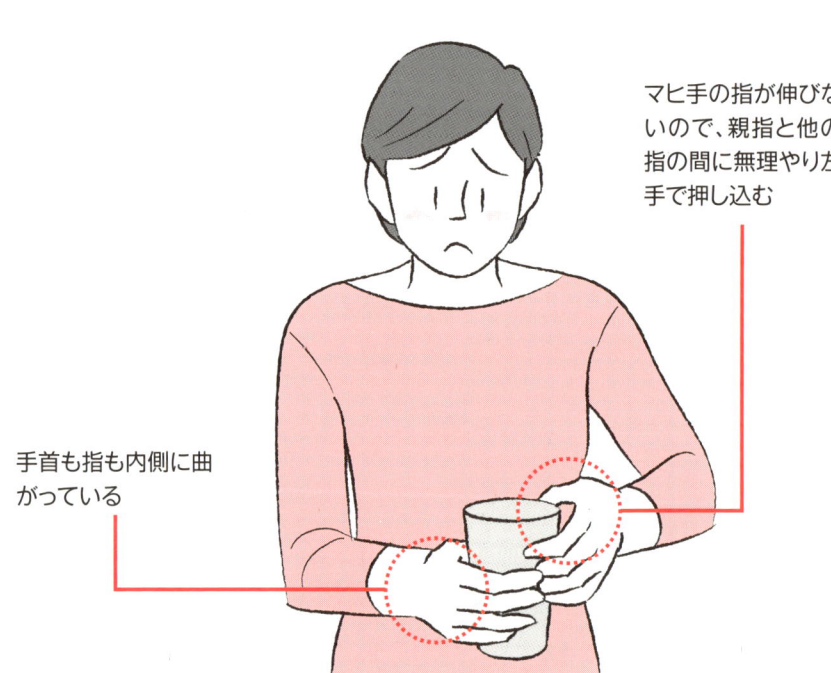

そこで、目標4では、指や手首のマヒを軽減するトレーニングから始めることをおすすめします。

トレーニング⓫⓬は、固まった手関節《しゅかんせつ》から指にかけての、神経回路の回復を促す促通《そくつう》です。⓭は、指の曲げ伸ばしまでを視野に入れた、少々高度なトレーニングです。

指の曲げ伸ばしができると、「つかむ」だけでなく、つかんだ物を「放す」動作も可能です。コップの他にも、ペットボトルやドアノブをつかんだり、パソコンのマウスを操作する動作も楽になります。

できるといいこと

手首が曲がり指が伸びる → コップをつかむ
手首が反り指が伸びる → コップをつかむ

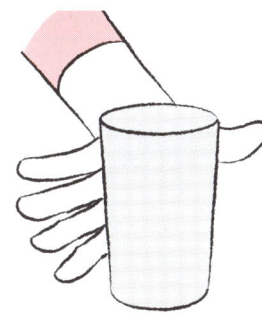

手首が反り指が伸びる

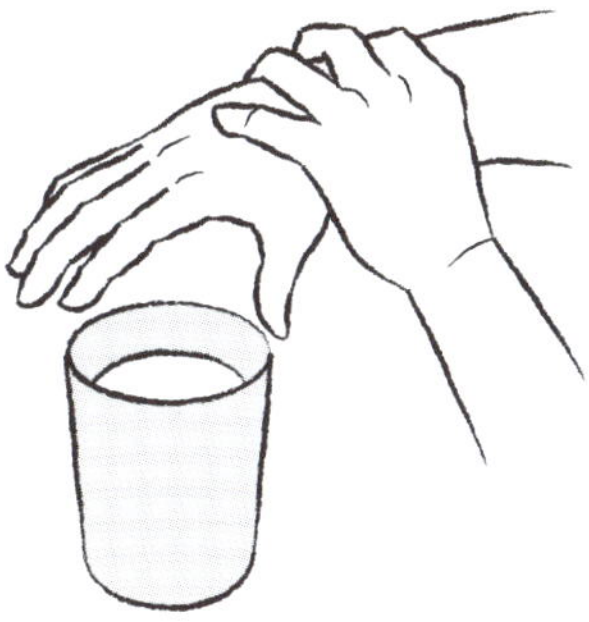

手首が曲がり指が伸びる

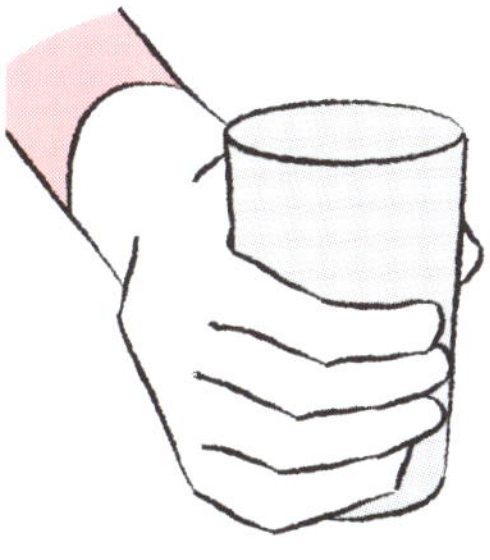

指を一度伸ばしてから曲げて、コップをつかむ

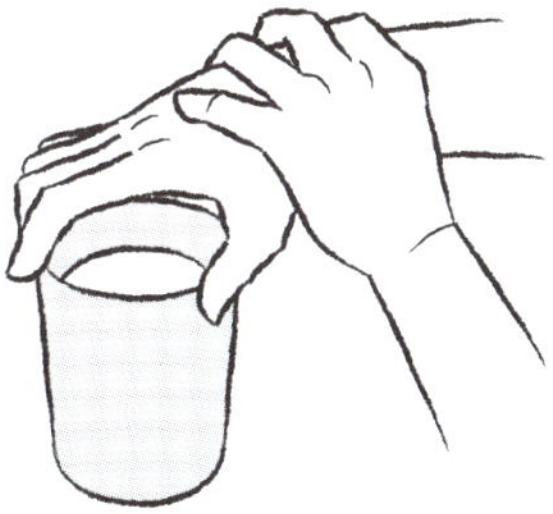

コップをつかむ

おすすめトレーニング

⓫ 指を伸ばす

>> 54〜57ページ

他動的に「手指の伸展《しんてん》」を行い、神経回路の回復を促します。

＋

⓬ 手首を反らす

>> 58〜61ページ

指を伸ばすために必要な「前腕《ぜんわん》の回《かい》内《ない》」と「手関節の背屈《はいくつ》」の動きを促します。

＋

⓭ 指を伸ばし手首を反らす

>> 62〜65ページ

指の曲げ伸ばしに必要な「手指の伸展」と「手関節の背屈」の動きを同時に促します。

目標 5 薬袋を持つ

親指を伸ばす

手首や指にマヒがあっても、親指が少し動けば、薬袋《やくたい》や紙のように、薄く、平たいものを持つことができます。親指を伸ばして、人さし指の側面との間にすきまをつくり、そこにはさんで持つのです。

このように親指と人さし指の側面でつかむことを「ラテラルピンチ」といいます。

本来、ヒトの親指は他の指に比べて可動範囲が広く、上下左右斜めに動き、ぐるぐる回すこともできます。ところが、マヒによって神経回路や筋肉が萎縮すると、他の指にくっつき、動かなくなります。

そこで、目標5では、親指のくっつき・固まりをほぐし、ラテラルピンチができるまでを目指します。

トレーニング⑭⑮は、指の

困っていること　親指が他の指にくっついている
→薬袋を持てない

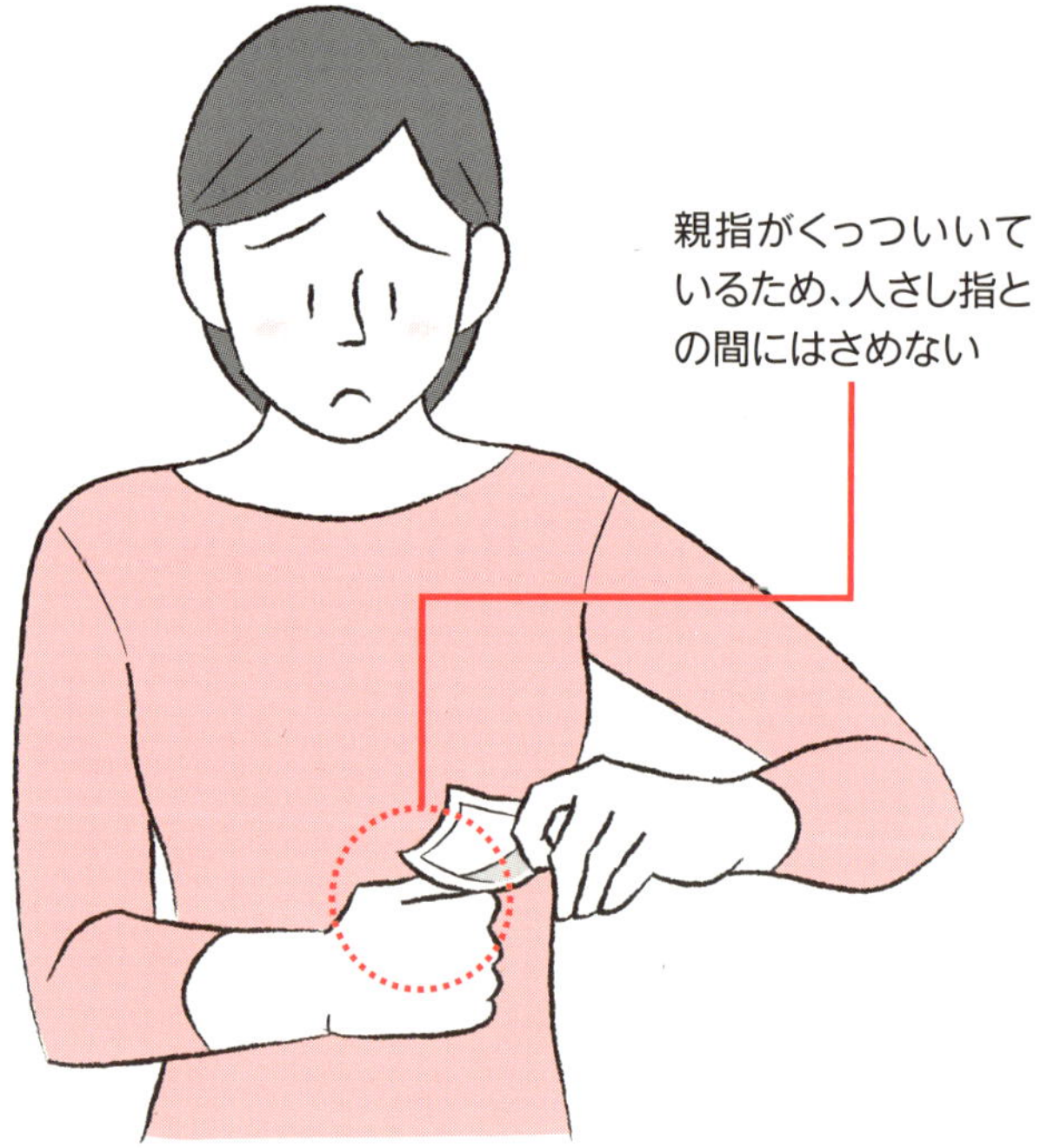

親指がくっついいているため、人さし指との間にはさめない

ラテラルピンチ

親指と人さし指の側面の間で物をはさんだり、つかんだりする動作

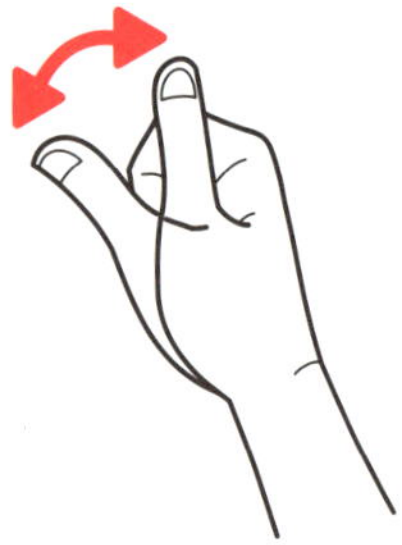

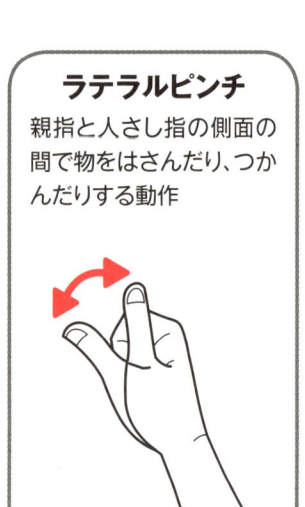

トレーニング前の、いわば準備運動です。⓰は、⓮⓯でほぐした親指を、ラテラルピンチまで持っていくトレーニングです。固まりの予防にもなりますから、親指を動かせるようになっても⓮⓯⓰は続けましょう。

ラテラルピンチができると、楽になる日常動作はたくさんあります。たとえば、親指と人さし指の間で薬袋をはさみ、マヒがないほうの手でハサミを使って口を切る。シャツの前立てをつかみ、マヒのないほうの手でボタンをはめる。チラシや新聞紙など、平たいものを持つときも助かります。

できるといいこと　親指が水平に動く → 薬袋をはさめる

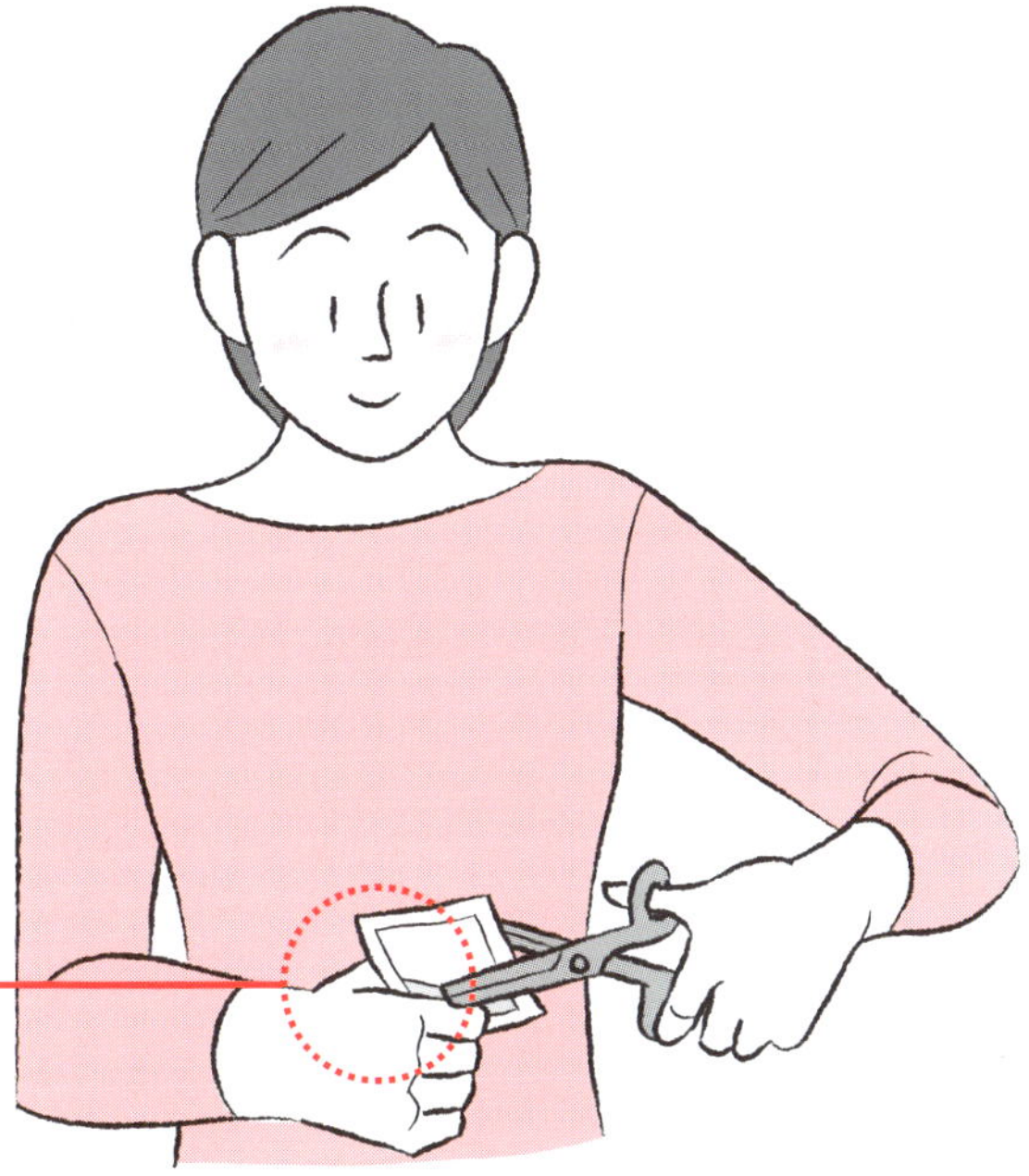

親指と人さし指の側面で、薬袋をはさんで持つことができる

おすすめトレーニング

⓮ 親指の固まりを防ぐ

» 66～69ページ

親指のくっつき・固まりを弱めるために、他動的に「母指《ほし》の伸展《しんてん》と外転《がいてん》」を促します。

＋

⓯ 親指を手のひら側に伸ばす

» 70～73ページ

親指の可動範囲を広げるために、「母指の掌側外転《しょうそくがいてん》」を促します。

＋

⓰ 親指を外側に伸ばす

» 74～77ページ

介助なしに親指を外へ伸ばす、自らの「母指の伸展と外転」を促します。

目標

6 小さな物をつまむ

親指を他の指と向き合わせる

親指と人さし指の側面で物をはさむ「ラテラルピンチ」（18ページ）ができるようになったら、次の目標は、「指先でつまむ」です。

　親指と人さし指の指先で物をつまむことができれば、お菓子や果物、錠剤も、つまんで口に入れることができます。力がつけば、家電製品についているダイヤル、電気コード、化粧品のキャップ、服のボタンやファスナーも、楽に使えます。

　小さな物をつまむとき、親指と人さし指は向き合う形、「母《ぼ》指《し》対《たい》立《りつ》」になります。手のひらはボールをつかむときのように丸まり、アーチを保ち、大きなスペースをつくらなければなりません。

　そこで、目標6では、まず、

困っていること　**親指が人さし指と向かい合わない**
→お菓子をつまめない

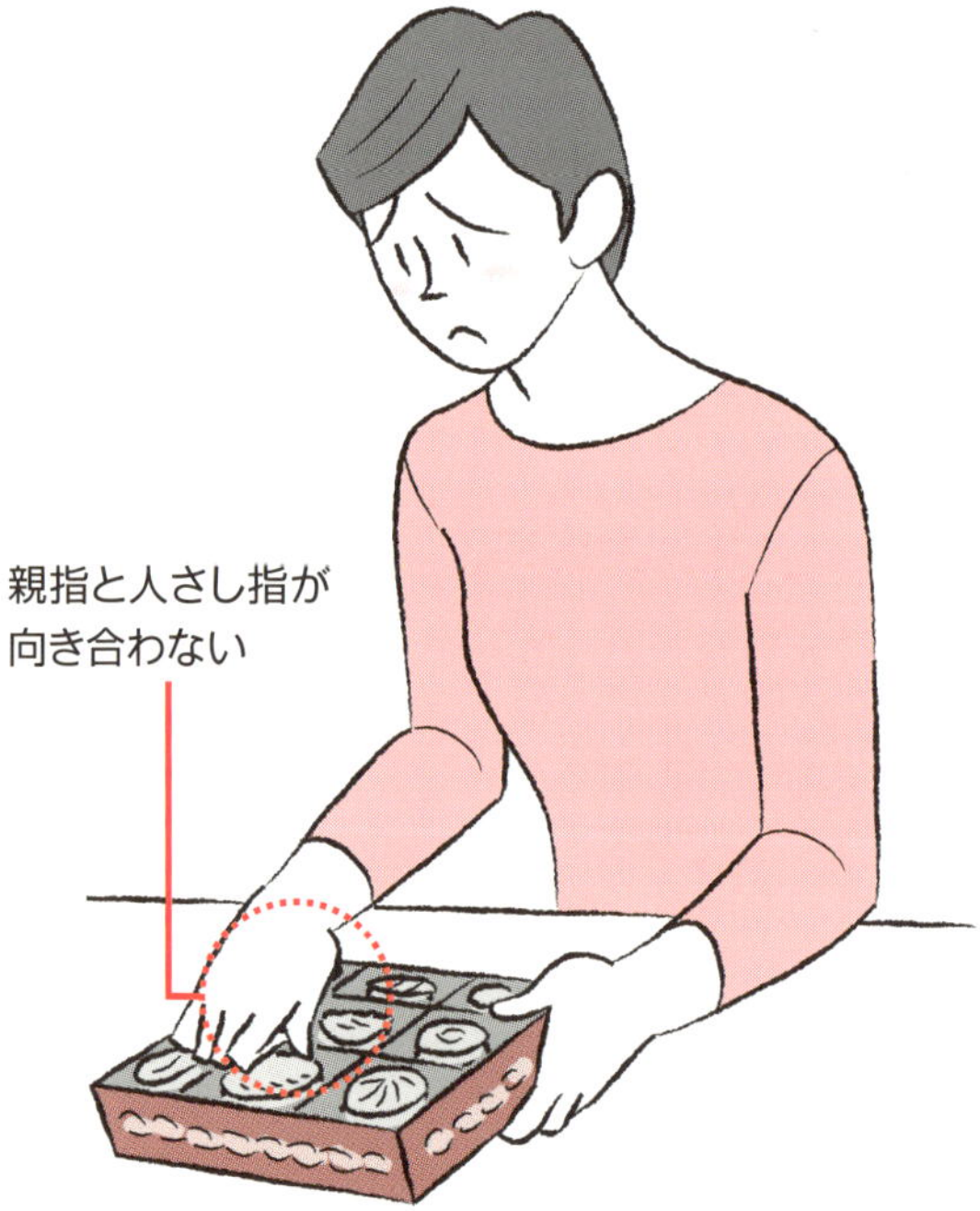

さらに

母指対立のいろいろな形

親指（母指）と他の指を向き合わせることができれば、小さな物もつまめます。

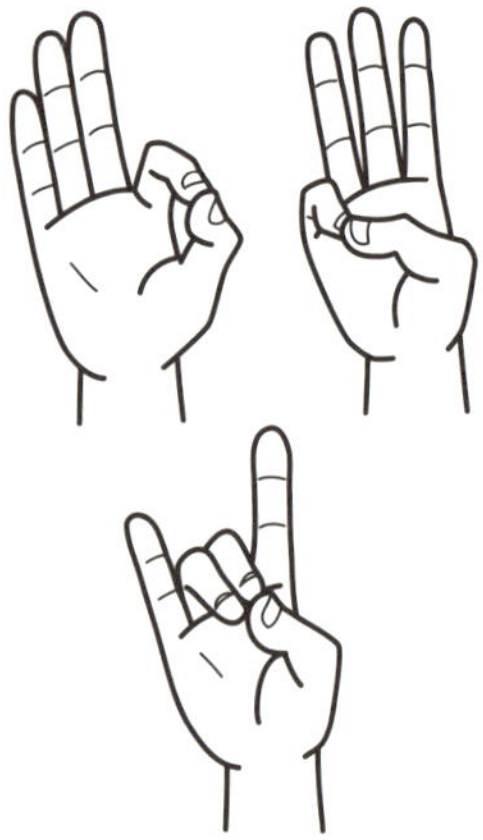

トレーニング⑰で手のひらを大きく広げてストレッチをします。その上で、親指と小指を向き合わせ、「母指対立」の形をつくります。

さらに⑱⑲では、親指だけでなく、人さし指や中指の運動も促します。この、親指・人さし指・中指の3本が使えると、歯ブラシを持つ、ペンを持つ、パソコンのキーボードを打つ、というような動作が楽になります。また、何かをつまんだら「放す」動作も日常生活では必要です。そのためには、⑳に加え、指を伸ばす⑪にも根気よく取り組んでください。

できるといいこと

親指が人さし指と向き合い、指先が触れる
→お菓子をつまめる

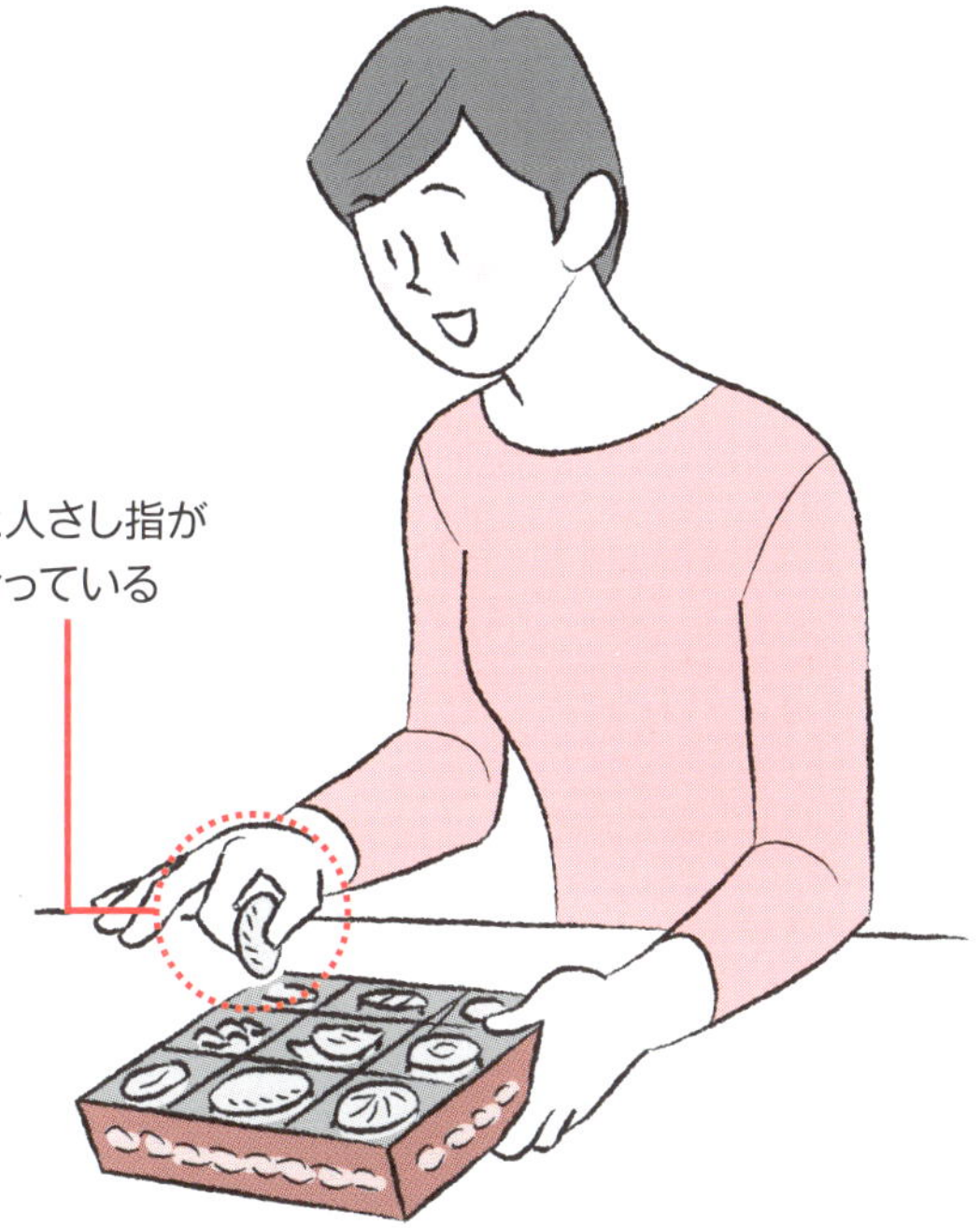

おすすめトレーニング

⑰

親指と小指を向き合わせる

>> 78～79ページ

母指対立に必要な「手指の開外《かいがい》と手のひらのアーチ維持」を促します。

＋

⑱

人さし指だけを伸ばす

>> 80～83ページ

「人さし指の伸展《しんてん》」を促し、人さし指だけの曲げ伸ばしを目指します。

＋

⑲

中指だけを伸ばす

>> 84～87ページ

「中指の伸展」を促し、中指だけの曲げ伸ばしを目指します。

＋

⑳

個々の指を曲げ伸ばしする

>> 88～93ページ

「母指の外転《がいてん》・伸展と内転《ないてん》・屈曲《くっきょく》」「人さし指の屈曲・伸展」「中指の屈曲・伸展」を促します。

目標 7 足を浮かす

正しく立ち、骨盤を使う

マヒがあると歩行困難になる最大の理由は、「マヒがある足に体重をかけようとする」「足を浮かすことができない」です。足が地面から離れないから足が前に出ず、つまずくのです。

まずは楽な立ち方を心がけましょう。杖や下肢《かし》装具を使い、体を安定させます。体重をマヒがないほうの足に乗せ、マヒ側の足を見ながら足を床から浮かす努力をすると、骨盤が上がり、マヒ足が床から少し浮きます。これを繰り返します。

体幹筋《たいかんきん》の運動を利用した「おしり歩き」も、足を浮かせて歩くトレーニングになります。介助者はひざ立ちし、背後から浮いたほうのおしりを交互に押して、前に進ませます。

肩に手をかけて左右に傾けてあげると、進みやすくなります。

トレーニング 正しく立つ

1 はじめの姿勢

体重をマヒのない足に乗せ、上半身をまっすぐにする

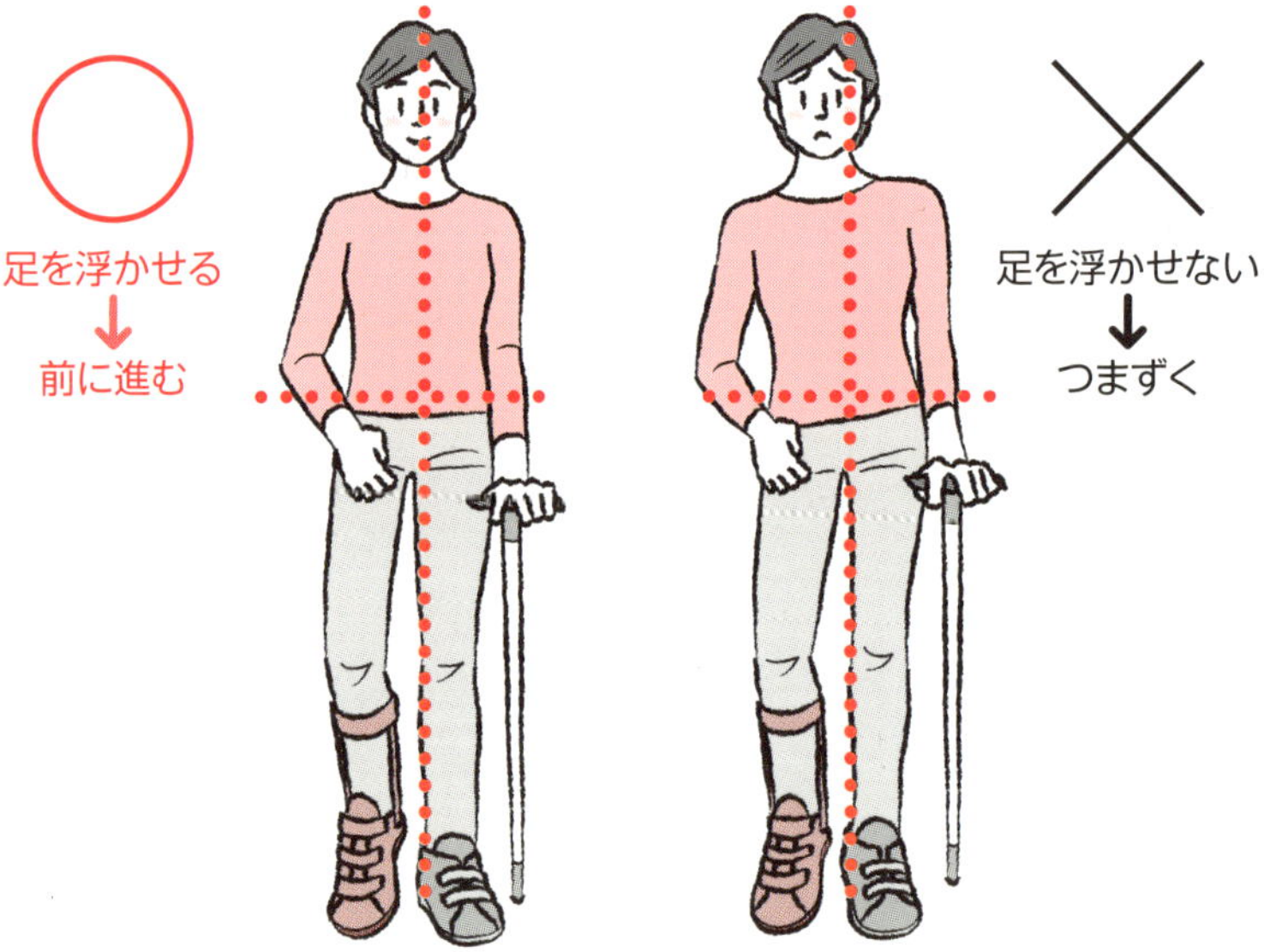

○
足を浮かせる
↓
前に進む
×
足を浮かせない
↓
つまずく

2 **マヒ足を浮かす**

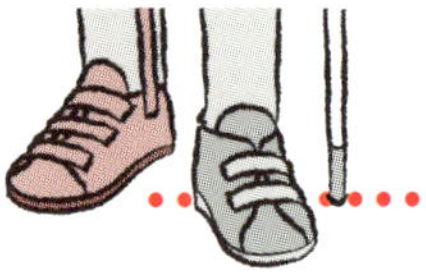

おすすめトレーニング

正しく立つ

足を浮かすために必要な立ち方を練習します。

＋

おしり歩き

足を浮かすために必要な骨盤の動きを促します。

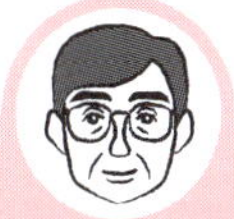

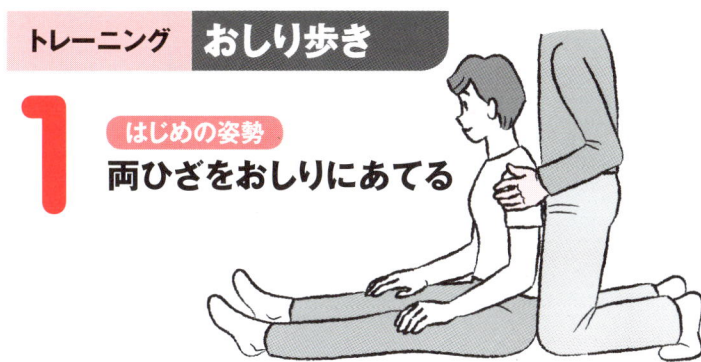

Dr.川平 アドバイス

視力が低下したら眼鏡をかけるのと同じで、足にマヒがあるなら、杖や下肢装具を使うのが当たり前です。せっかく正しい立ち方を覚えても、杖や下肢装具なしでは、スムーズな歩行に結びつきません。杖や下肢装具は必ず使いましょう。

トレーニング おしり歩き

1 はじめの姿勢

両ひざをおしりにあてる

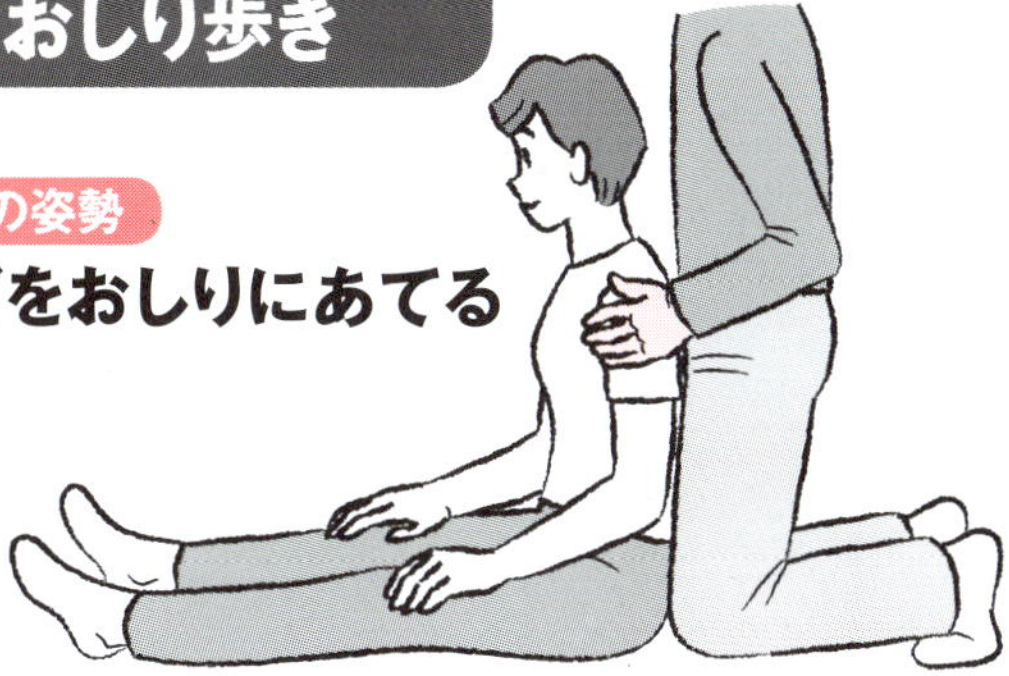

2 左側のおしりを上げてもらったら左ひざでおしりを押し、前に進んでもらう

上半身を右に傾けながら、左ひざで押す

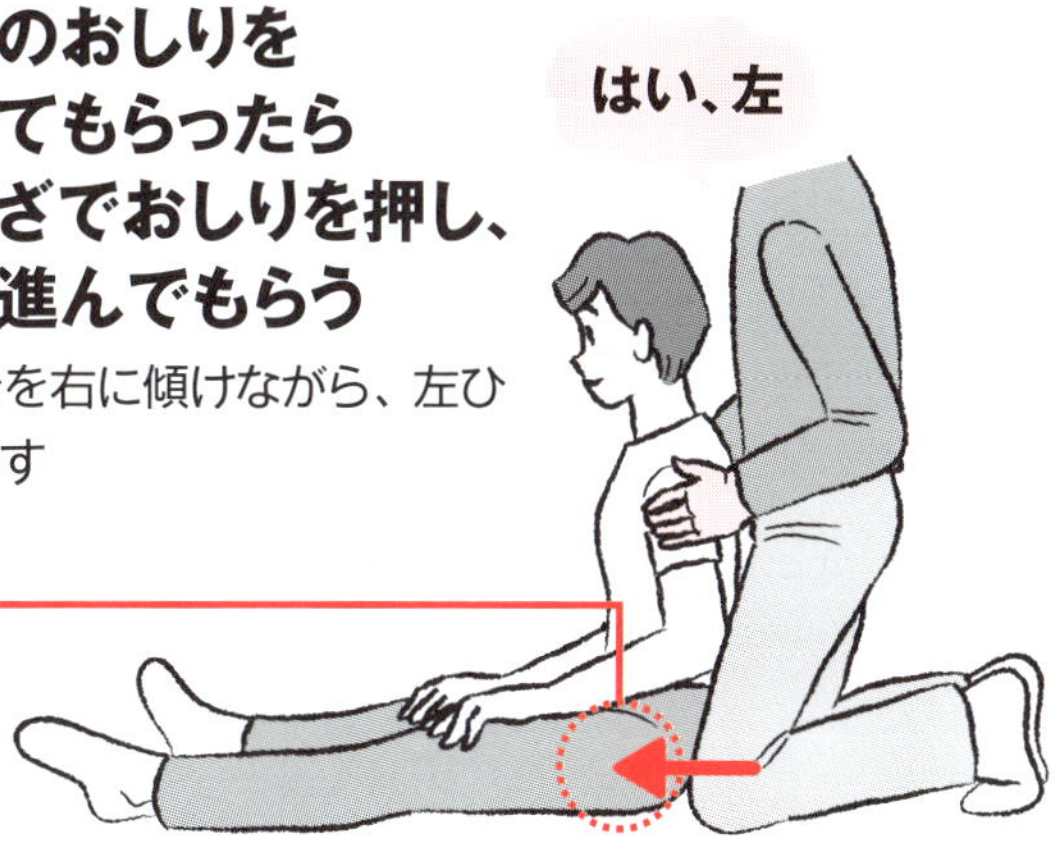
はい、左
おしりの左側と
左ももを浮かす

3 右側のおしりを上げてもらったら右ひざでおしりを押し、前に進んでもらう

上半身を左に傾けながら、右ひざで押す

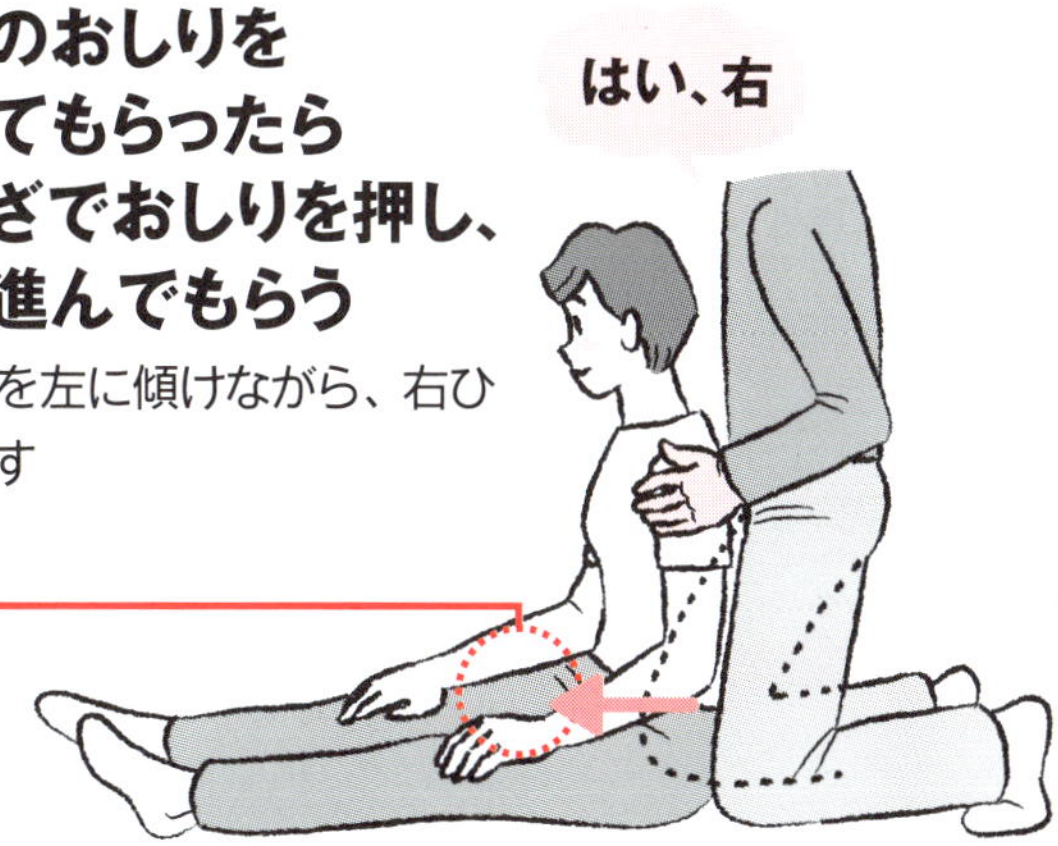
はい、右
おしりの右側と
右ももを浮かす

4 2 に戻り、繰り返す

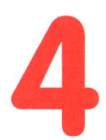

家庭用トレーニング
気持ちよく100回は繰り返しましょう

促通反復療法《そくつうはんぷくりょうほう》「川平《かわひら》法」を実践している施設が近くにない家族のために、家庭でできるトレーニングを考えました。正しく行われているかどうかの目安は、本人が思いどおりの運動ができているか否かです。気持ちよくできていれば、ひとつのトレーニングにつき少なくとも100回、あるいは100回以上繰り返すことが神経回路の回復・強化につながります。どのトレーニングから始めればよいかわからない場合は、「これができたらうれしい」と思う日常生活動作を目標にした家庭用プログラム(10～23ページ)から始めましょう。

家庭用トレーニング(26～93ページ)の取り組み方

◎トレーニング❶から❼までは「肩」、❽から❿までは「手」、⓫から⓴までは「指」への促通を、介助者の目線で取り上げました。

◎どのトレーニングも基本的に臥位《がい》(寝そべった状態)で取り組みます。

◎複数のトレーニングを組み合わせて取り組むことができます。ただし、トレーニング番号が大きくなるにつれ、その部位のマヒが軽い方が対象になります。解説に「自発的な動きが感じられるようになったら」など目安がありますので、「まだ自分では動かせないからこのトレーニングは早い」など、進め方や組み合わせ方を考える際の参考にしてください。

◎どのトレーニングも始めたら100回を目標に繰り返します。休憩をはさんで50回ずつ、2回に分けて行うこともできます。本人が気持ちよくトレーニングできているなら、100回以上繰り返してもかまいません。
痛みを訴えた場合は即座にトレーニングを中止してください。介助者の無理な力が加わっている可能性があります。基本的に介助者は力を使わず、「押す」「たたく」「動かす」「回す」といった手技《しゅぎ》も非常に軽く行います。

◎家庭用の電動マッサージ器や低周波治療器とあわせてのトレーニング(95ページ)はおすすめです。

◎食事直後は避けてください。夕食後ひと段落して眠る前、入浴後などはおすすめです。

◎イラストは、右マヒの介助を想定しています。左マヒの介助は、左右逆になると考えてください。

◎どのトレーニングでも、マヒ肢の手のひらは、本人の顔に向けて行うのが基本です。

1でトレーニング
開始時の
本人と介助者の
姿勢を紹介

介助者
かけ声を
吹き出しに

体の部位や
専門用語の図解

トレーニングする
部位

解説

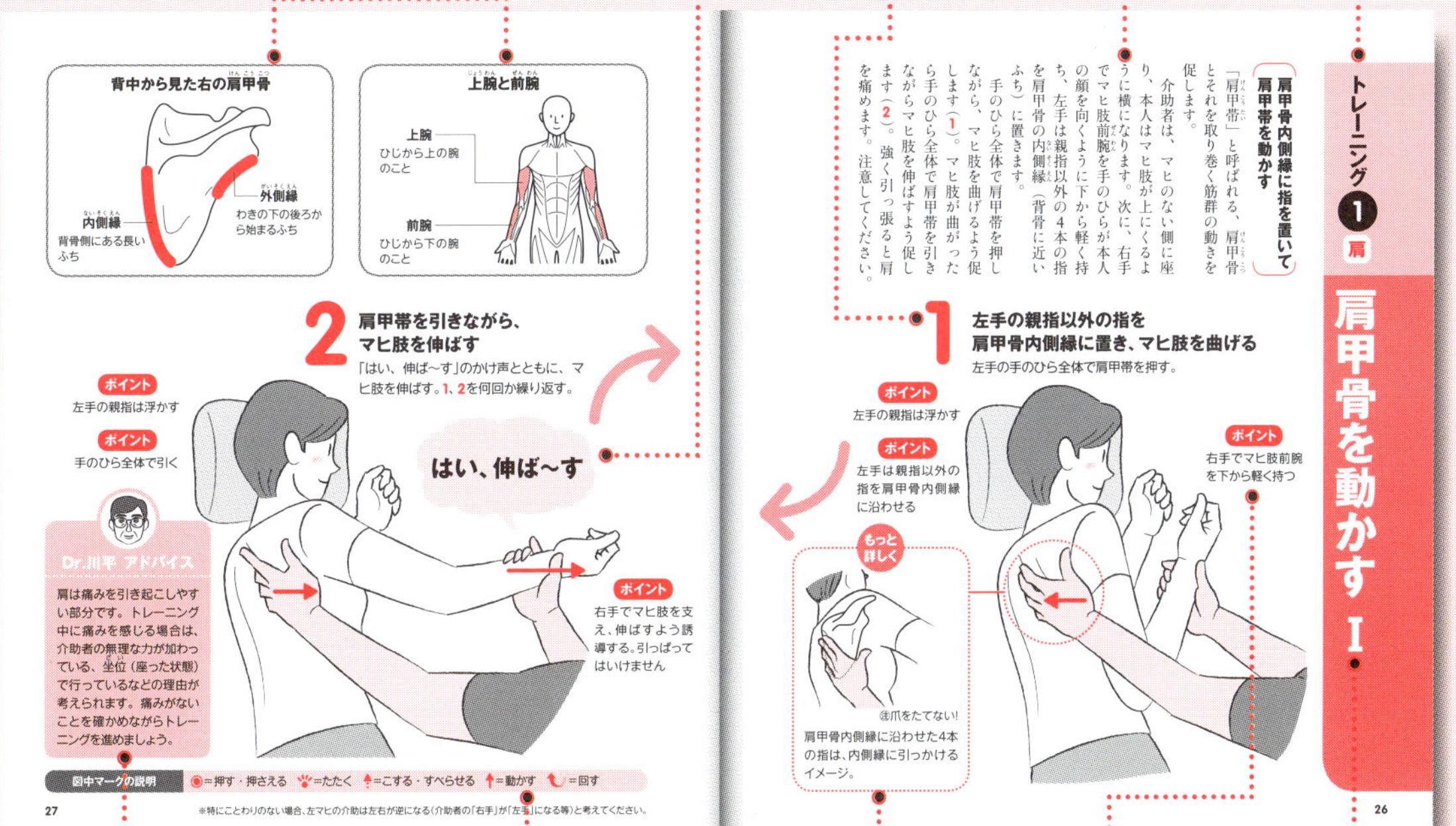
トレーニング❶ 肩

肩甲骨を動かす I

肩甲骨内側縁に指を置いて肩甲帯を動かす

「肩甲帯《けんこうたい》」と呼ばれる、肩甲骨《けんこうこつ》とそれを取り巻く筋群の動きを促します。

介助者は、マヒのない側に座り、本人はマヒ肢が上にくるように横になります。次に、右手でマヒ肢前腕《ぜんわん》を手のひらが本人の顔を向くように下から軽く持ち、左手は親指以外の4本の指を肩甲骨の内側縁《ないそくえん》（背骨に近いふち）に置きます。

手のひら全体で肩甲帯を押しながら、マヒ肢を曲げるよう促します（1）。マヒ肢が曲がったら手のひら全体で肩甲帯を引きながらマヒ肢を伸ばすよう促します（2）。強く引っ張ると肩を痛めます。注意してください。

1 左手の親指以外の指を肩甲骨内側縁に置き、マヒ肢を曲げる

左手の手のひら全体で肩甲帯を押す。

26

背中から見た右の肩甲骨《けんこうこつ》

上腕《じょうわん》と前腕《ぜんわん》

2 肩甲帯を引きながら、マヒ肢を伸ばす

「はい、伸ば～す」のかけ声とともに、マヒ肢を伸ばす。1、2を何回か繰り返す。

Dr.川平 アドバイス

肩は痛みを引き起こしやすい部分です。トレーニング中に痛みを感じる場合は、介助者の無理な力が加わっている、坐位《ざい》（座った状態）で行っているなどの理由が考えられます。痛みがないことを確かめながらトレーニングを進めましょう。

図中マークの説明 ◉＝押す・押さえる　＝たたく　＝こする・すべらせる　＝動かす　＝回す

27

※特にことわりのない場合、左マヒの介助は左右が逆になる（介助者の「右手」が「左手」になる等）と考えてください。

促通反復療法
「川平法」の
川平和美による
アドバイス

マークの説明と
おことわり

もっと詳しく
肩甲骨内側縁に沿わせた4本の指は、内側縁に引っかけるイメージ。
見たい部分を
拡大図解

介助のポイント

トレーニングの
目的

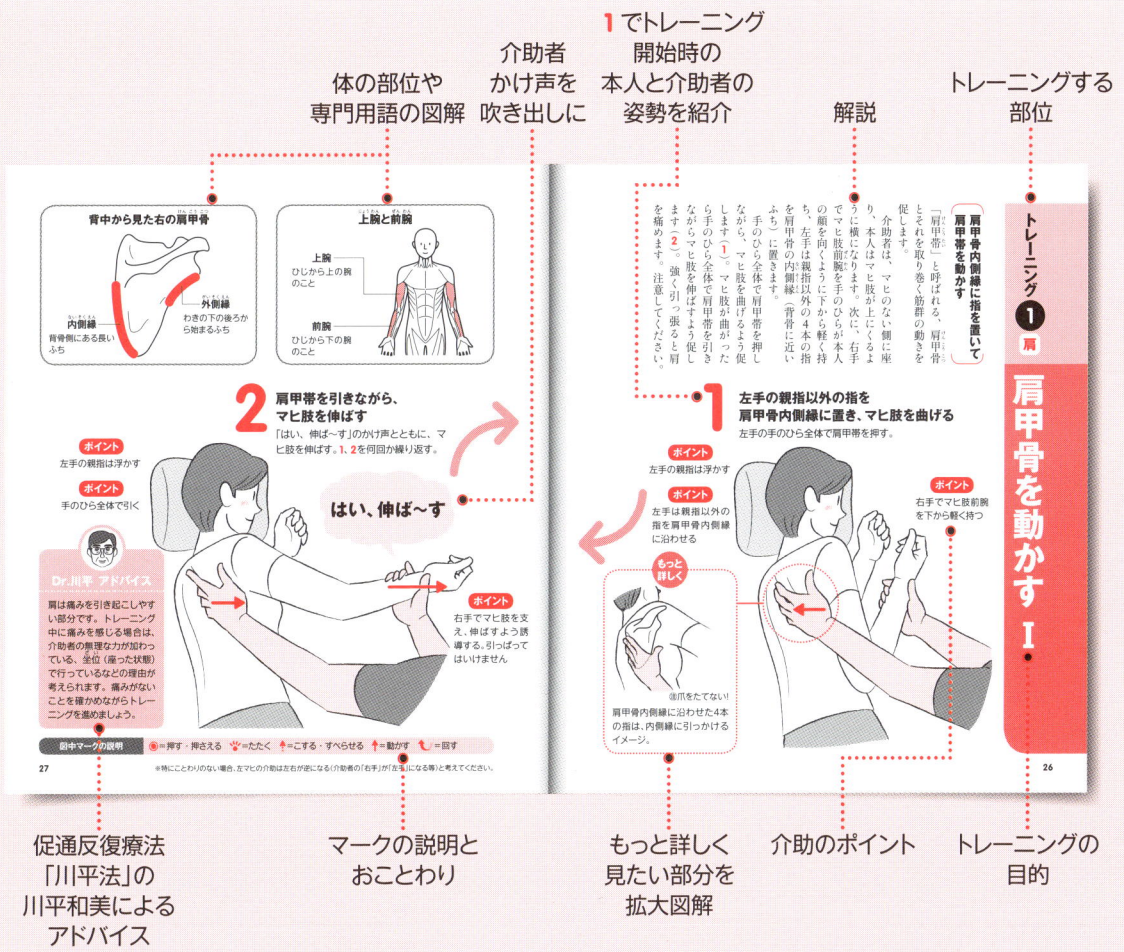

肩甲骨を動かすⅠ

肩甲骨内側縁に指を置いて肩甲帯を動かす

「肩甲帯《けんこうたい》」と呼ばれる、肩甲骨《けんこうこつ》とそれを取り巻く筋群の動きを促します。

介助者は、マヒのない側に座り、本人はマヒ肢が上にくるように横になります。次に、右手でマヒ肢前腕《ぜんわん》を手のひらが本人の顔を向くように下から軽く持ち、左手は親指以外の4本の指を肩甲骨の内側縁《ないそくえん》（背骨に近いふち）に置きます。

手のひら全体で肩甲帯を押しながら、マヒ肢を曲げるよう促します（1）。マヒ肢が曲がったら手のひら全体で肩甲帯を引きながらマヒ肢を伸ばすよう促します（2）。強く引っ張ると肩を痛めます。注意してください。

1 左手の親指以外の指を肩甲骨内側縁に置き、マヒ肢を曲げる

左手の手のひら全体で肩甲帯を押す。

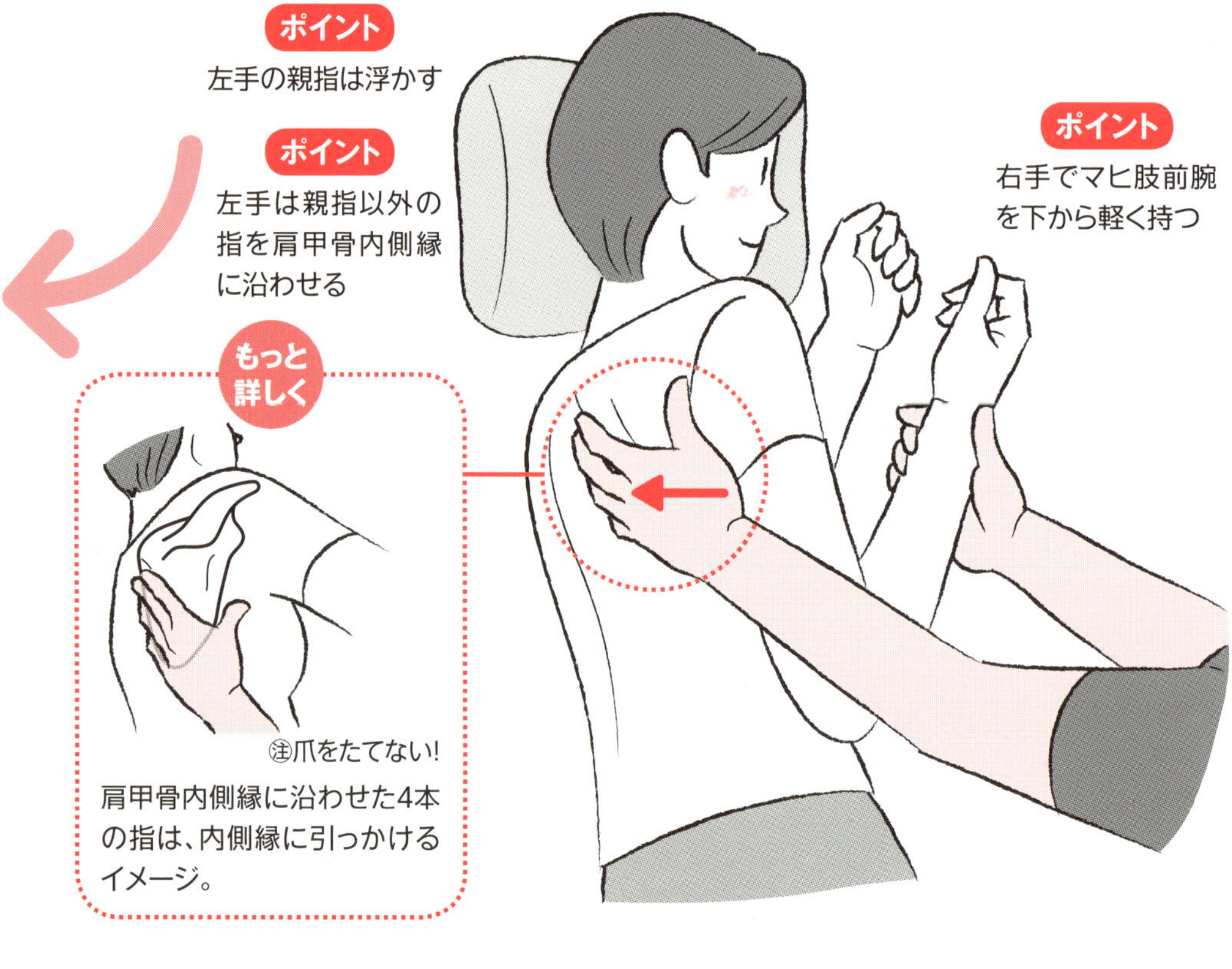
ポイント
左手の親指は浮かす
ポイント
左手は親指以外の指を肩甲骨内側縁に沿わせる
ポイント
右手でマヒ肢前腕を下から軽く持つ
もっと詳しく
㊟爪をたてない!
肩甲骨内側縁に沿わせた4本の指は、内側縁に引っかけるイメージ。

背中から見た右の肩甲骨《けんこうこつ》

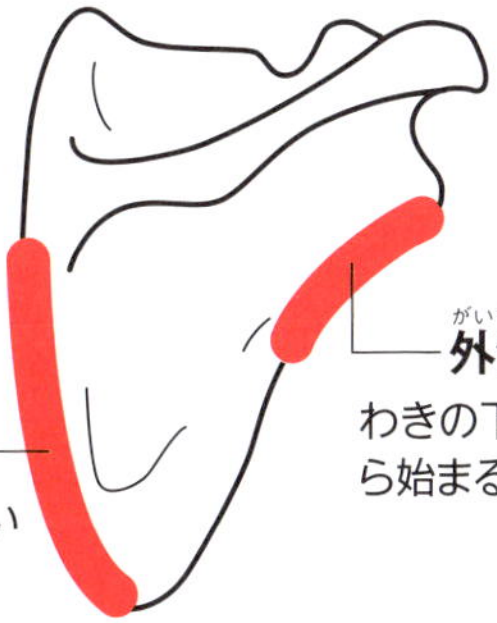

外側縁《がいそくえん》
わきの下の後ろから始まるふち

内側縁《ないそくえん》
背骨側にある長いふち

上腕《じょうわん》と前腕《ぜんわん》

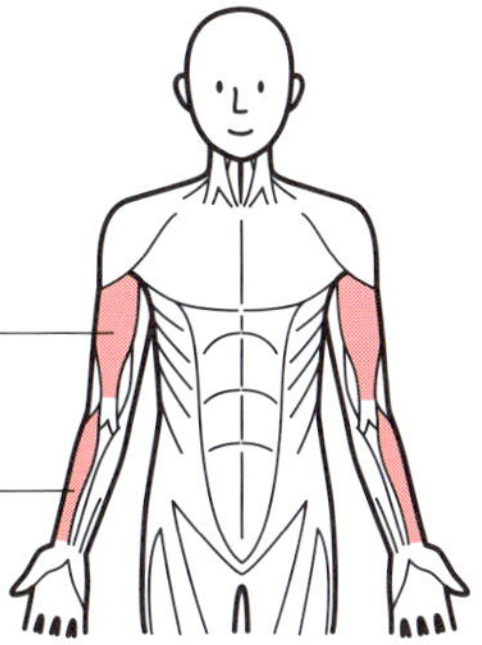

上腕
ひじから上の腕のこと

前腕
ひじから下の腕のこと

2 肩甲帯を引きながら、マヒ肢を伸ばす

「はい、伸ば〜す」のかけ声とともに、マヒ肢を伸ばす。**1**、**2**を何回か繰り返す。

ポイント
左手の親指は浮かす

ポイント
手のひら全体で引く

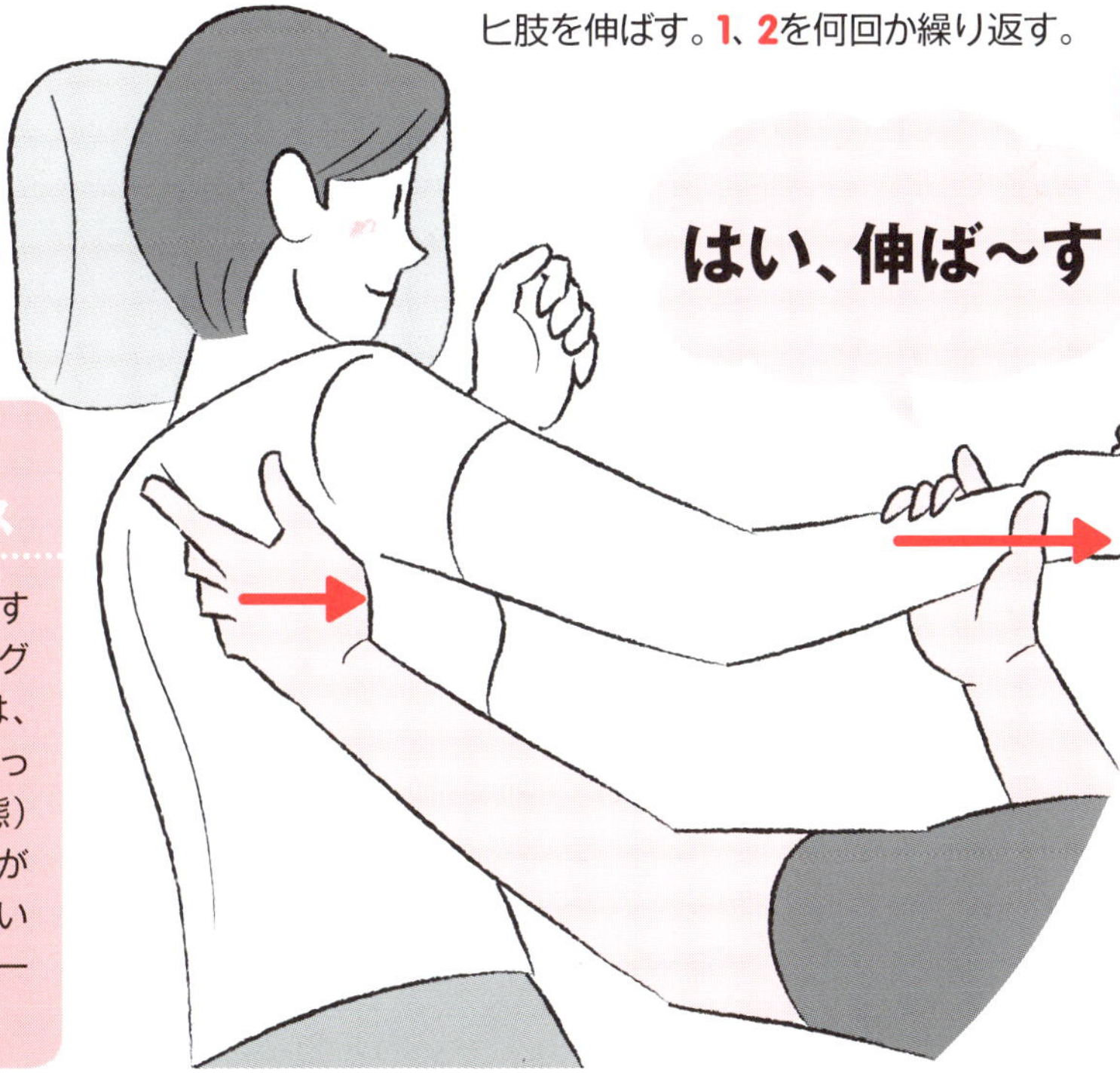

ポイント
右手でマヒ肢を支え、伸ばすよう誘導する。引っぱってはいけません

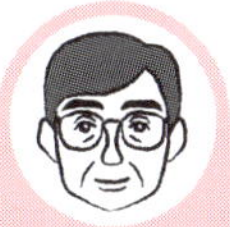

Dr.川平 アドバイス

肩は痛みを引き起こしやすい部分です。トレーニング中に痛みを感じる場合は、介助者の無理な力が加わっている、坐位《ざい》（座った状態）で行っているなどの理由が考えられます。痛みがないことを確かめながらトレーニングを進めましょう。

図中マークの説明　◉＝押す・押さえる　＝たたく　＝こする・すべらせる　↑＝動かす　＝回す

※特にことわりのない場合、左マヒの介助は左右が逆になる（介助者の「右手」が「左手」になる等）と考えてください。

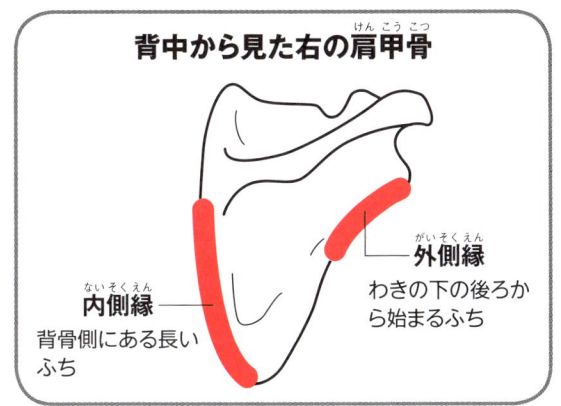

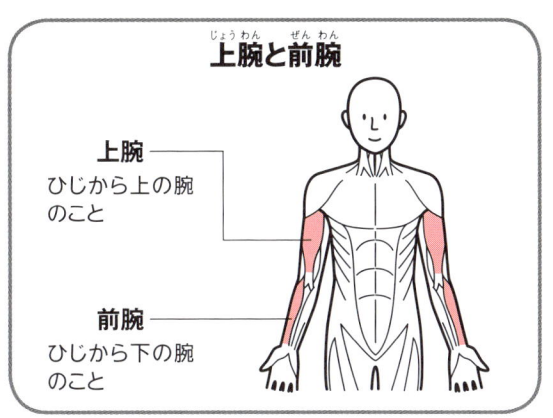

トレーニング❷ 肩

肩甲骨を動かすⅡ

肩甲骨外側縁を押してマヒ肢を曲げる

トレーニング❶を少し続けた後、トレーニング❷に移ります。

マヒ肢が伸びたら、介助者は左手の親指を肩甲骨《けんこうこつ》の外側縁《がいそくえん》に置き、マヒ肢を曲げるように促します（1）。

次に、左手の4指の指先で肩甲骨を引き出しながらマヒ肢を伸ばします（2）。介助者が他動的に動かし、本人にも努力してもらうことで、神経回路の回復・強化を促しましょう。

1 左手の親指で肩甲骨外側縁を押しながら、マヒ肢を曲げる

「はい、曲げる〜」のかけ声とともに、マヒ肢を曲げる。

もっと詳しく

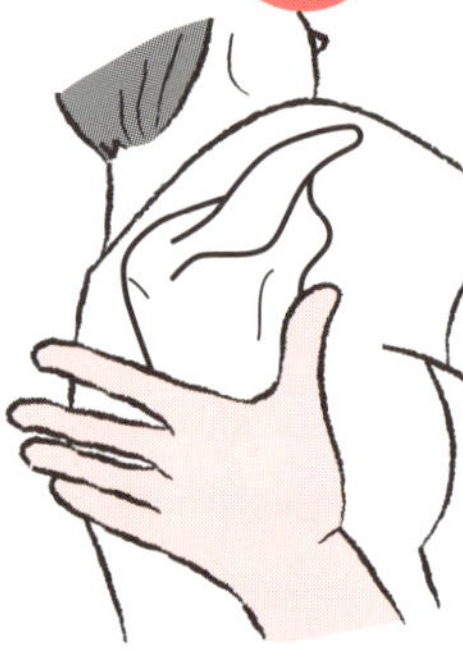

左手親指の腹を肩甲骨外側縁に置き、他の指は浮かす。

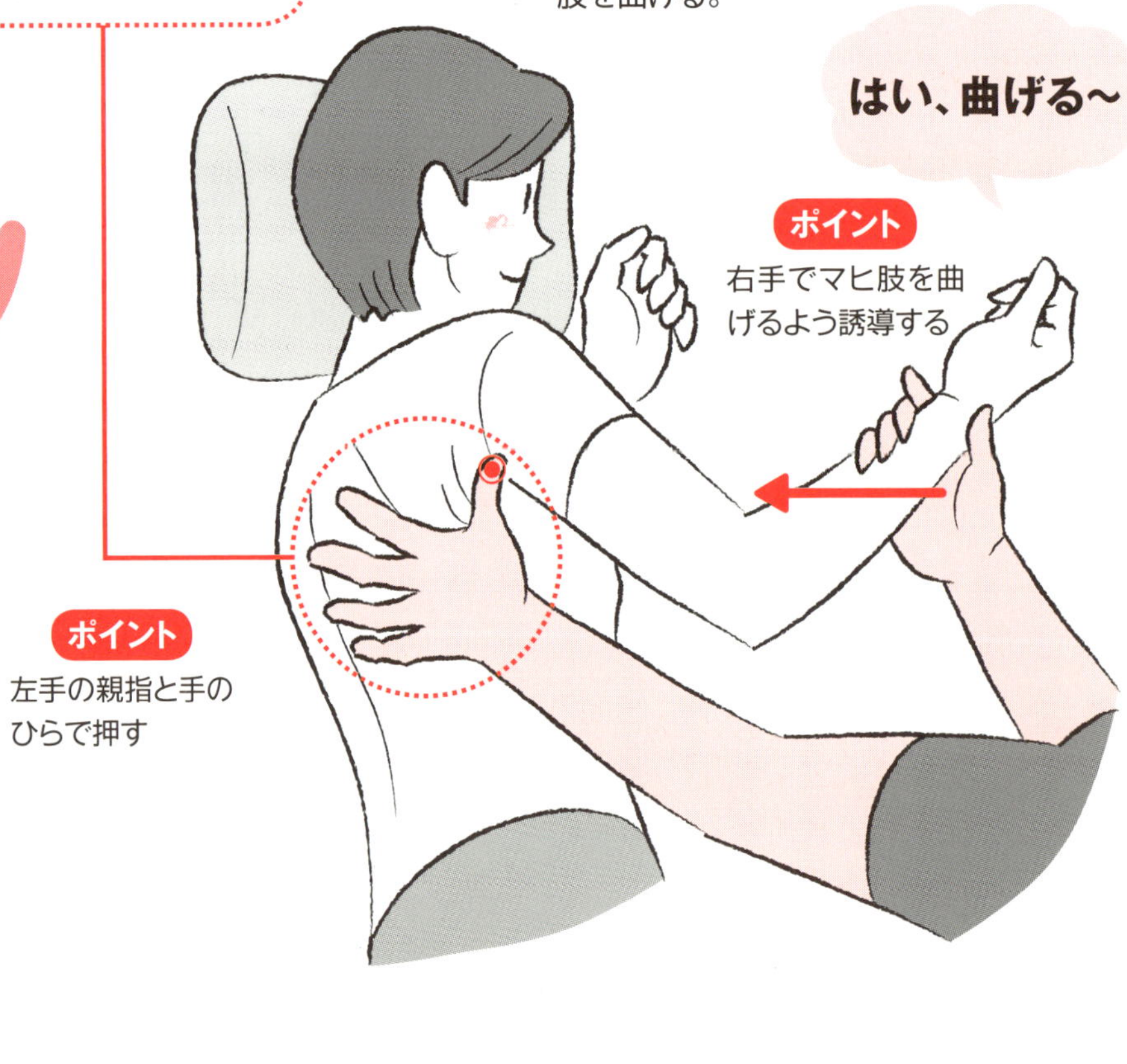

はい、曲げる〜
ポイント
右手でマヒ肢を曲げるよう誘導する
ポイント
左手の親指と手のひらで押す

2 左手の4指で肩甲骨を引き出しながらマヒ肢を伸ばす

マヒ肢が曲がったら、左手の4指の指先を内《ない》側縁《そくえん》に引っかける。「はい、伸ばす～」のかけ声とともに、左手4指で肩甲骨を引き出しながらマヒ肢を伸ばし、**1**、**2**を繰り返す。

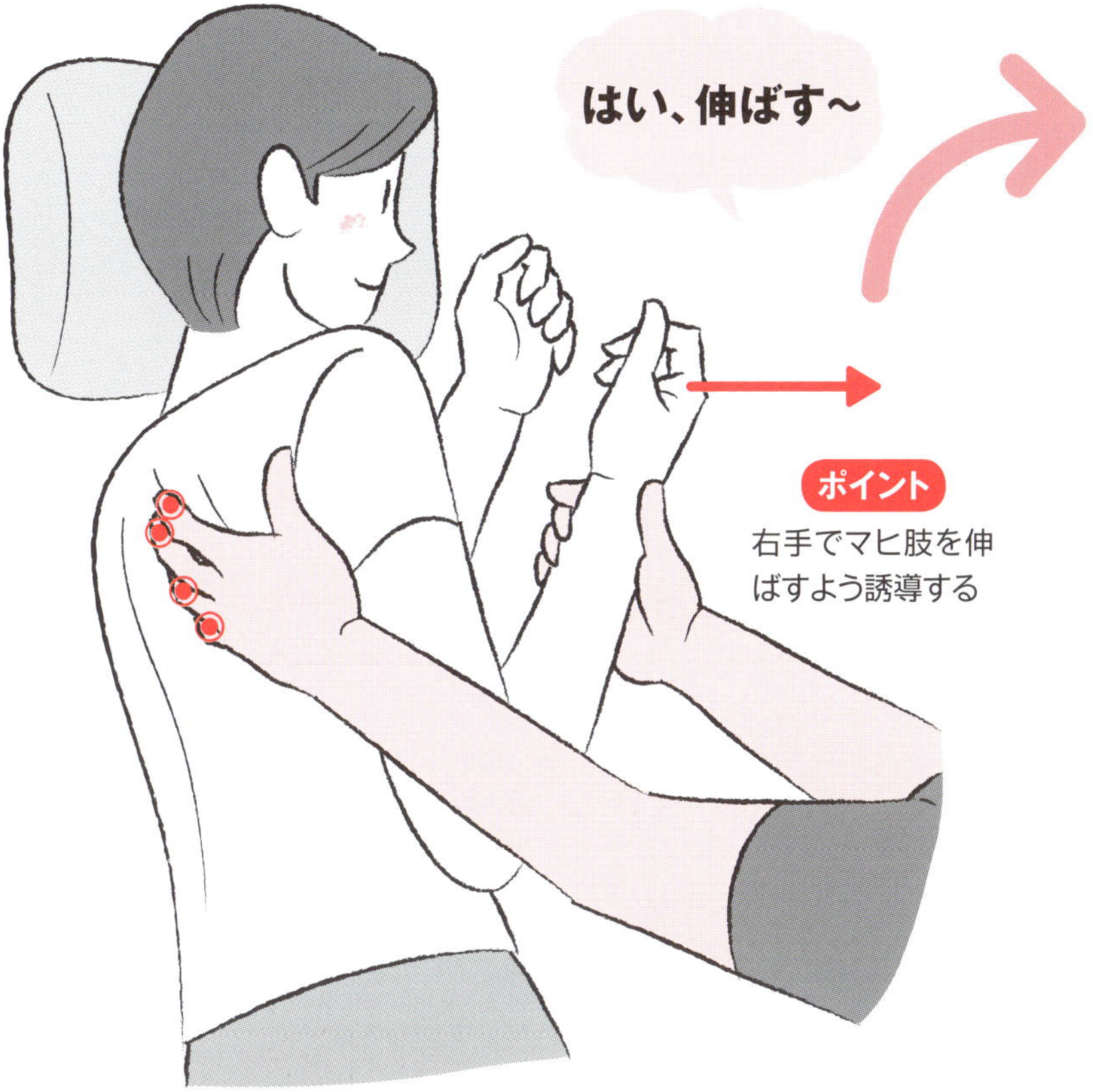
はい、伸ばす～
ポイント
右手でマヒ肢を伸ばすよう誘導する

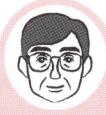

Dr.川平 アドバイス

トレーニングは、指を置く位置やタイミングを確かめながら、ゆっくり始めましょう。トレーニング中に痛みを訴える場合の多くは、介助者の力が強すぎることが原因です。体のつくりやマヒの度合いは個々に違いますから、指を置く位置はだいたいの場所でよく、試行錯誤するうちに本人に合ったマヒ肢を動かしやすい位置や力加減がつかめます。介助者の思い込みや力任せでトレーニングしないこと。会話したり反応を見ながら進めてください。マヒ肢に自発的な動きを感じたら、トレーニング❷を100回繰り返した後、30～31ページの「ピアノ指」によるトレーニング❸を追加するとよいでしょう。

図中マークの説明 ◉=押す・押さえる　=たたく　=こする・すべらせる　=動かす　=回す

※特にことわりのない場合、左マヒの介助は左右が逆になる（介助者の「右手」が「左手」になる等）と考えてください。

トレーニング 3 肩

肩甲骨を動かすⅢ

自発的な動きが出たら肩甲骨を交互にたたく

マヒ肢に自発的な動きが感じられるようになったら、指で押す代わりに、肩《けん》甲《こう》骨《こつ》内《ない》側《そく》縁《えん》と外《がい》側《そく》縁《えん》を交互にたたく促《そく》通《つう》を追加しましょう。

このとき用いる介助者の指の形、指づかいは、ピアノを弾くようなイメージです。そこで、本書では、この手技《しゅぎ》を「ピアノ指」と名付けました。「ピアノ指」に親指は含まれません。親指は浮かせたままにしておきます。

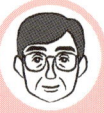

Dr.川平 アドバイス

マヒ肢の曲げ伸ばしは「ピアノ指」の2〜3打目からスタートさせると、テンポよくできます。コツは、「ピアノ指」をマヒ肢が曲がりきる直前に肩甲骨外側縁へ、伸びきる直前に内側縁へ、すばやく移動させ、たたき始めることです。「これから腕を動かしますよ」という信号を脳に送ってから、曲げ伸ばしを始めます。

1 「ピアノ指」で肩甲骨内側縁をたたく

左手の親指以外の指を「ピアノ指」にして肩甲骨内側縁を連打する。たたき始めたら「はい、曲げる〜」と声をかけ、マヒ肢を曲げる。

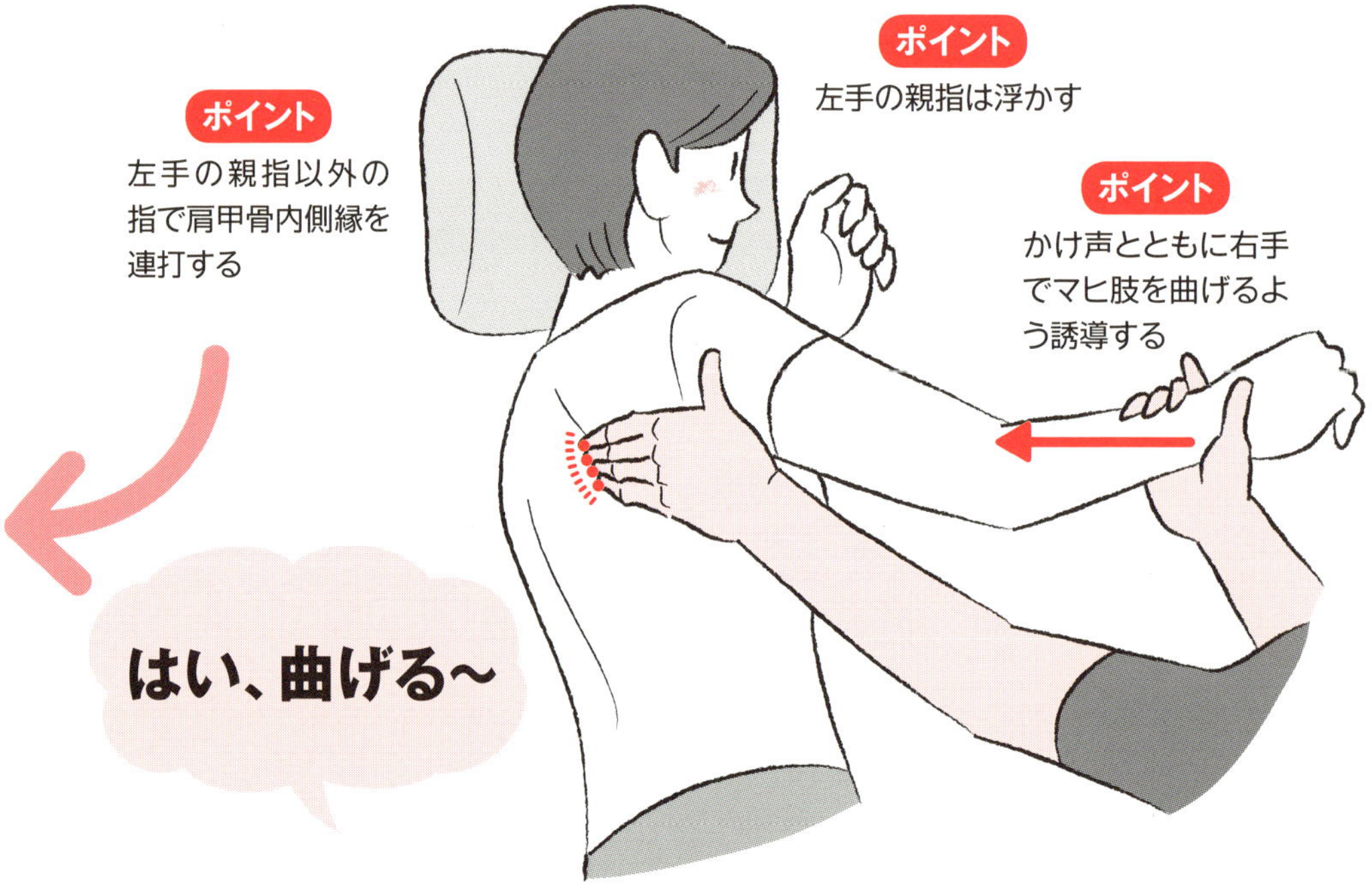
ポイント
左手の親指は浮かす
ポイント
左手の親指以外の指で肩甲骨内側縁を連打する
ポイント
かけ声とともに右手でマヒ肢を曲げるよう誘導する
はい、曲げる〜

背中から見た右の肩甲骨《けんこうこつ》

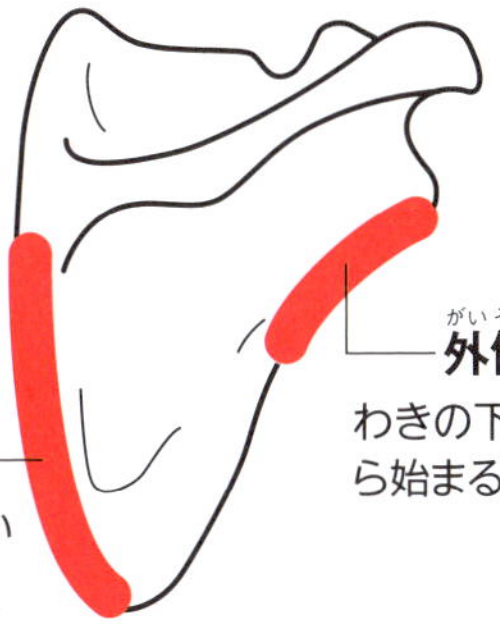

外側縁《がいそくえん》
わきの下の後ろから始まるふち

内側縁《ないそくえん》
背骨側にある長いふち

ピアノ指

人さし指・中指・薬指・小指の指先を曲げ、ピアノを弾くようにすばやく上下させ、軽くたたく。たたく順番はランダムでよく、難しければ小指を使わなくてもかまわない。

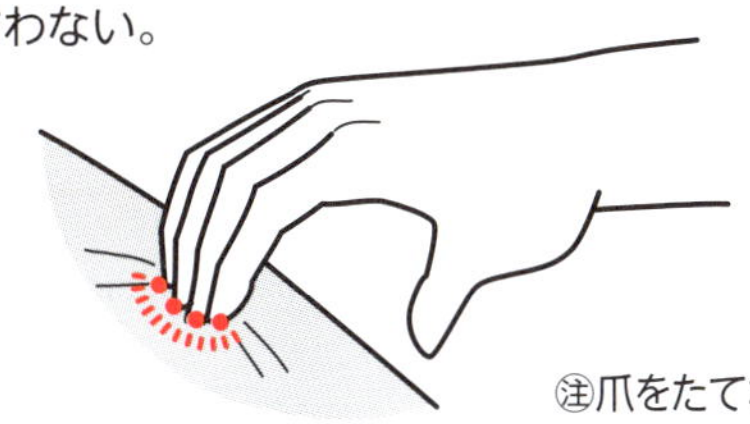

2 「ピアノ指」で肩甲骨外側縁をたたく

マヒ肢が曲がりきる直前に「ピアノ指」を肩甲骨外側縁に移し、連打する。マヒ肢が曲がりきったら「はい、伸ば〜す」と声をかけ、伸ばす。 **1**、**2** を繰り返す。

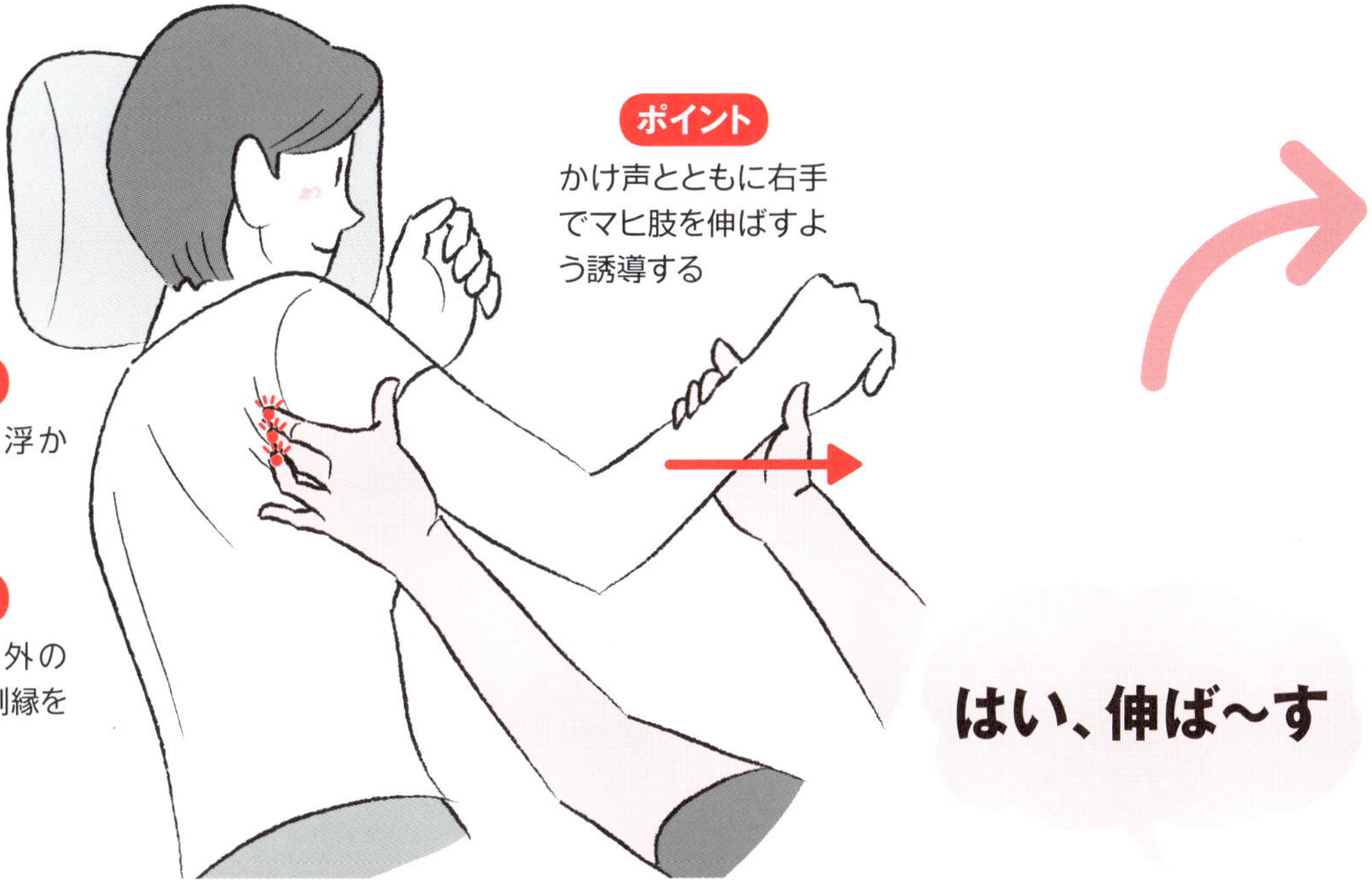

ポイント
かけ声とともに右手でマヒ肢を伸ばすよう誘導する

ポイント
左手の親指は浮かせたまま

ポイント
左手の親指以外の指で肩甲骨外側縁を連打する

図中マークの説明 ◉=押す・押さえる　=たたく　=こする・すべらせる　=動かす　=回す

※特にことわりのない場合、左マヒの介助は左右が逆になる（介助者の「右手」が「左手」になる等）と考えてください。

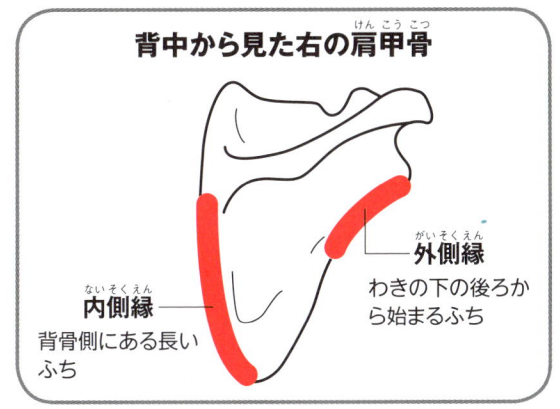

トレーニング❹ 肩

肩の関節を動かす

肩甲帯を引き上げ、三角筋をこする

肩甲骨《けんこうこつ》と上腕骨《じょうわんこつ》、鎖骨《さこつ》が接近している「肩関節《かたかんせつ》」の動きを促します。

介助者はマヒ側に座り、右ひざに自分の左手を乗せ、右手でマヒ肢を下から持ちます。

このとき、マヒ肢の手のひらが、本人の顔に向くようにしてください。肩で接近している骨がぶつかるのを防ぎ、痛みを避けることができます。

左手の親指をマヒ肢上腕の三《さん》角筋《かくきん》前面に、他の指を肩甲帯《けんこうたい》に置いて、肩をつかむような形にします（**1**）。準備ができたら、肩甲帯を引き上げ、親指で三角筋を下から上にこすり、同時に、マヒ肢をそのまま真上へ、挙手するときのように上げてもらいます（**2**）。

1 はじめの姿勢

親指をマヒ肢三角筋の前面に、他の指を肩甲帯に置く

マヒ肢手のひらを顔に向け、ひじを軽く曲げ、肩屈曲が90度の状態でスタート。

もっと詳しく

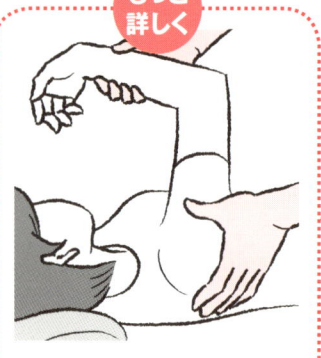

肩甲帯とは、肩甲骨とそれを取り巻く筋群のこと。

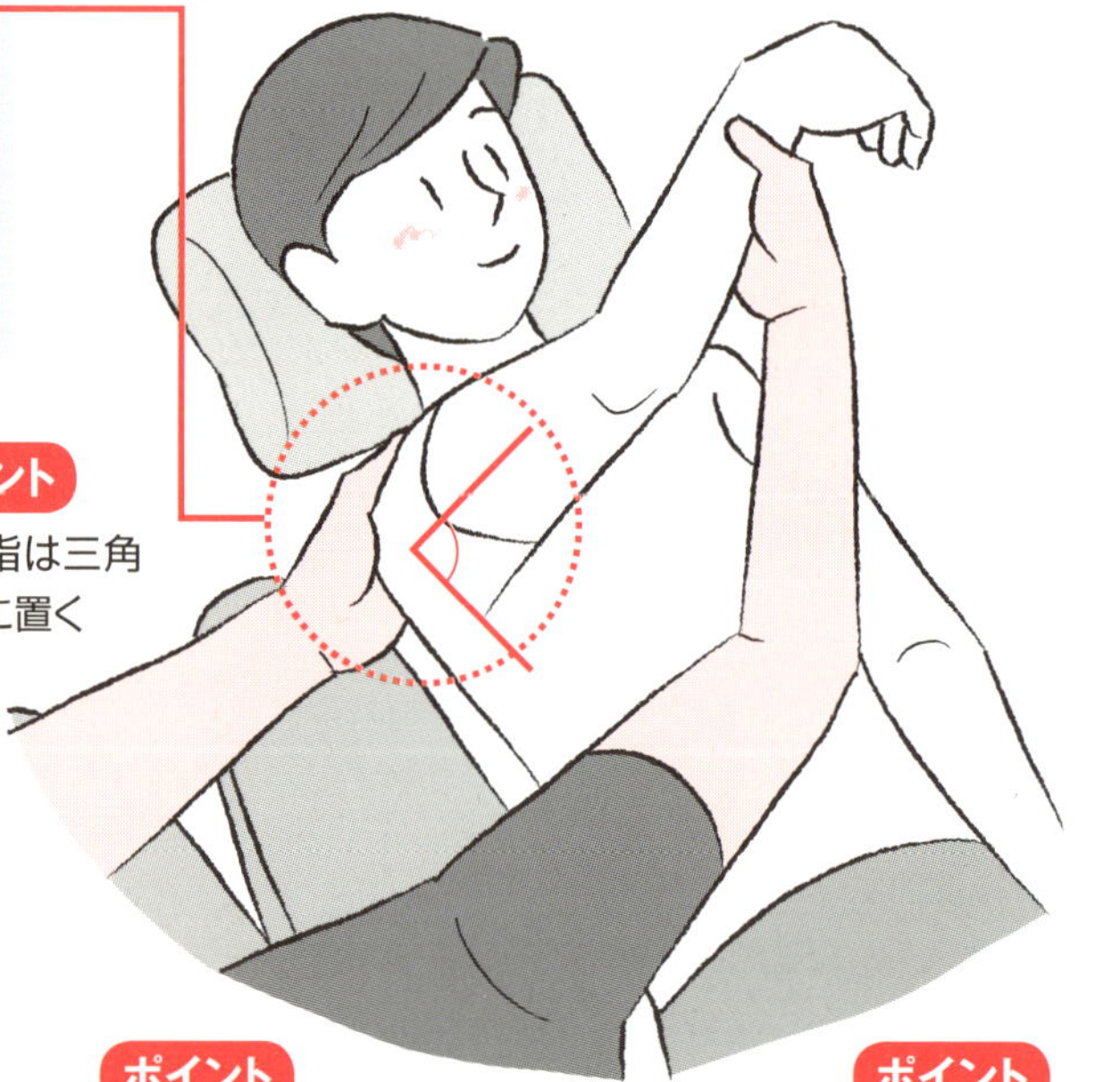

ポイント
左手の親指は三角筋の前面に置く

ポイント
左手の親指以外は肩甲帯に置く

ポイント
右手でマヒ肢を下から持つ

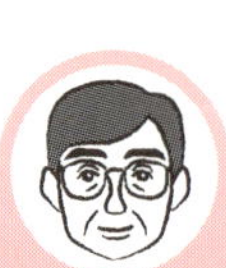

Dr.川平 アドバイス

介助者の姿勢は、正座でなくてかまいません。疲れないようにしましょう。

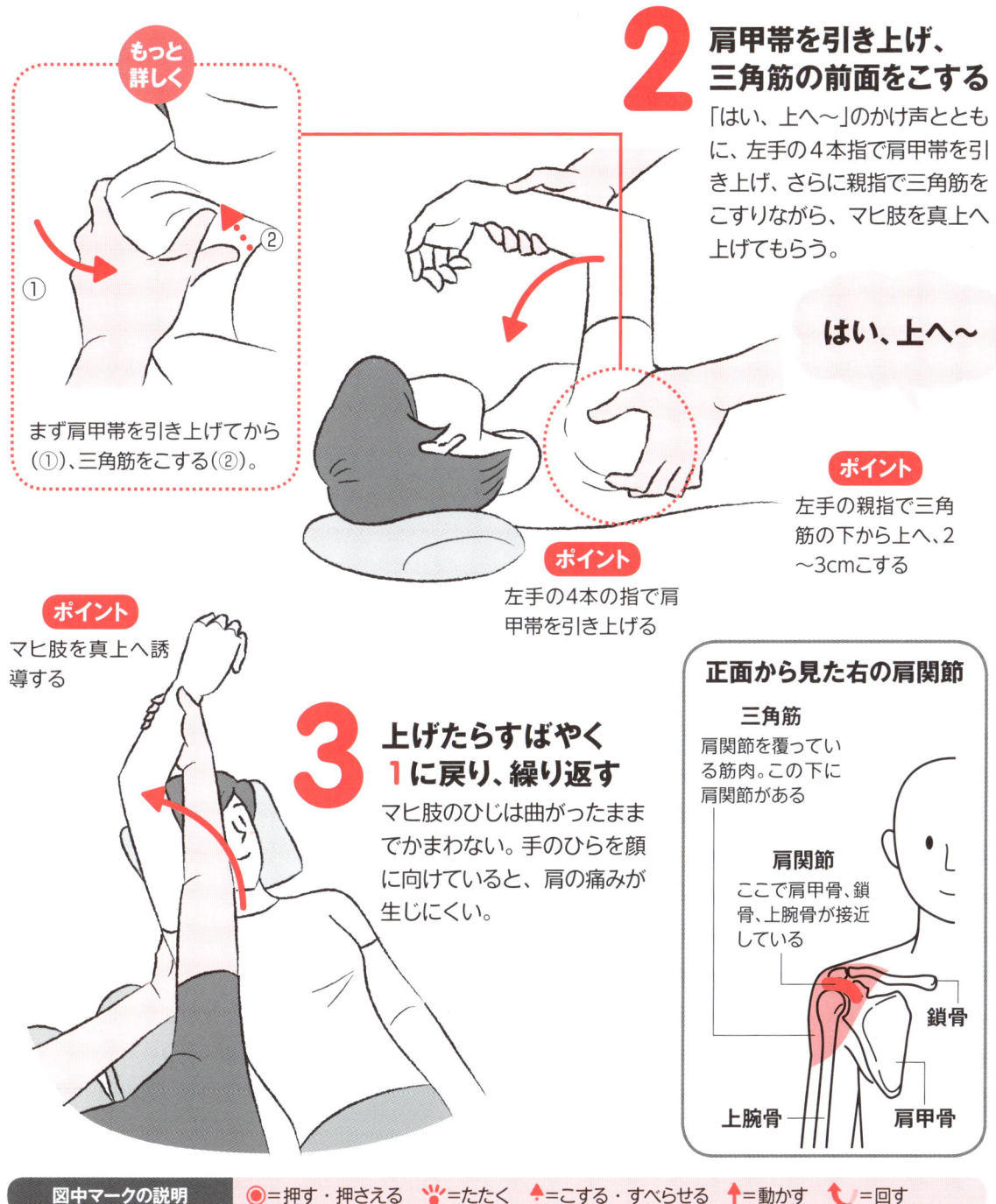

2 肩甲帯を引き上げ、三角筋の前面をこする

「はい、上へ～」のかけ声とともに、左手の４本指で肩甲帯を引き上げ、さらに親指で三角筋をこすりながら、マヒ肢を真上へ上げてもらう。

もっと詳しく

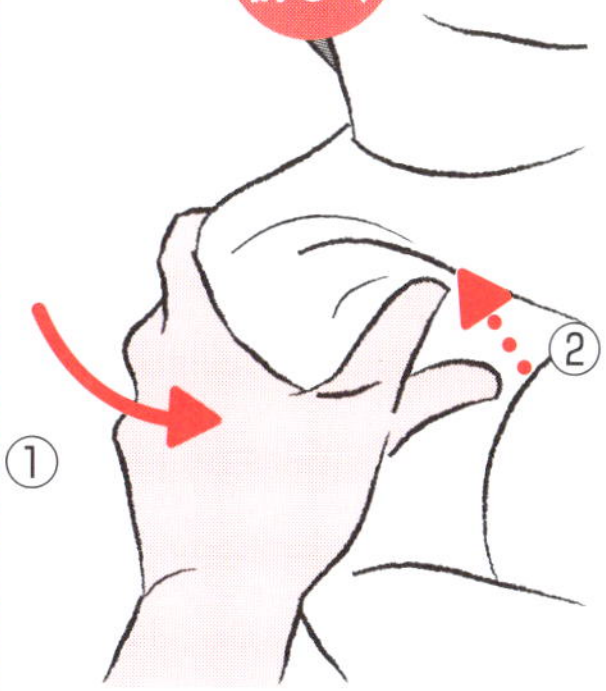

まず肩甲帯を引き上げてから(①)、三角筋をこする(②)。

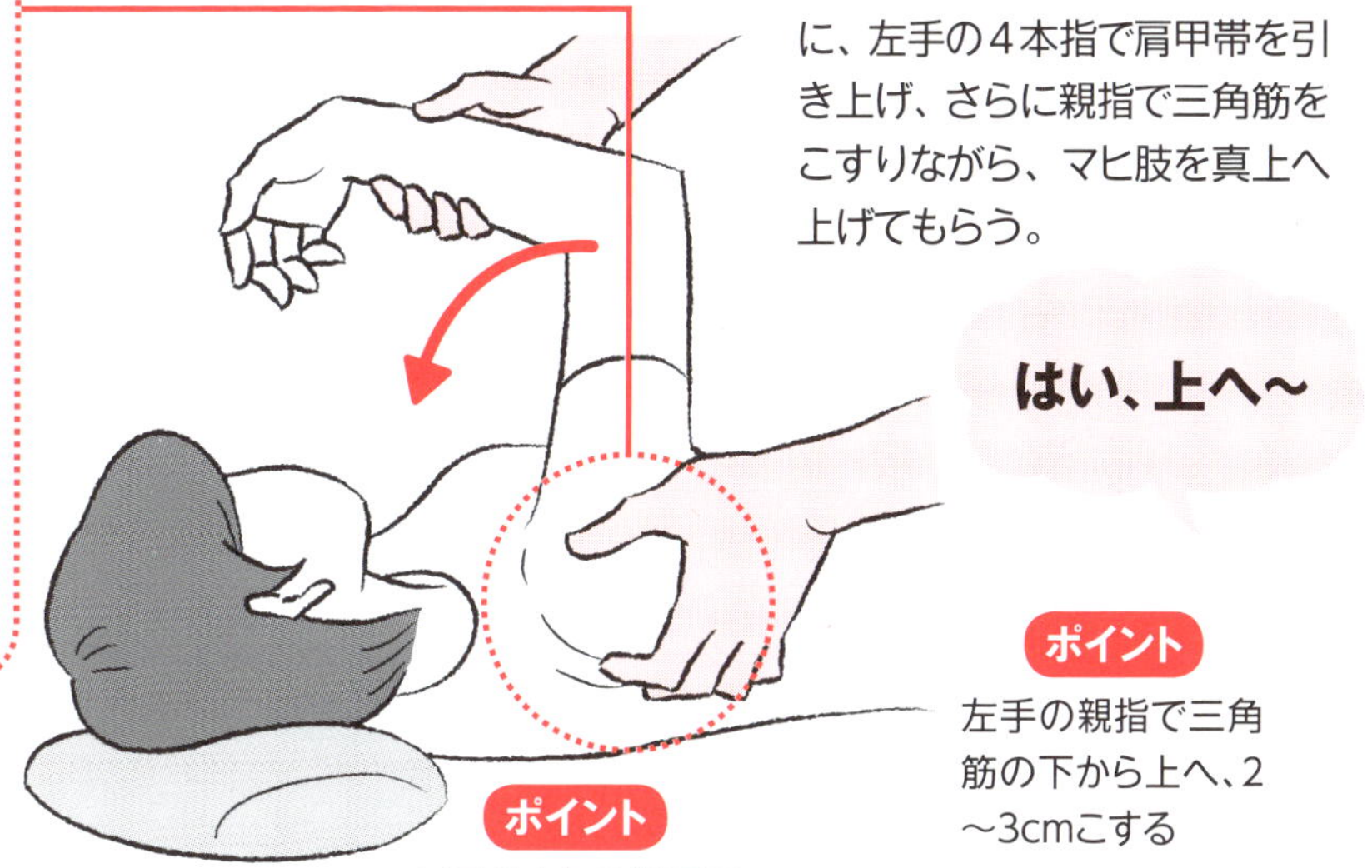

ポイント
左手の親指で三角筋の下から上へ、2～3cmこする

ポイント
左手の4本の指で肩甲帯を引き上げる

ポイント
マヒ肢を真上へ誘導する

3 上げたらすばやく 1に戻り、繰り返す

マヒ肢のひじは曲がったままでかまわない。手のひらを顔に向けていると、肩の痛みが生じにくい。

正面から見た右の肩関節

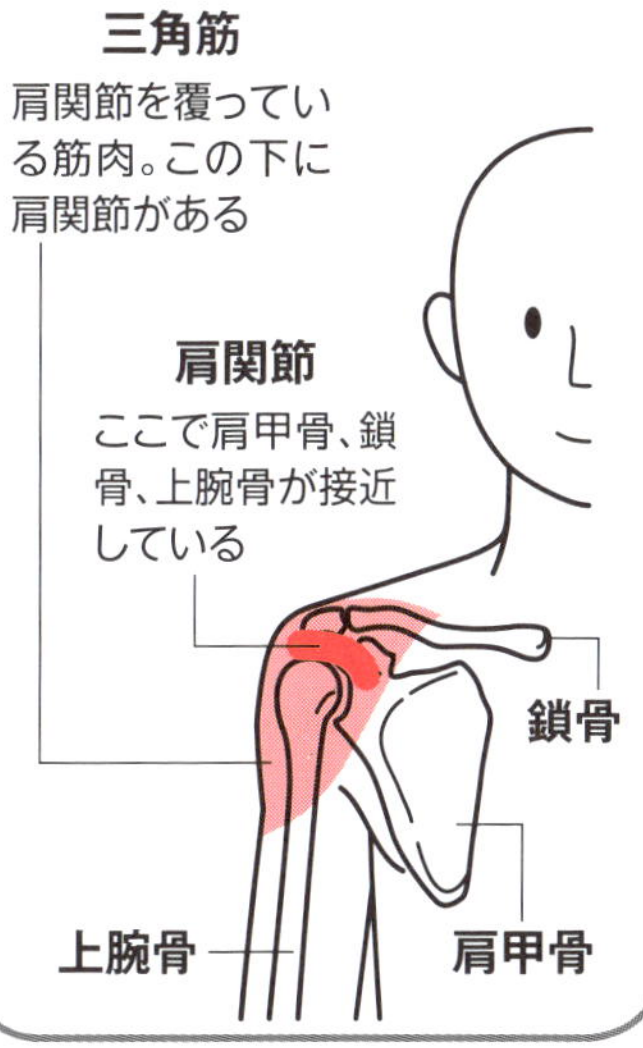

図中マークの説明 ＝押す・押さえる　＝たたく　＝こする・すべらせる　＝動かす　＝回す

※特にことわりのない場合、左マヒの介助は左右が逆になる（介助者の「右手」が「左手」になる等）と考えてください。

肩とひじの動きを分離する

肩関節をたたき、腕を真上へ上げる

腕を上げようとすると、ひじも曲がってしまう。

このような肩とひじの「共同運動」を分離させるため、トレーニング❺では、肩関節だけを屈曲させる促《そく》通《つう》をかけます。

介助者はマヒ側に座り、右手でマヒ肢を下から肩《かた》屈《くっ》曲《きょく》90度まで持ち上げます。このとき、手のひらは顔のほうを向くようにします。

左手は、親指をマヒ肢上腕《じょうわん》の三角筋《さんかくきん》前面に、中指と薬指を肩関節に置きます（**1**）。

準備ができたら、「腕を耳の横に上げて」と声をかけ、親指は動かさず、中指と薬指で肩関節を1回たたき、これを合図に、マヒ肢を真上へ上げてもらいます（**2**）。ひじは曲がったままでもかまいません。

1

はじめの姿勢

中指と薬指をマヒ肢の肩関節に、親指をマヒ肢三角筋の前面に置く

マヒ肢手のひらを下に向け、前腕を持ち上げてスタート。

ポイント

左手の親指を三角筋前面に置く

ポイント

右手でマヒ肢を下から持つ。手のひらを顔に向けると、肩の痛みが生じにくい

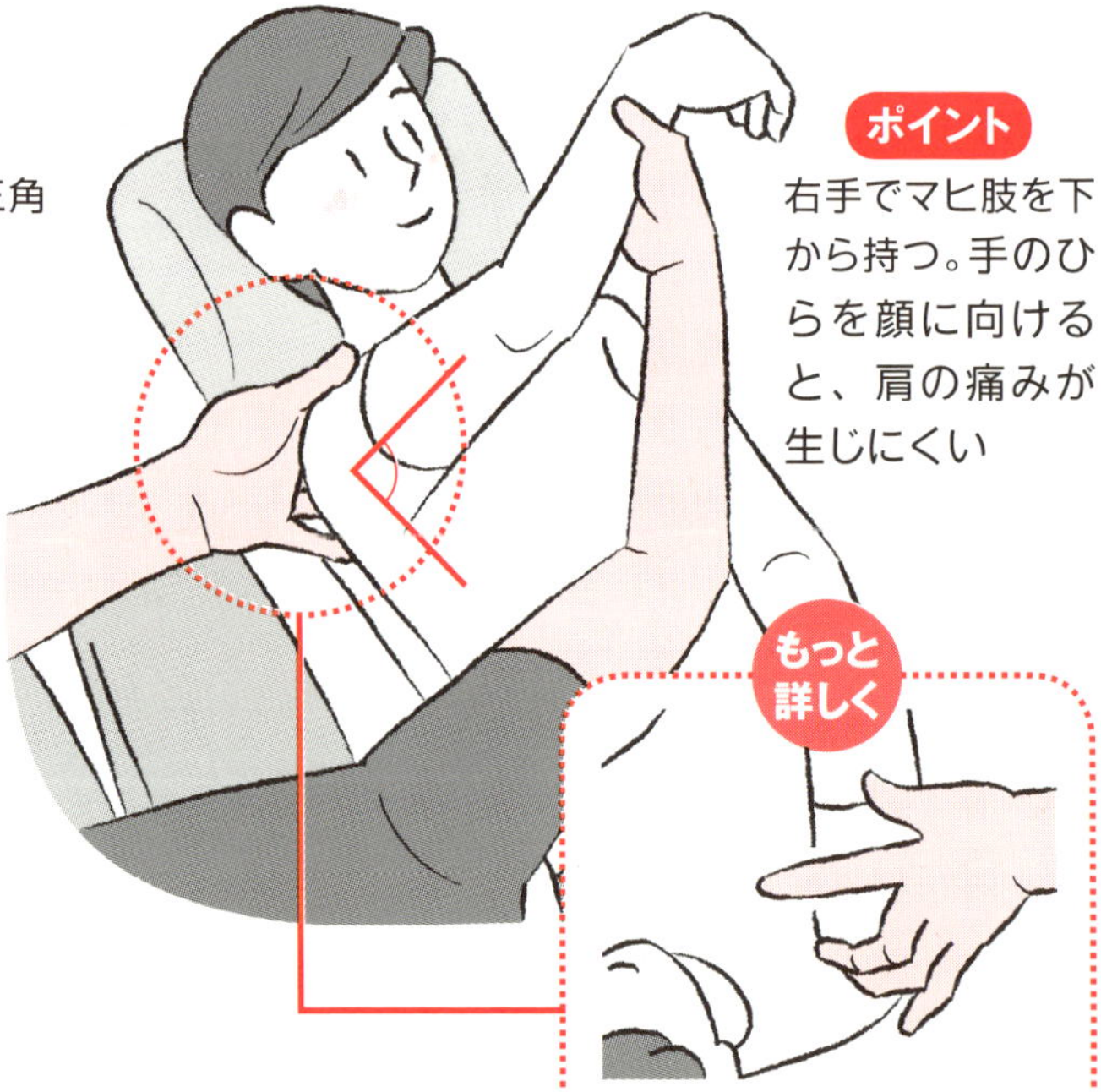

もっと詳しく

左手の中指・薬指を肩関節に置く

肩関節の屈曲《くっきょく》・伸展《しんてん》

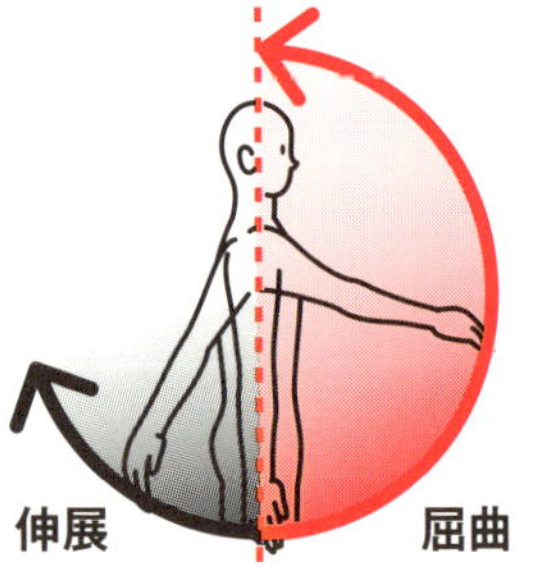

気をつけの姿勢から、体の前に腕を上げるときに肩関節は「屈曲」し、後ろに上げるときに「伸展」する。

2 中指と薬指で肩関節を1回たたき、これを合図にマヒ肢を上げる

「はい、腕を耳の横に上げて〜」というかけ声をかけながら、肩関節をたたき、マヒ肢を上げてもらう。

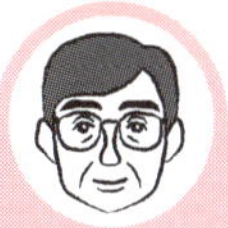

Dr.川平 アドバイス

親指を軸に、中指と薬指で肩をたたくイメージです。親指を動かさなければ、中指と薬指は常に同じ場所をたたくことができます。

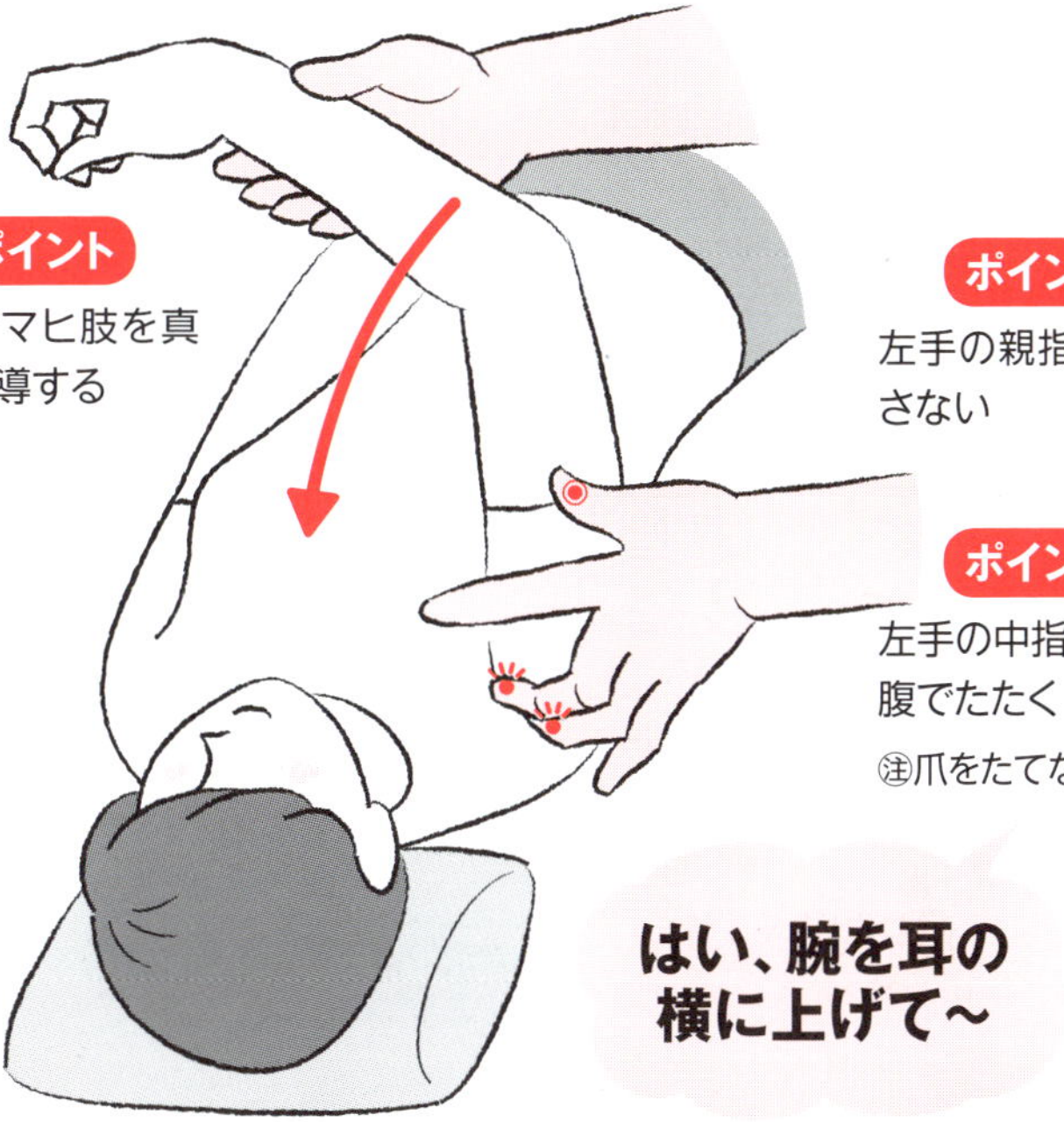

ポイント
右手でマヒ肢を真上へ誘導する

ポイント
左手の親指は動かさない

ポイント
左手の中指・薬指の腹でたたく
㊟爪をたてない!

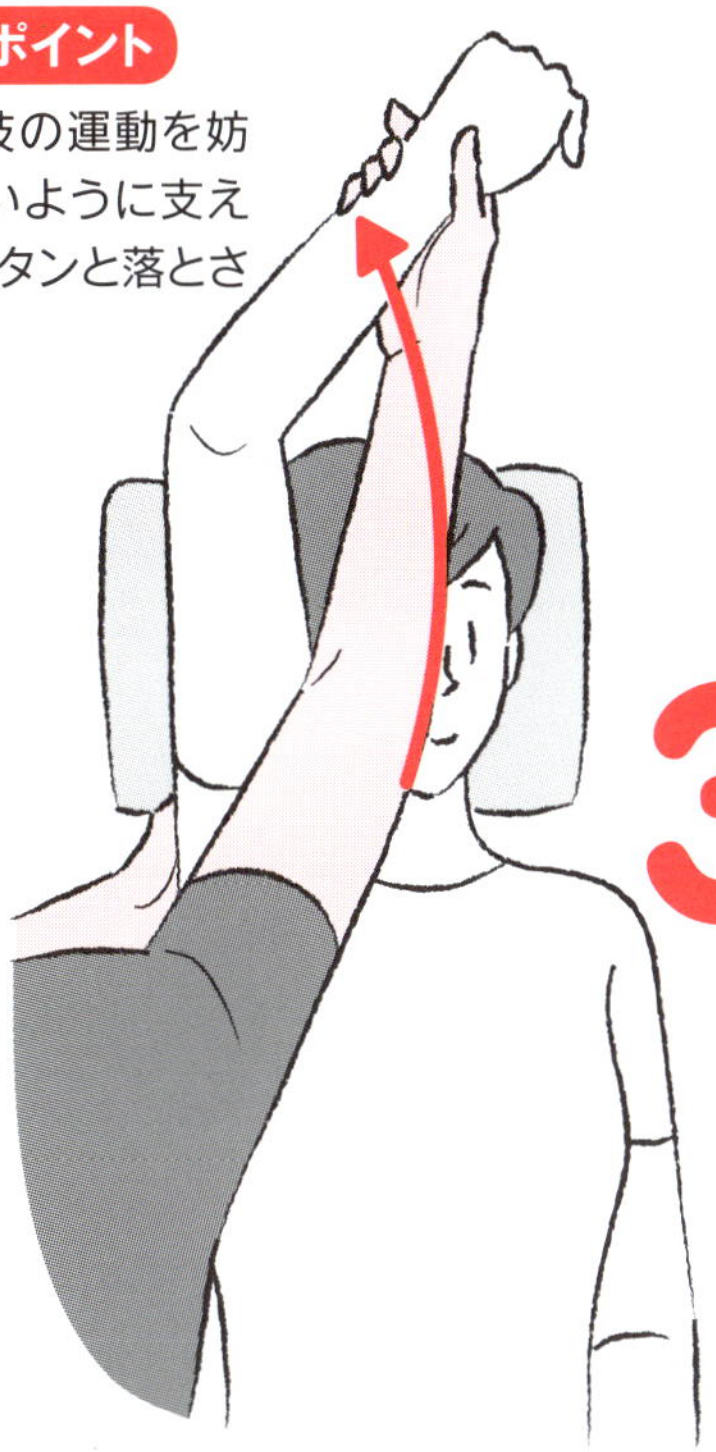

ポイント
マヒ肢の運動を妨げないように支える。パタンと落とさない

3 上げたらすばやく 1 に戻り、繰り返す

マヒ肢のひじは曲がったままでかまわない

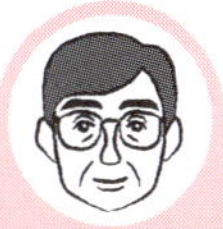

Dr.川平 アドバイス

トレーニング❺❻❼で出て来る「肩関節をたたき」というような表現は、たたく位置を分かりやすくするためです。実際には、肩関節上には三角筋があるので、三角筋をたたくことになります。

図中マークの説明 ◉＝押す・押さえる　＝たたく　＝こする・すべらせる　＝動かす　＝回す

※特にことわりのない場合、左マヒの介助は左右が逆になる（介助者の「右手」が「左手」になる等）と考えてください。

トレーニング 6 肩

腕を斜めに上げる

肩関節の内側をたたき、腕を斜めに上げてもらう

　マヒ肢に自発的な動きが出たら、腕を斜めに上げるために必要な「肩関節《かたかんせつ》の屈曲《くっきょく》・内転《ないてん》」を促します。

　介助者はマヒ側に座り、右手でマヒ肢前腕《ぜんわん》を下から持ちます。左手の中指と薬指を肩関節から指1本分内側、顔の近くに置き、親指はマヒ肢上腕《じょうわん》の三角筋《さんかくきん》前面に置きます（1）。

　準備ができたら、「はい、頭の上へ」と声をかけ、中指と薬指で肩関節の内側をたたき、マヒ肢を斜めに上げてもらいます（2）。上がったらすばやく「はじめの姿勢」に戻り、繰り返します。このトレーニングを坐位《ざい》で行うと、マヒ肢を持ち上げる際に肩を痛める場合があります。マヒが軽減しても臥位《がい》で行うことをおすすめします。

1

はじめの姿勢

中指と薬指をマヒ肢の肩関節に、親指をマヒ肢三角筋の前面に置く

マヒ肢手のひらを下に向け、前腕を持ち上げてスタート。

ポイント
左手の親指を三角筋前面に置く

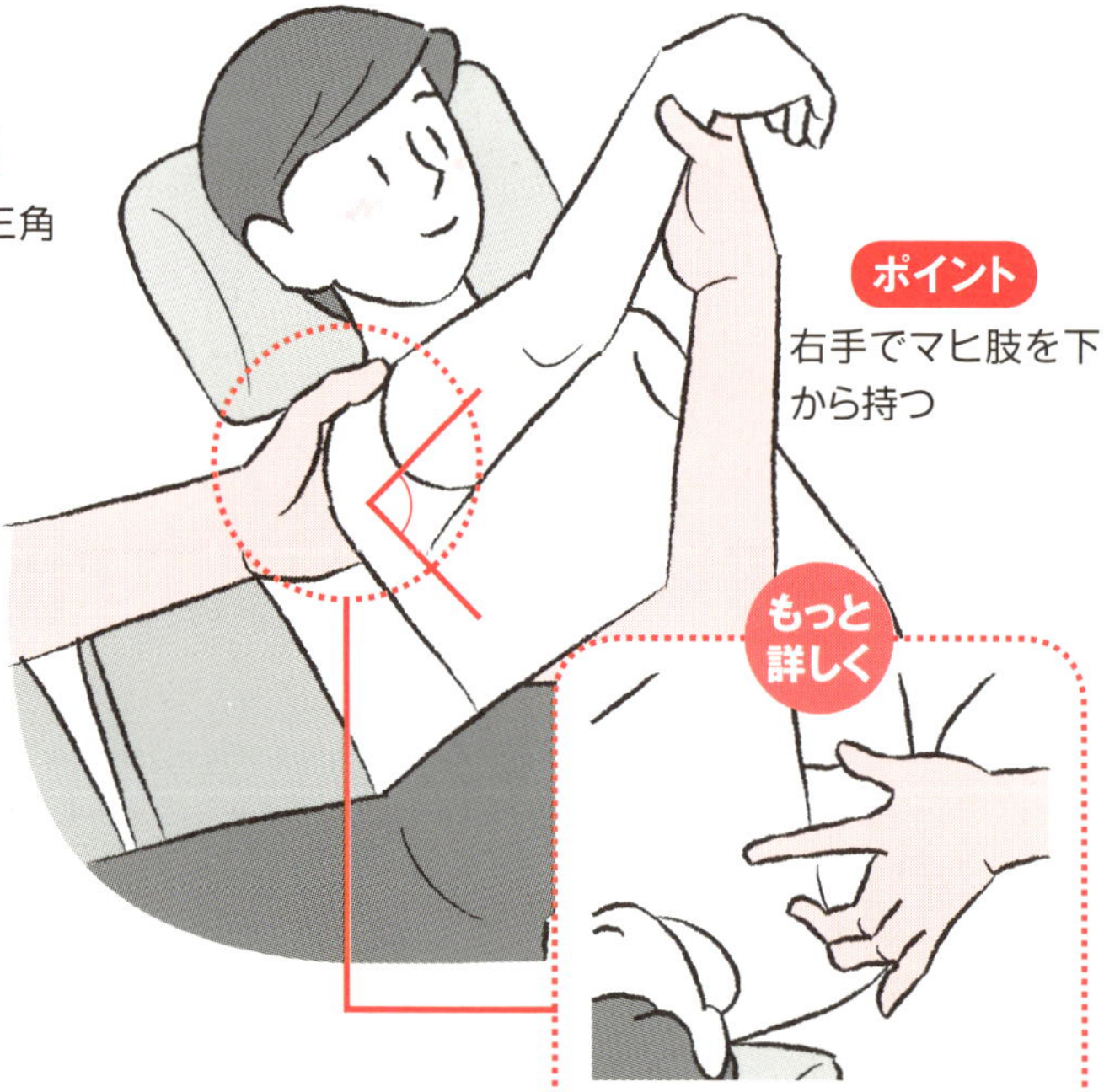

ポイント
右手でマヒ肢を下から持つ

もっと詳しく
左手の中指と薬指は肩関節から指1本分顔の近くに置く。

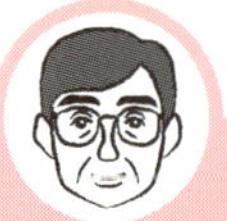

Dr.川平　アドバイス

中指と薬指を使うのは、親指を上腕に置いたとき、刺激を与えたい場所にあたりやすいからです。腕を真上に上げるときは肩関節、斜め上に上げたいときはそれよりやや内側をたたくことで、筋肉が収縮し、肩関節の屈曲を促します。

※坐位：座った姿勢。臥位：寝そべった姿勢。

肩《かた》関《かん》節《せつ》の内転《ないてん》・外転《がいてん》

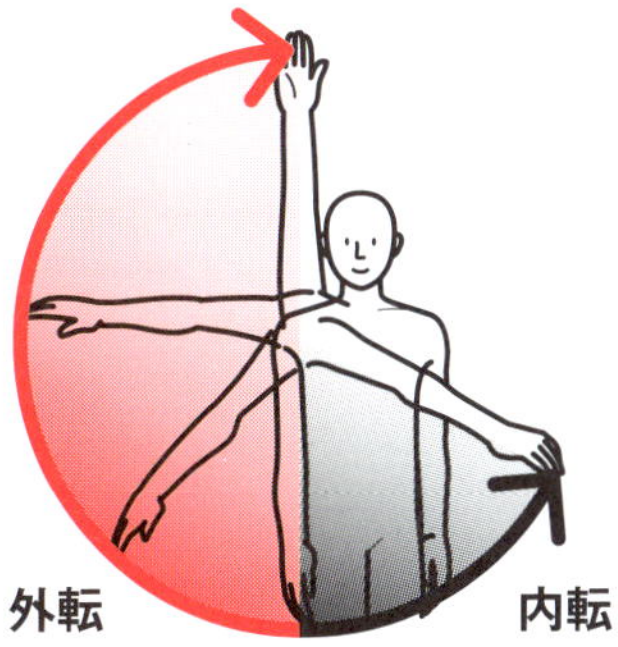

気をつけの姿勢から、手を体の前のほうに動かすときに肩関節は「内転」し、外へ動かすときに肩関節は「外転」する

2 肩関節の内側を1回たたき、マヒ肢を斜めに上げてもらう

「はい、頭の上へ～」というかけ声をかけ、次に中指と薬指で肩関節の内側をたたき、マヒ肢を斜め上へ上げてもらう。

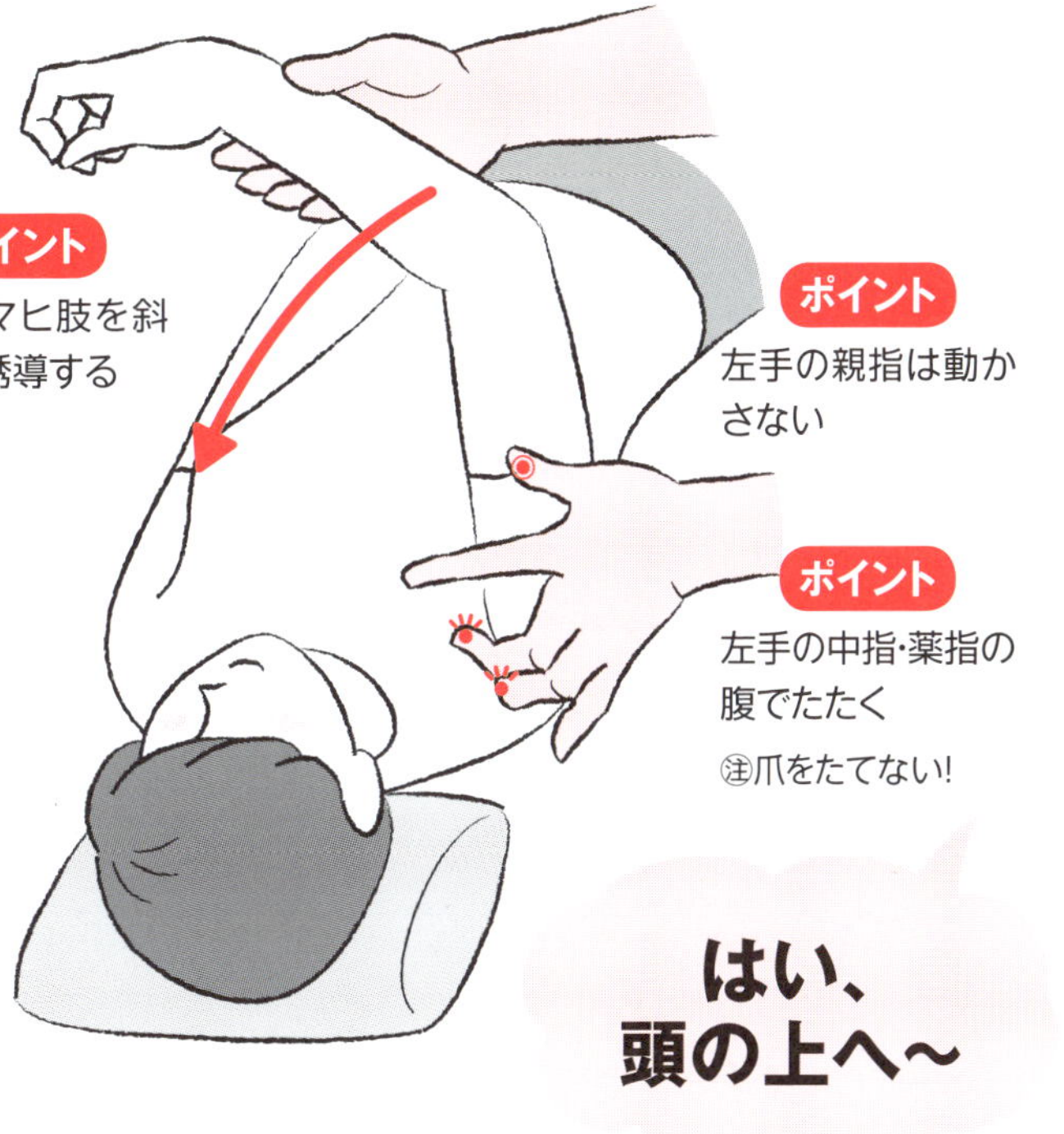

ポイント
右手でマヒ肢を斜め上へ誘導する

ポイント
左手の親指は動かさない

ポイント
左手の中指・薬指の腹でたたく
㊟爪をたてない!

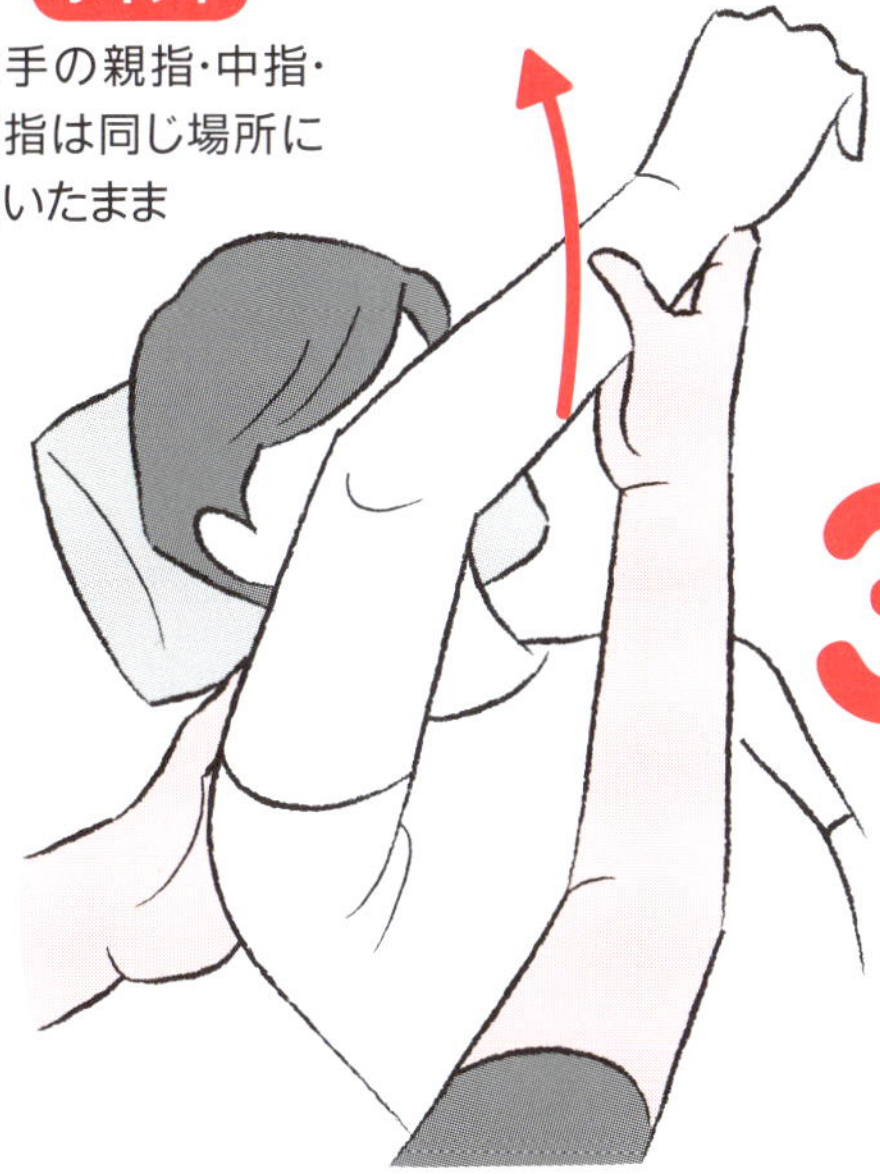

ポイント
左手の親指・中指・薬指は同じ場所に置いたまま

3 上げたらすばやく 1 に戻り、繰り返す

マヒ肢が顔の上を斜めに横切るくらい上がったら、「はじめの姿勢」に戻る。

図中マークの説明　=押す・押さえる　=たたく　=こする・すべらせる　=動かす　=回す

※特にことわりのない場合、左マヒの介助は左右が逆になる(介助者の「右手」が「左手」になる等)と考えてください。

トレーニング 7 肩

腕を斜めに上げ下げする

肩関節の内側をたたき、腕を斜めに上げてもらう

腕を上げたり下げたりするときに必要な「肩関節《かたかんせつ》の屈曲《くっきょく》・内《ない》転《てん》」「肩関節の伸展《しんてん》・外転《がいてん》」の動きを促します。介助者はマヒ側に座り、右手でマヒ肢前腕《ぜんわん》を下から持ちます。

はじめは「肩関節の屈曲・内転」です。左手の親指をマヒ肢上腕《じょうわん》の三角筋《さんかくきん》前面に、中指と薬指を肩関節から指1本分顔の近くに置きます（**1**）。

準備ができたら、「はい、頭の上へ」と声をかけ、マヒ肢前腕を内側に、介助者から見て時計回りに（左マヒの場合は反時計回り）軽く回します（**2**）。

次に、中指と薬指で肩関節の内側を1回たたき（**3**）、これを合図にマヒ肢を斜めに上げてもらいます（**3**・**4**）。

1

はじめの姿勢

中指と薬指をマヒ肢の肩関節に、親指をマヒ肢上腕に置く

マヒ肢手のひらを下に向け、前腕を持ち上げてスタート。

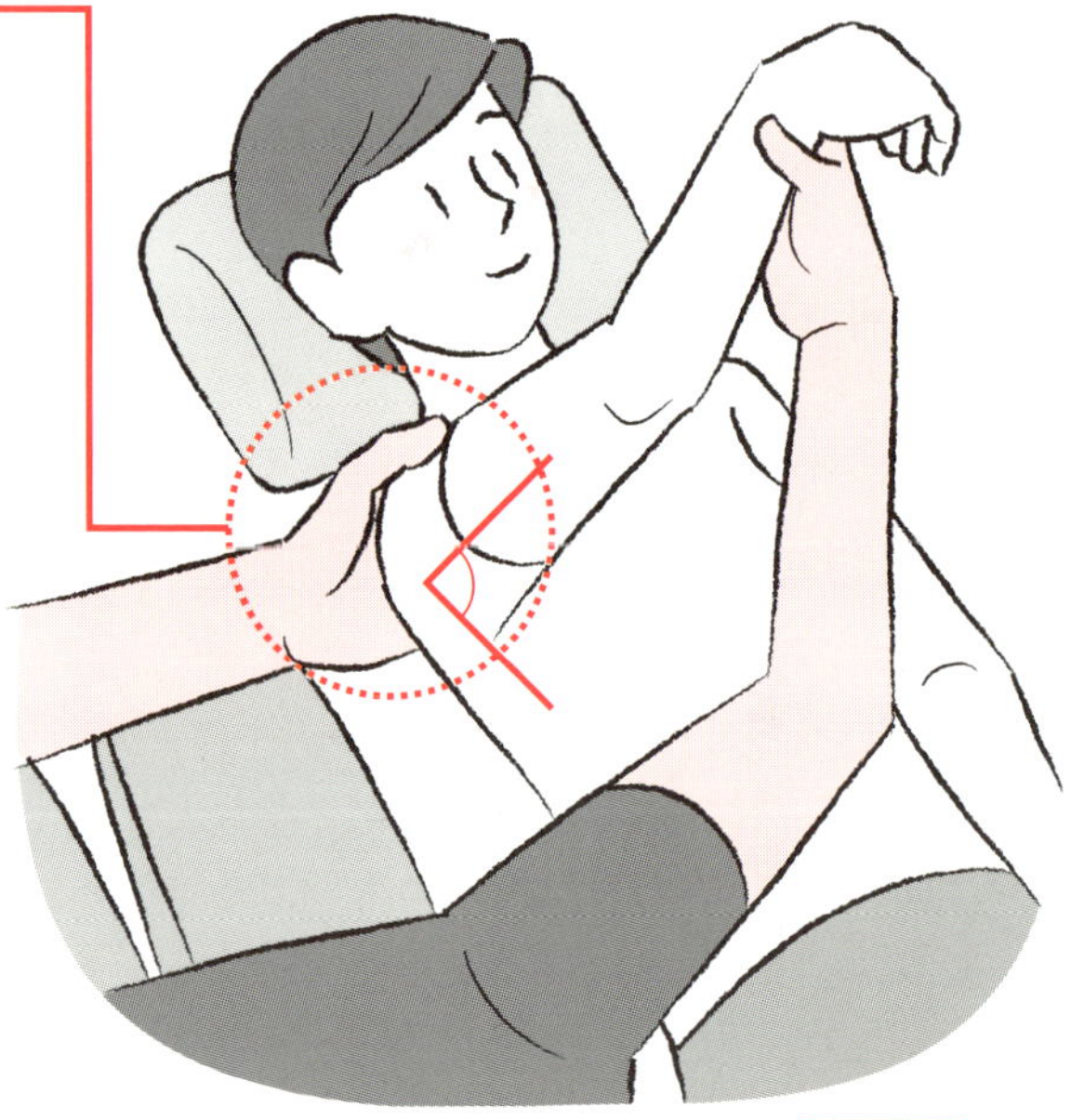

ポイント

右手でマヒ肢を下から持つ

もっと詳しく

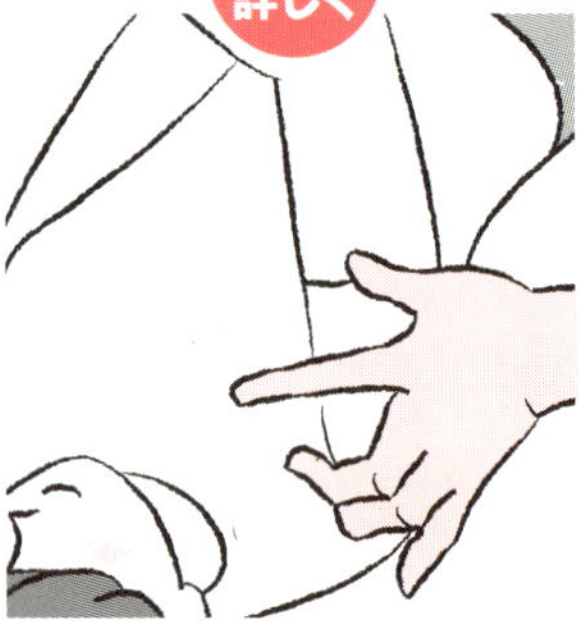

左手の親指は三角筋の前面に置き、左手の中指と薬指は肩関節から指1本分顔の近くに置く。

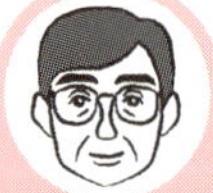

Dr.川平 アドバイス

肩関節の内側をたたくと、筋肉は伸張反射を起こします。伸張反射とは、筋肉が引き伸ばされたとき、無意識のうちに縮もうとする反応です。

2 前腕を軽く回内する

「はい、頭の上へ～」と声をかけながら、手のひらが一瞬、介助者のほうを向くように、右手で軽く回す。

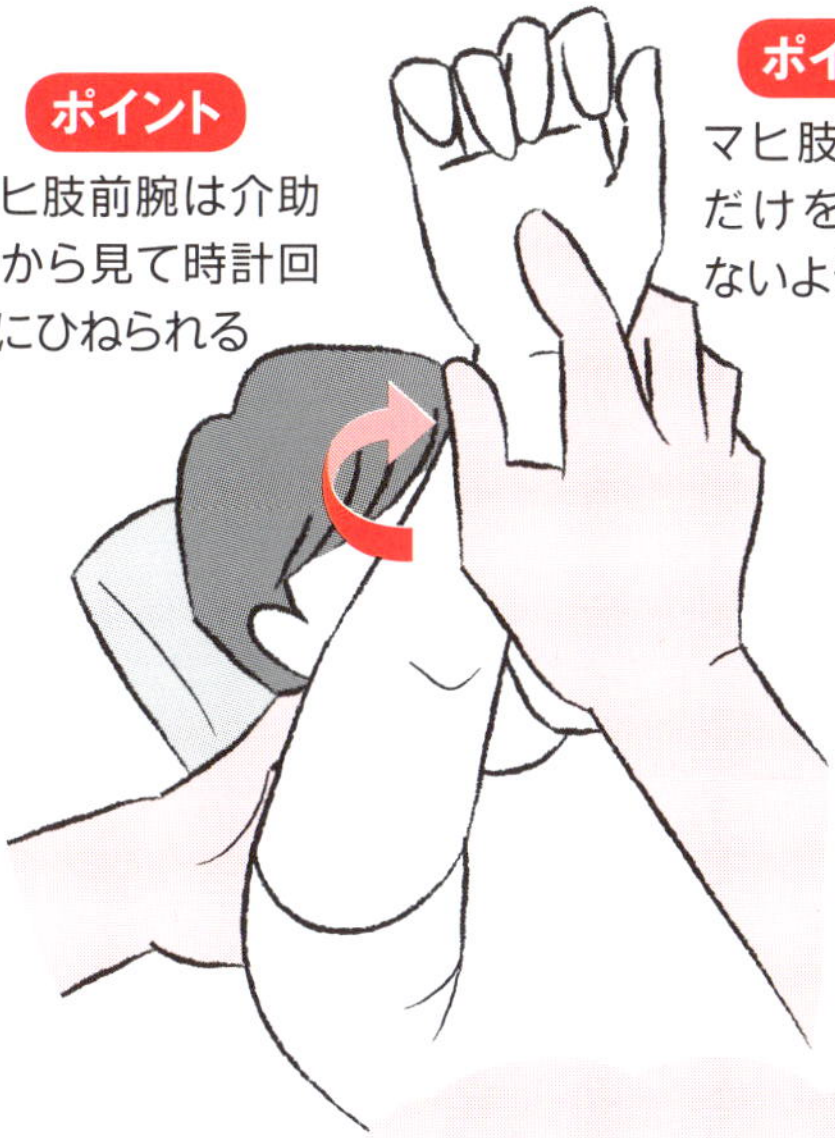

ポイント
マヒ肢前腕は介助者から見て時計回りにひねられる

ポイント
マヒ肢の手首だけをひねらないように

はい、頭の上へ～

3 肩関節から指1本分顔の近くの内側を1回たたく

中指と薬指で肩関節から指１本分顔の近くをたたき、マヒ肢を斜めに上げるよう促す。

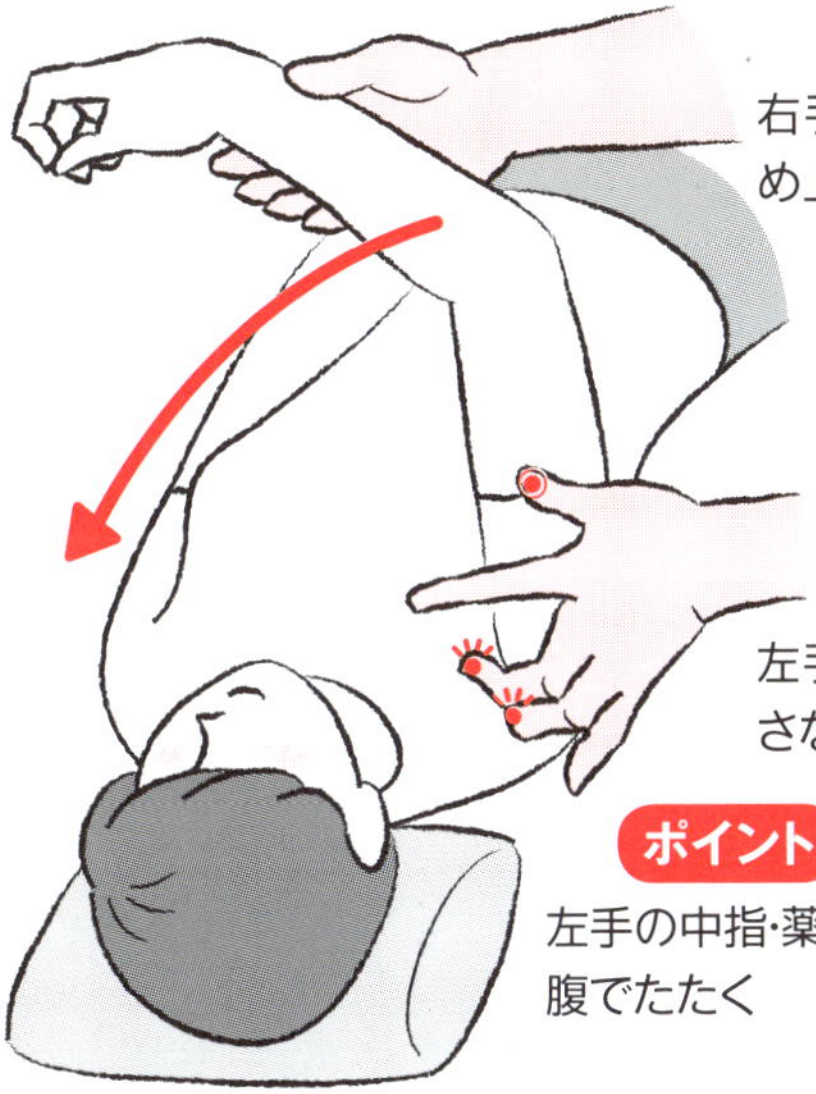

ポイント
右手でマヒ肢を斜め上へ誘導する

ポイント
左手の親指は動かさない

ポイント
左手の中指･薬指の腹でたたく

4 マヒ肢前腕を斜め上へ上げてもらう

マヒ肢が顔の上を横切るまで上げる。

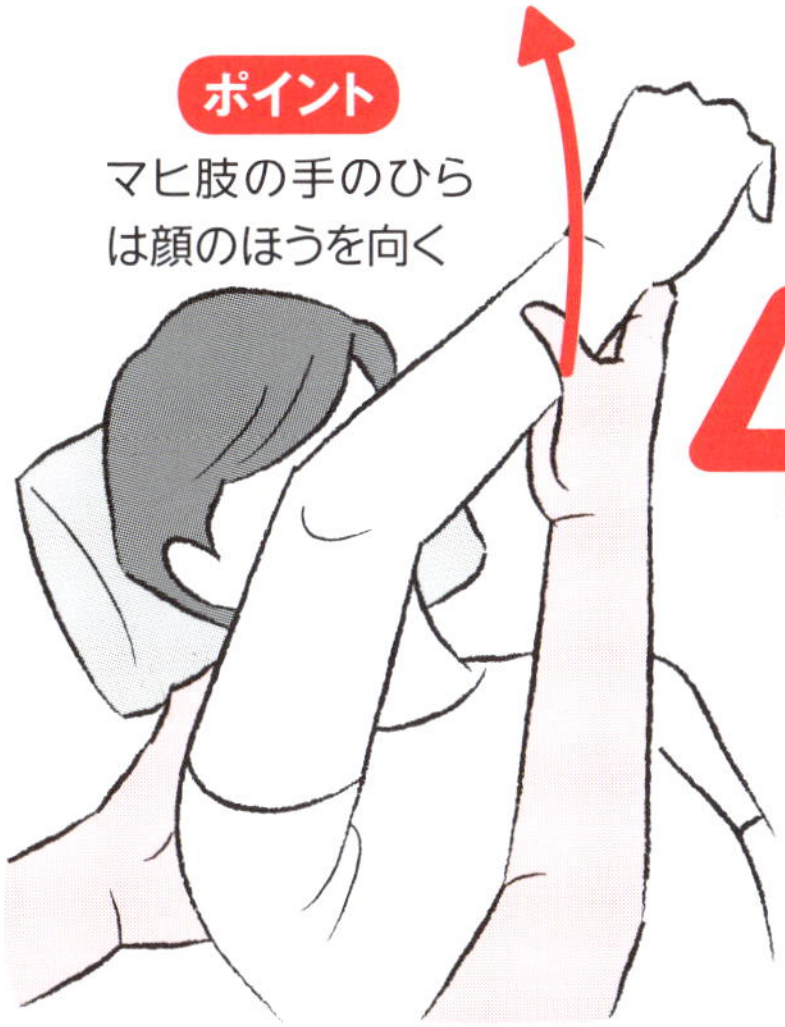

ポイント
マヒ肢の手のひらは顔のほうを向く

ポイント
左手の親指･中指･薬指は同じ場所に置いたまま

ポイント
右手でマヒ肢を斜め上へ誘導する

図中マーク の説明　◉＝押す・押さえる　＝たたく　＝こする・すべらせる　↑＝動かす　＝回す

※特にことわりのない場合、左マヒの介助は左右が逆になる（介助者の「右手」が「左手」になる等）と考えてください。

上腕三頭筋を押し、腕を下ろしてもらう

マヒ肢が斜めに上がったら、続いて「肩関節の伸展・外転」に入ります。

「腕を斜め下へ」と声をかけ、マヒ肢前腕を介助者から見て反時計回りに軽く回します（5）。

次に、左手の小指をすばやくマヒ肢上腕の裏側、上腕三《さん》頭《とう》筋《きん》の上に移動させ、次に親指を移動します（6）。移動させたら小指と親指で上腕三頭筋を押しながら、本人には5で回したマヒ肢前腕の向きを戻すよう促します（7）。

マヒ肢を下ろしたら「はじめの姿勢」に戻り、これを繰り返します。

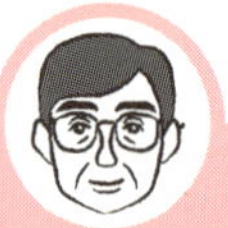

Dr.川平 アドバイス

上腕三頭筋に置いた小指と親指は、筋肉の伸展を促します。ひじを伸ばしやすくするための刺激です。

5 前腕を軽く回外する

マヒ手の親指が一瞬、介助者のほうを向くように、右手ですばやく回す。

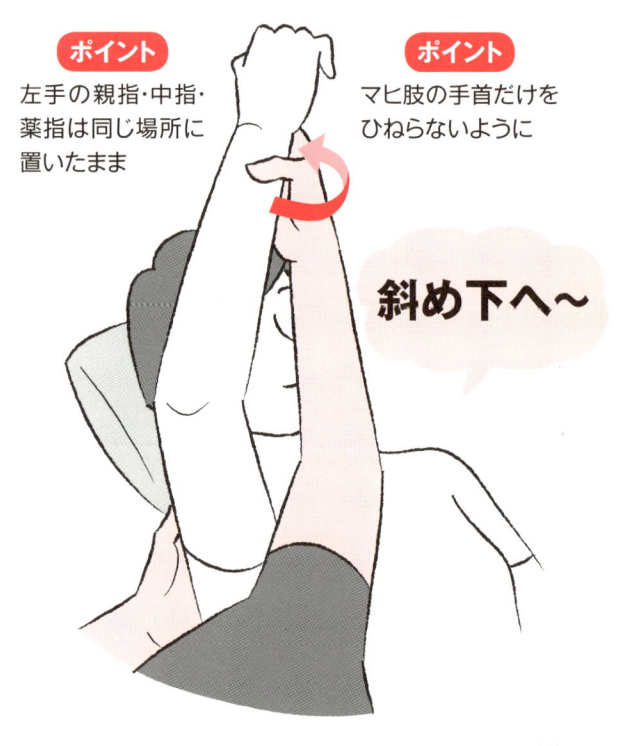

6 小指、親指の順番で、上腕三頭筋に移動させる

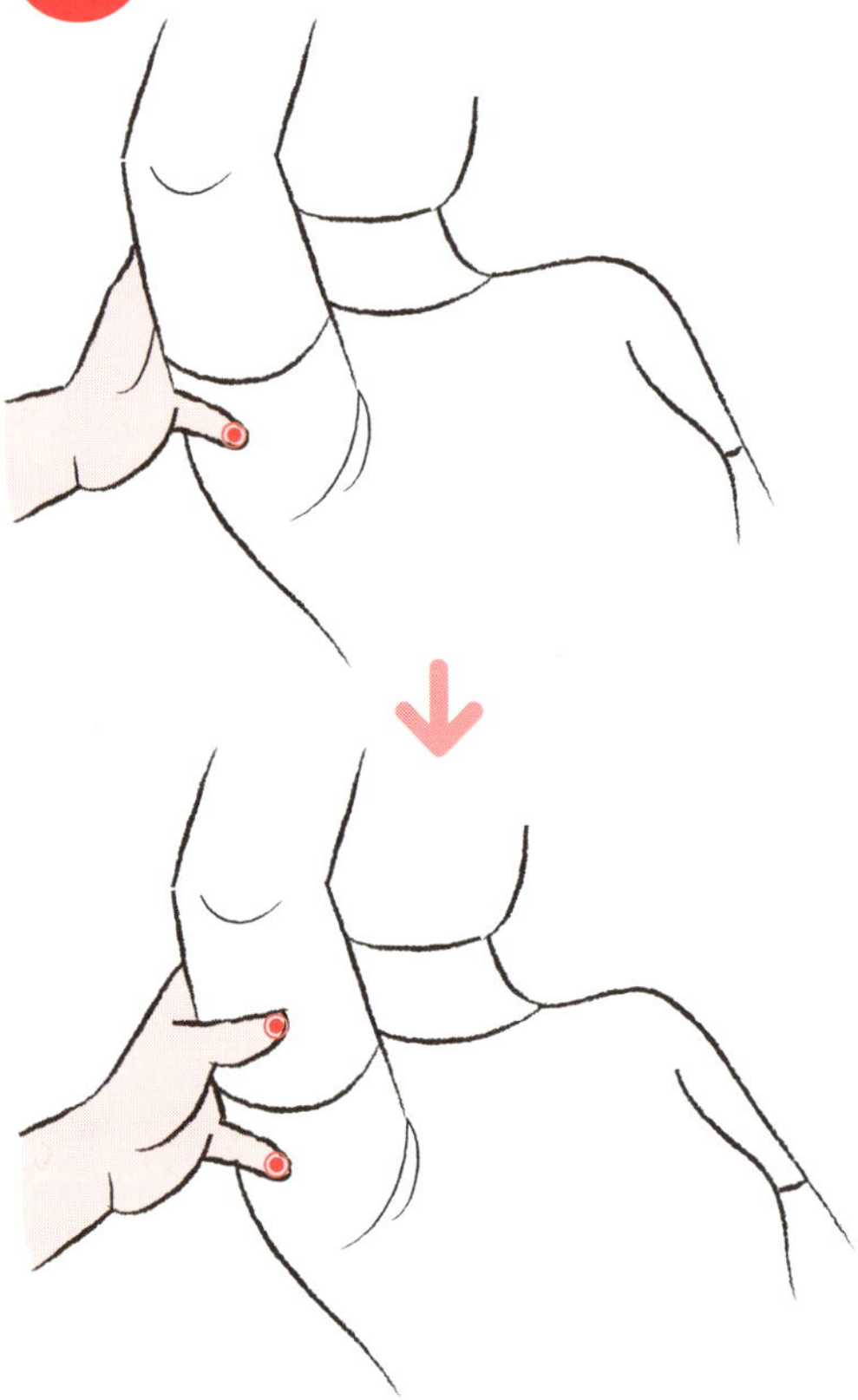

7 指先から斜め下へ静かに下ろしてもらう

5 で回したマヒ肢前腕の向きを戻しながら、腕を下ろすよう促す。

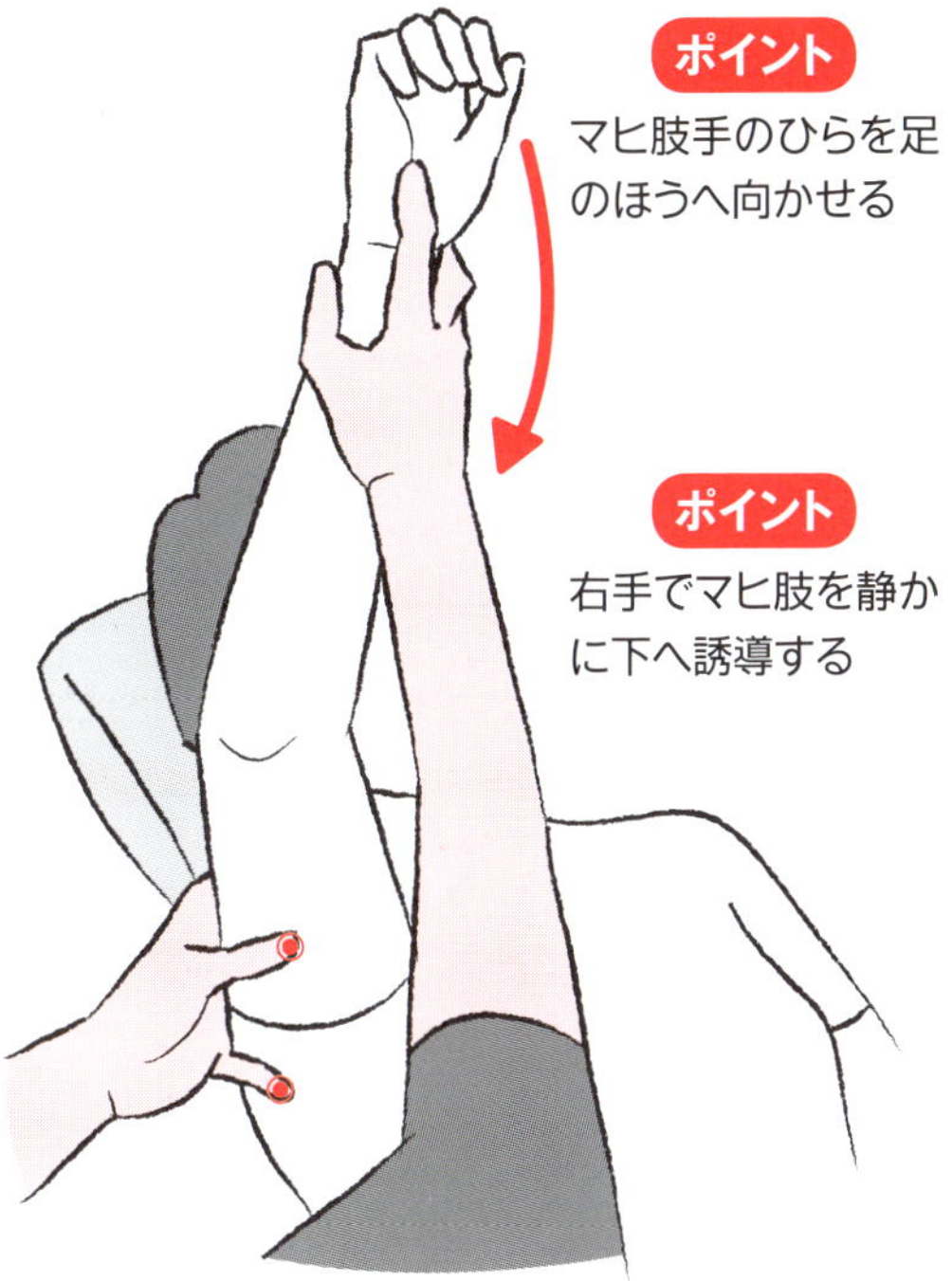

ポイント

マヒ肢手のひらを足のほうへ向かせる

ポイント

右手でマヒ肢を静かに下へ誘導する

ポイント

左手の小指と親指で、上腕三頭筋を押す

8 下ろしたらすばやく **1** に戻り、繰り返す

親指をマヒ肢上腕の三角筋前面に、中指と薬指を肩関節に戻す。

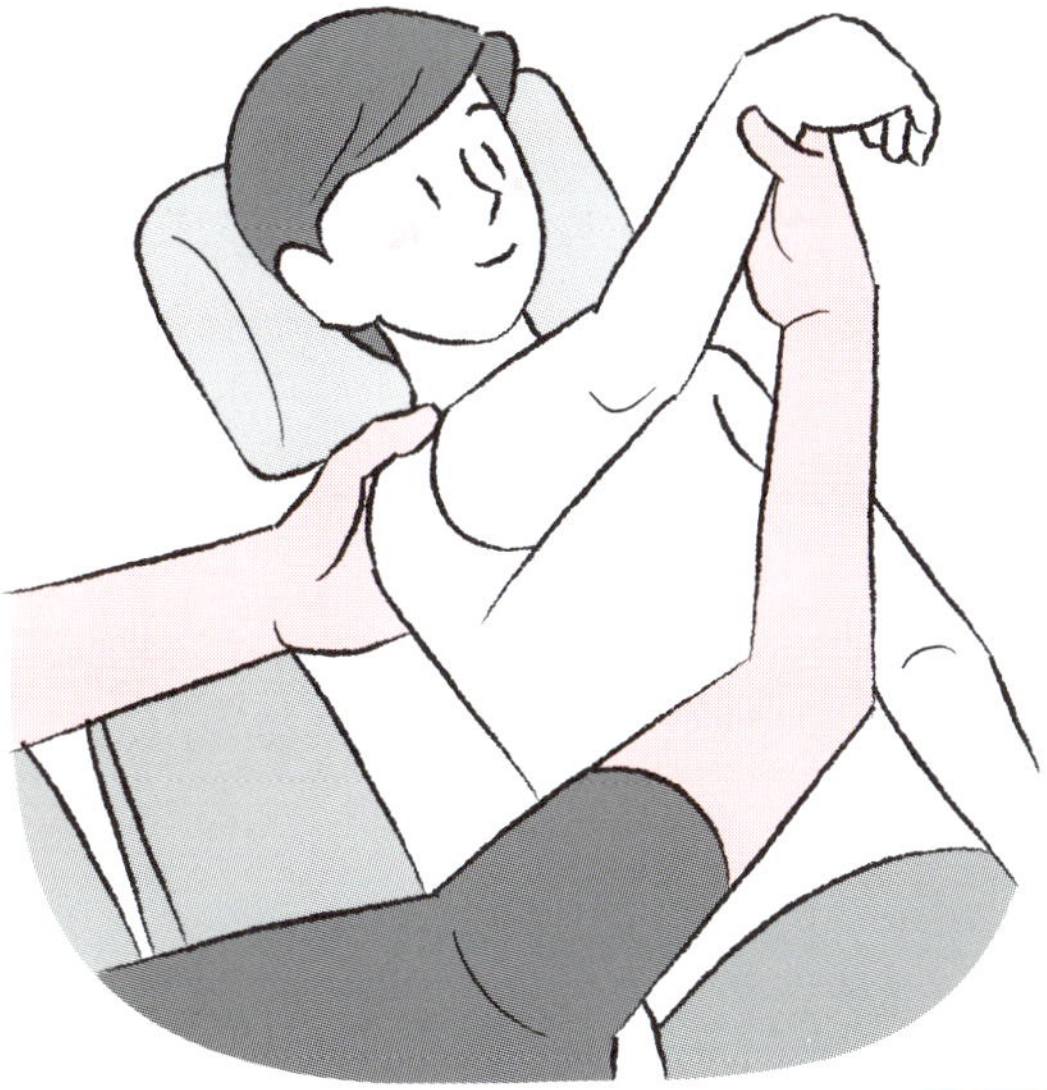

上腕《じょうわん》の筋肉

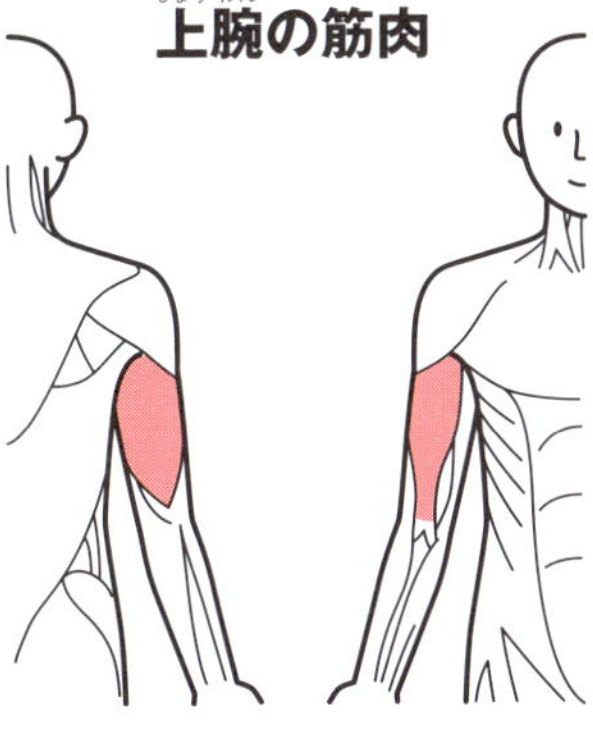

上腕三頭筋《さんとうきん》

上腕の後ろ側の筋肉。ひじを伸展させる

上腕二《に》頭筋《とうきん》

上腕の前側の筋肉。ひじを屈曲させる

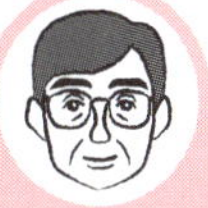

Dr.川平 アドバイス

マヒ肢を下ろすときは、腕の力を用います。バタンと下ろすのはダメです。前腕を回すことを意識してもらってください。

図中マーク の説明　=押す・押さえる　=たたく　=こする・すべらせる　=動かす　=回す

トレーニング 8 手

ひじを曲げ伸ばしする

親指をひじの骨に置き、中指で屈筋を刺激する

ひじ関節を屈曲《くっきょく》させるときには「上腕《じょうわん》二《に》頭筋《とうきん》」を、伸展《しんてん》させる時には「上腕三《さん》頭筋《とうきん》」を刺激し、自発的な屈曲・伸展を促します。

介助者はマヒ側に座り、右手でマヒ肢を下から持ちます。

左手の親指をひじの骨（肘《ちゅう》頭《とう》）に置き、他の指は添えるだけにします（1）。

準備ができたら、「はい、曲げて」と声をかけ、マヒ肢前腕を介助者から見て時計回りに軽く回します（2）。

次に、左手の中指でマヒ肢ひじの内側を押して屈筋を刺激します。右手は、マヒ肢の動きを妨げないように支え、ついていきます（3）。

1 はじめの姿勢

右手でマヒ肢を持ち、左手親指をマヒ肢のひじの骨に置く

マヒ肢手のひらを本人の足のほうに向けた状態でスタート。

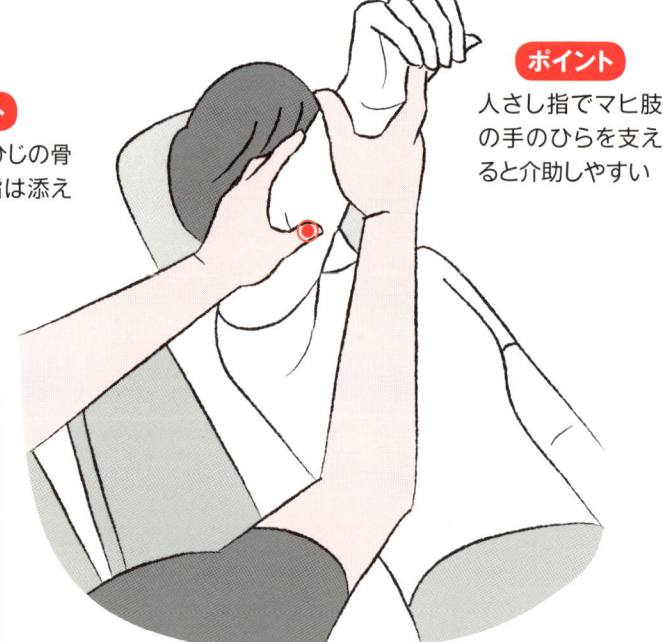

ポイント
人さし指でマヒ肢の手のひらを支えると介助しやすい

ポイント
左手の親指をひじの骨に置き、他の指は添える

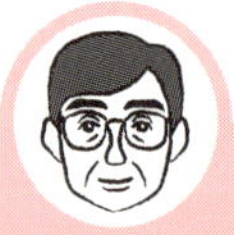

Dr.川平 アドバイス

マヒ肢は手首より下を持ちましょう。手首を持つと手関節だけがひねられ、前腕のトレーニングになりません。

2 前腕を軽く回内する

「はい、曲げて～」のかけ声とともに、右手で前腕を回す。マヒ肢手のひらが一瞬、介助者のほうを向く。

ポイント

左手の中指でマヒ肢上腕二頭筋を押す準備をしておく

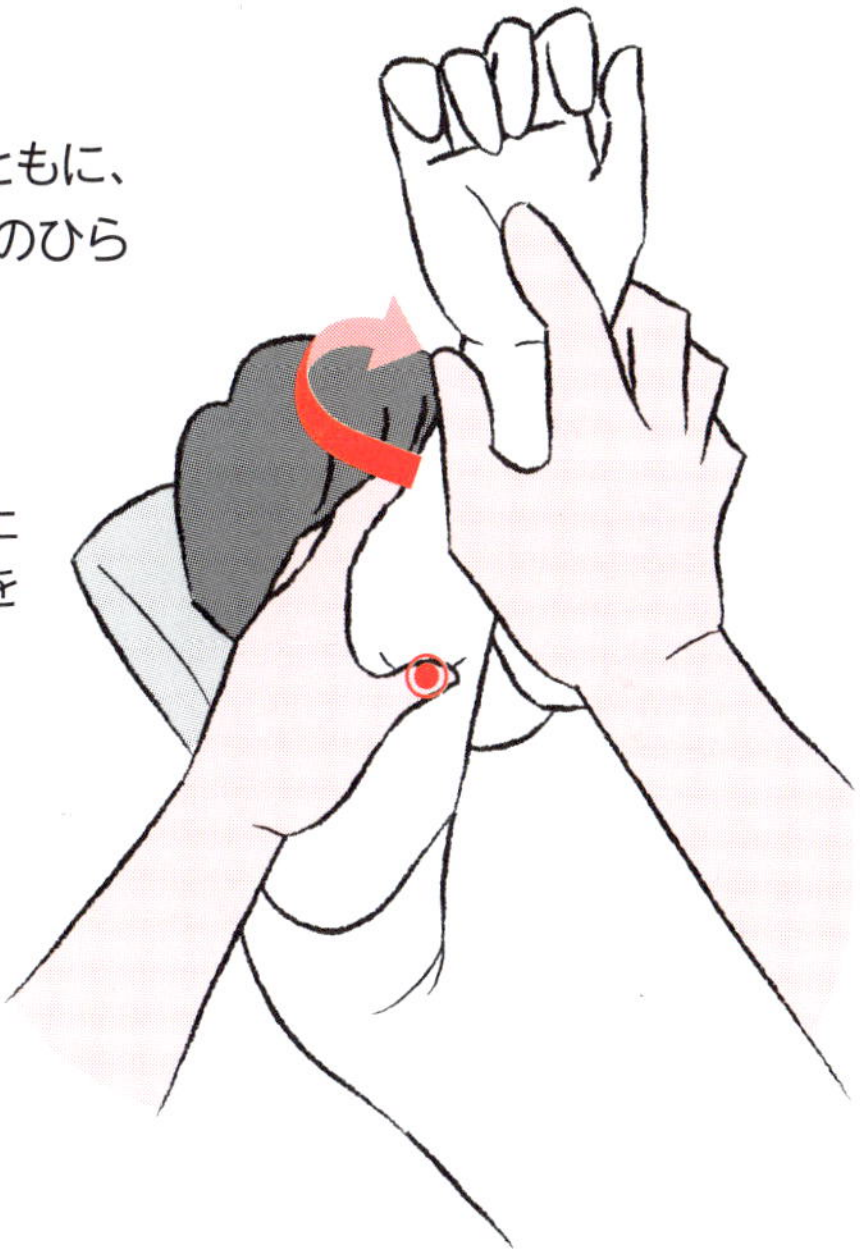

はい、曲げて～

3 前腕を回外しながら、ひじを曲げるよう促す

「左手のひじの骨にある親指と中指ではさむようにひじの内側を押す」「前腕を回外しながらひじを曲げる」を同時に行う。ひじが曲がり始めると前腕には回外運動が生じるが妨げないように支えて、ついていく。

もっと詳しく

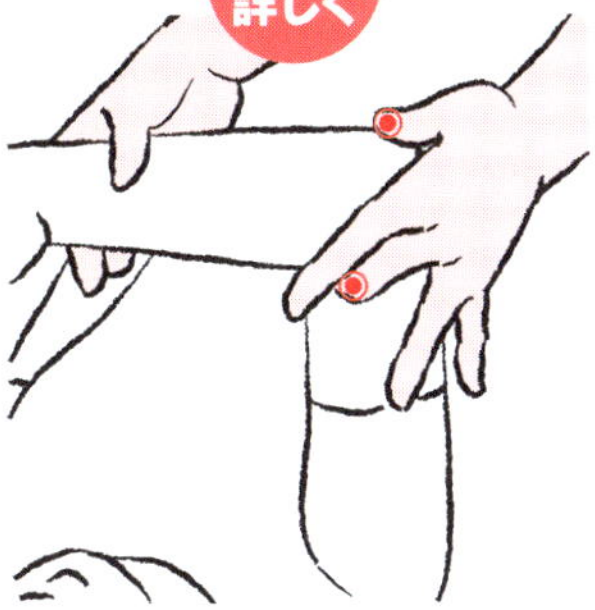

中指でひじの内側を押し、ひじ関節の屈曲を促す

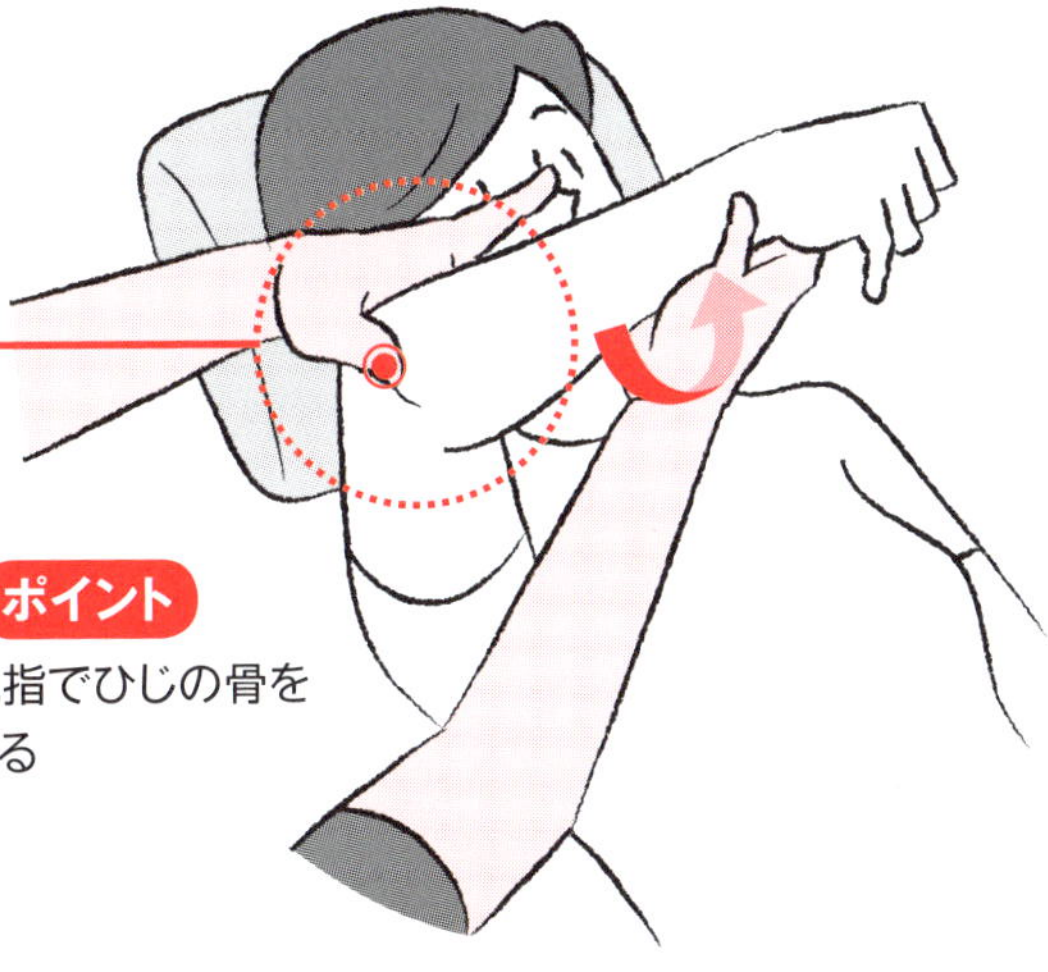

ポイント

左手親指でひじの骨を押さえる

図中マークの説明 ◉＝押す・押さえる　＝たたく　＝こする・すべらせる　＝動かす　＝回す

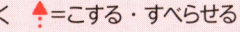

※特にことわりのない場合、左マヒの介助は左右が逆になる（介助者の「右手」が「左手」になる等）と考えてください。

親指をマヒ肢上腕に移し、ひじ関節の伸展を促す

ひじが曲がるところまで曲がったら、左手の親指をマヒ肢上腕三頭筋の腱（骨と筋肉をつなぐ部分）の上に、他の指は添わせます（**4**）。

ここからは、ひじ関節の伸展です。マヒ肢前腕を回内させながら、本人にはマヒ肢を伸ばしてもらいます（**5**）。

手のひらが足のほうを向いたら、「はじめの姿勢」に戻ります。これを繰り返します。

同時にやることの多いトレーニングですが、「ひじを曲げるときは、ひじの内側を押す」「ひじを伸ばすときは、ひじの外側を押す」と覚えましょう。

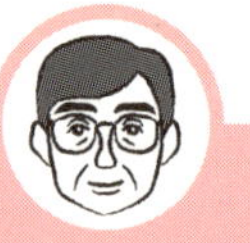

Dr.川平 アドバイス

マヒの状態は人それぞれ違うため、ひじの曲がる角度や伸び方は個々に異なります。痛みは、「無理をして曲げている・伸ばしている」というサインです。痛みを伴わない範囲でトレーニングしましょう。

4 ひじが曲がったら、親指をマヒ肢上腕三頭筋腱に移す

左手の親指をひじの骨の上から三頭筋腱に移し、他の指は添わす。「はい、伸ば～す」のかけ声とともに、前腕を少し回外してからマヒ肢を伸ばしてもらう。

ポイント
マヒ手親指が上にきている

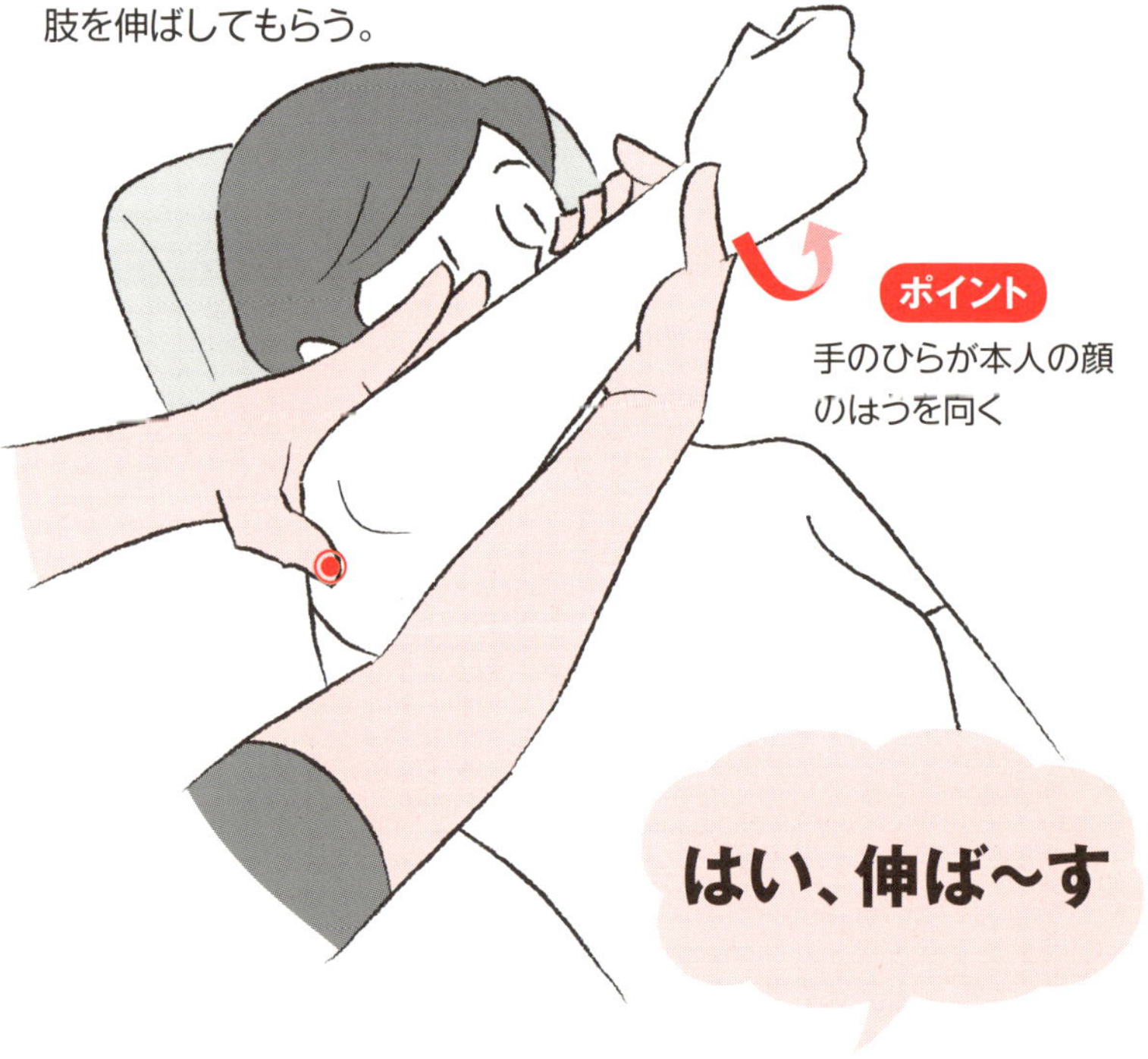

ポイント
手のひらが本人の顔のほうを向く

前腕《ぜんわん》の回内《かいない》・回外《かいがい》

親指を内側へ回し、手の甲を見せる動きを「回内」、親指を外側に回し、手のひらを見せる動きを「回外」といいます。トレーニング❽の**2**、**5**で前腕は「回内」し、**3**、**4**で前腕は「回外」します。

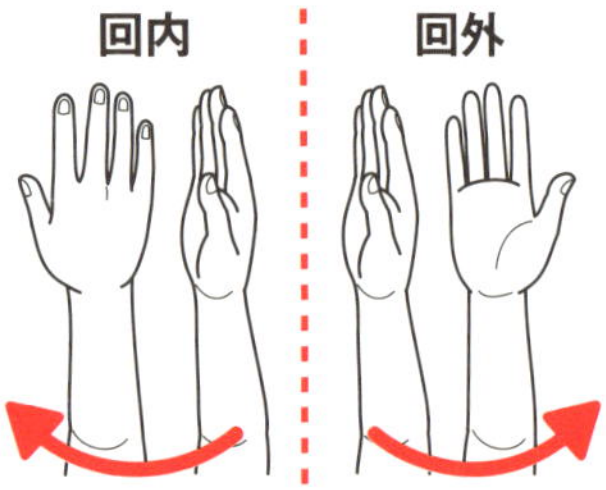

5 前腕を回内しながら、ひじを伸ばすよう促す

介助者は前腕を回しながら、手のひらが足のほうを向くようにする。

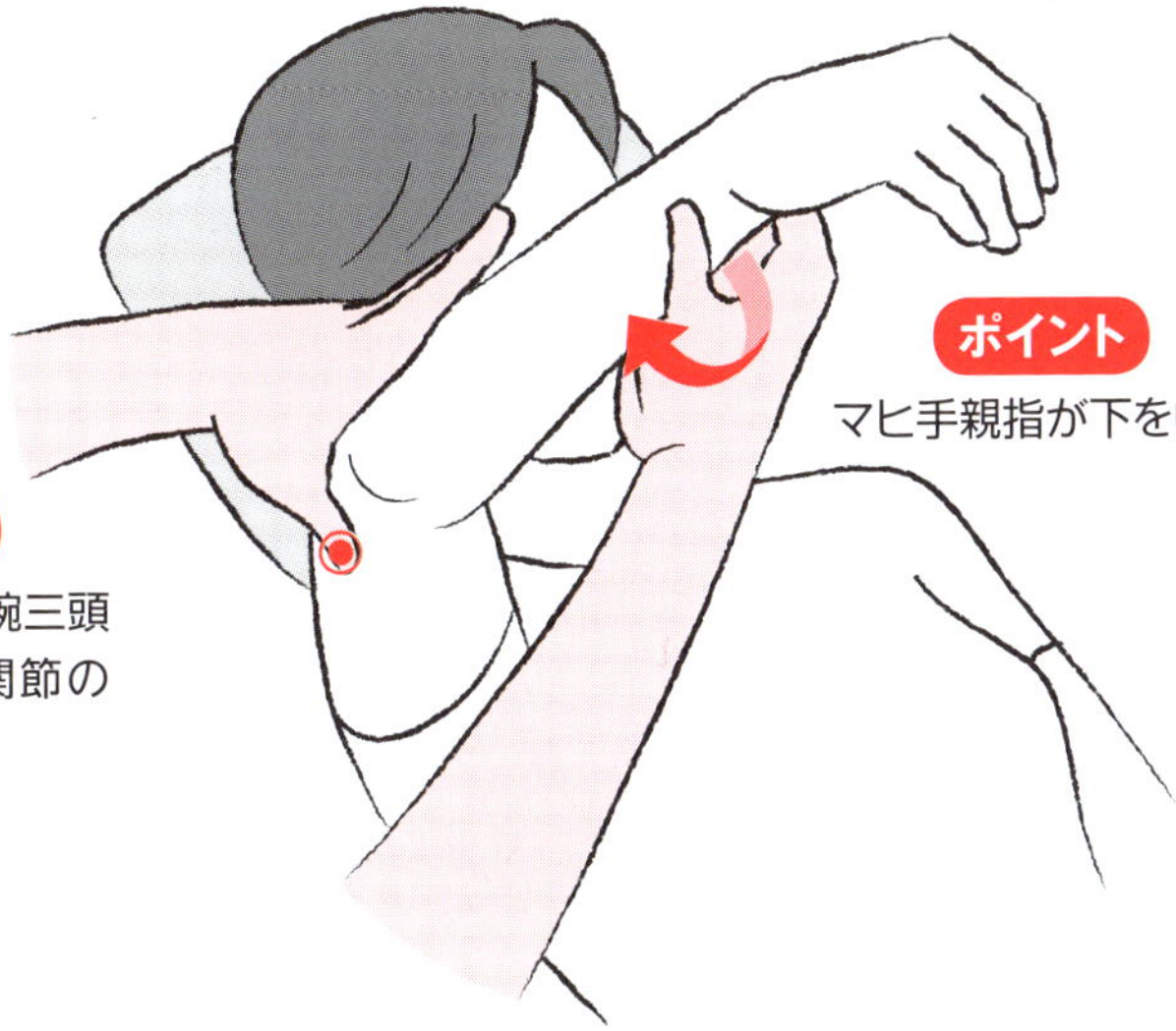

ポイント
マヒ手親指が下を向く

ポイント
親指でマヒ肢上腕三頭筋を押し、ひじ関節の伸展反射を促す

6 伸びたら 1 に戻り、繰り返す

マヒ肢が伸びきったときは、「はじめの姿勢」になっている。

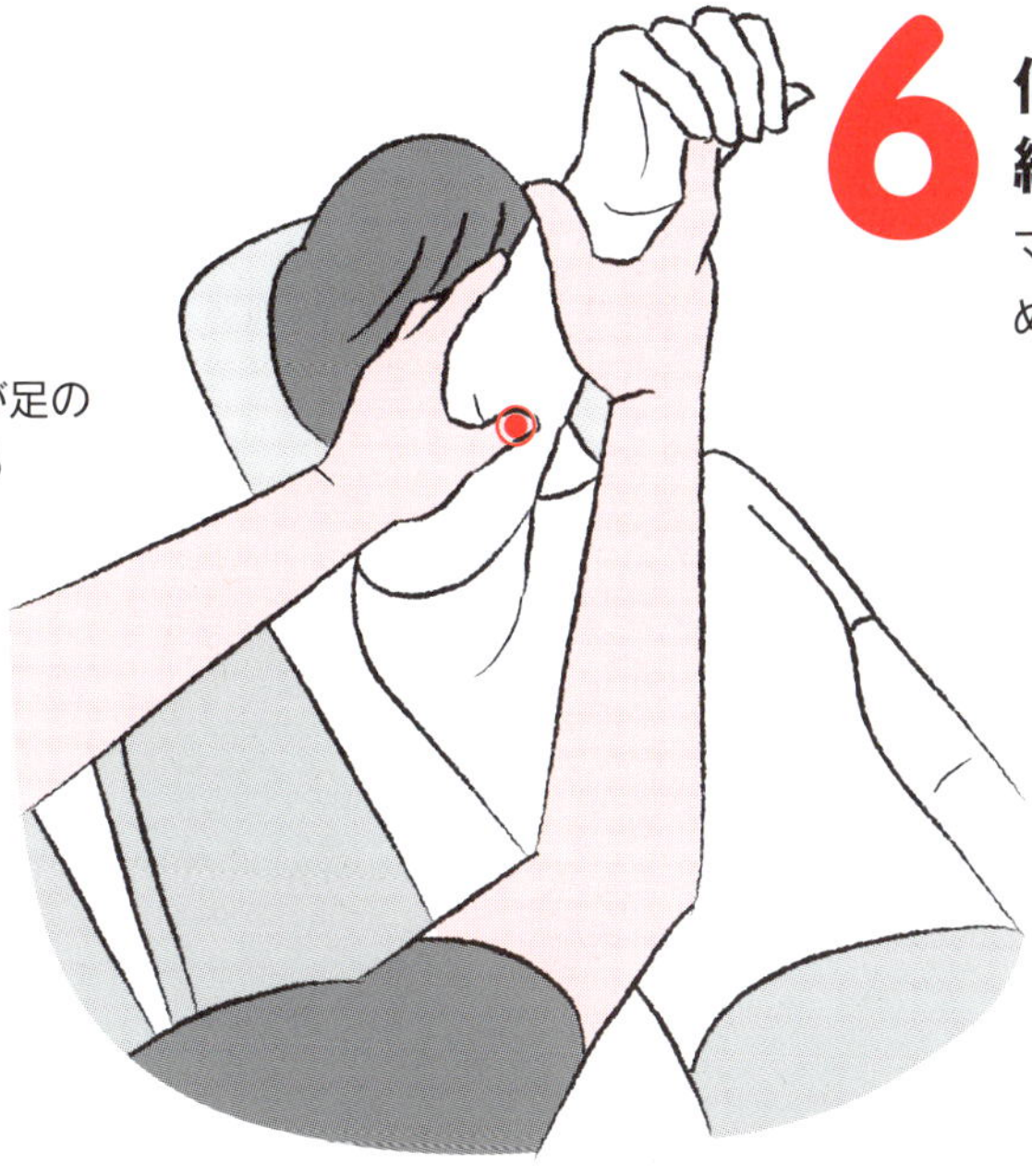

ポイント
マヒ肢手のひらが足のほうを向いている

図中マークの説明	◉＝押す・押さえる　＝たたく　＝こする・すべらせる　＝動かす　＝回す

トレーニング 9 手
腕を回内する

ひじをはさんで前腕を軽く回外してから回内へ

上半身を動かさずに前腕《ぜんわん》だけを回し、手のひらが足側を向く「前腕の回内《かいない》」を促します。

介助者はマヒ側に座り、左手でマヒ肢前腕を下から持ち、マヒ肢のひじを90度くらい曲げた状態にして、顔の上で持ちます。

右手は、親指と人さし指の股にマヒ肢のひじを置くようにはさみ、他の指は浮かせます（**1**）。

準備ができたら「手のひらを下へ」と声をかけ、左手で、マヒ肢前腕を軽く回します（**2**）。マヒ肢前腕の続けて、右手の人さし指と中指・薬指で、マヒ肢前腕の腹（手のひら側）をこすります（**3**）。

1

はじめの姿勢

マヒ肢のひじを右手親指と人さし指の股に置く

マヒ肢手のひらを下に向け、顔の上で持ったらスタート。

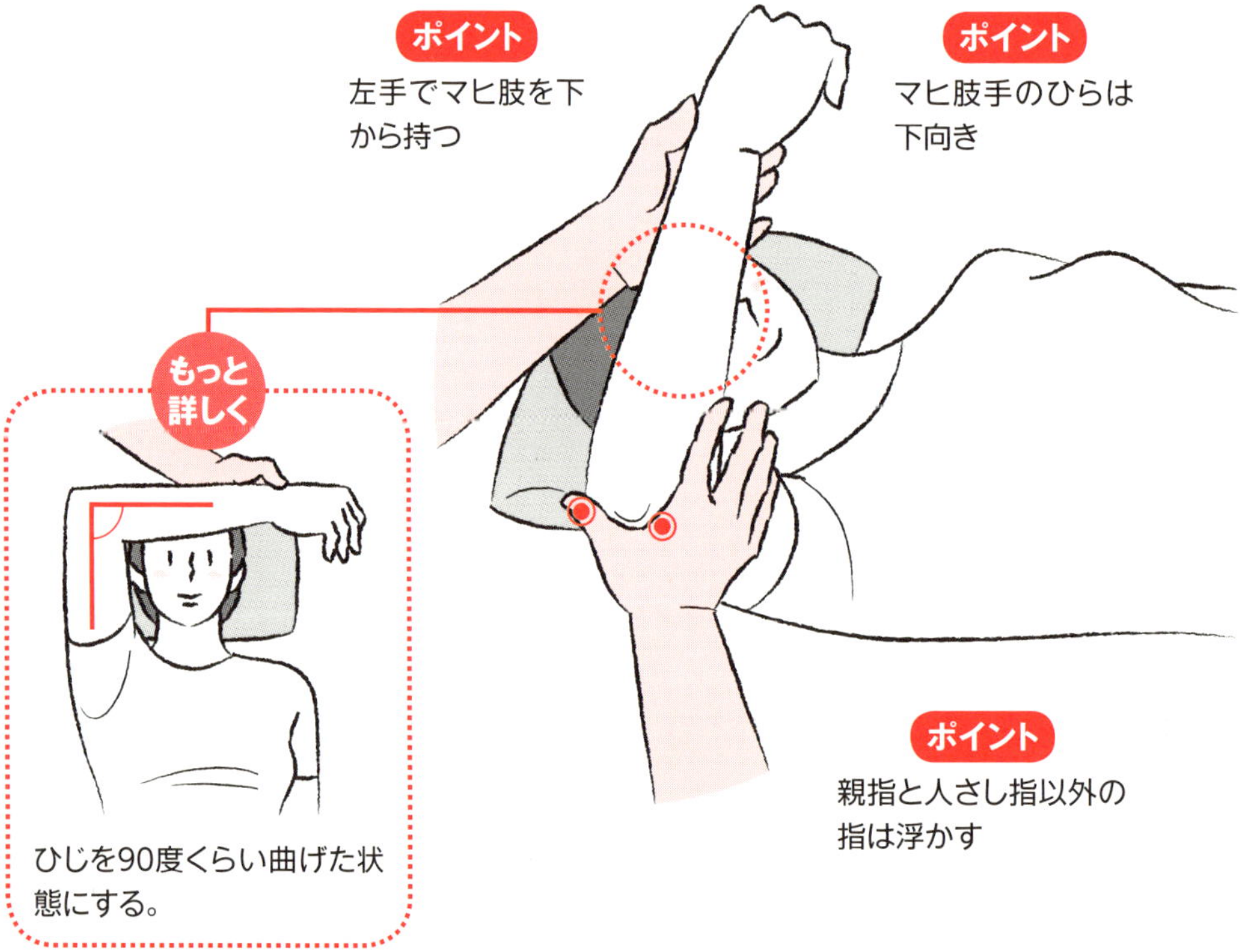

ポイント
左手でマヒ肢を下から持つ
ポイント
マヒ肢手のひらは下向き
もっと詳しく
ひじを90度くらい曲げた状態にする。
ポイント
親指と人さし指以外の指は浮かす

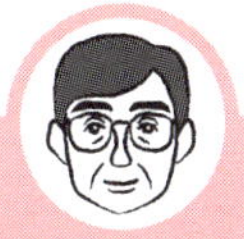

Dr.川平 アドバイス

2で右手の人さし指と中指・薬指を置く位置は、指を伸ばして届いたところで大丈夫です。介助者の指の長さ、マヒ肢の太さによって、指が届く位置は異なります。それでも、マヒ肢前腕の背を押すのでなければ、届いたところを押すだけで効果があります。

前腕《ぜんわん》の回内《かいない》・回外《かいがい》

親指を内側へ回し、手の甲を見せる動きを「回内」、親指を外側に回し、手のひらを見せる動きを「回外」といいます。トレーニング❾の**2**で前腕は「回外」し、**3**、**4**で前腕は「回内」します。

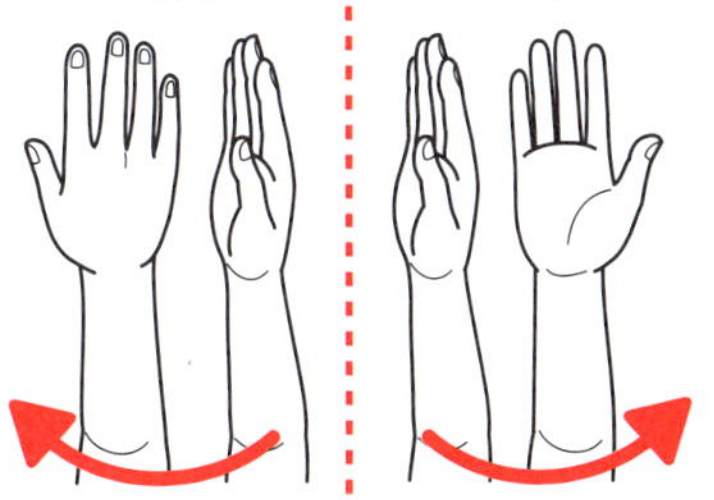

2 前腕を軽く回外する

「手のひらを下へ」と声をかけ、マヒ手親指が一瞬、介助者のほうを向くように、左手で回し、次に右手の人さし指と中指・薬指をマヒ肢前腕の腹に置く。

ポイント

右手親指と人さし指の股にはひじを置いたまま

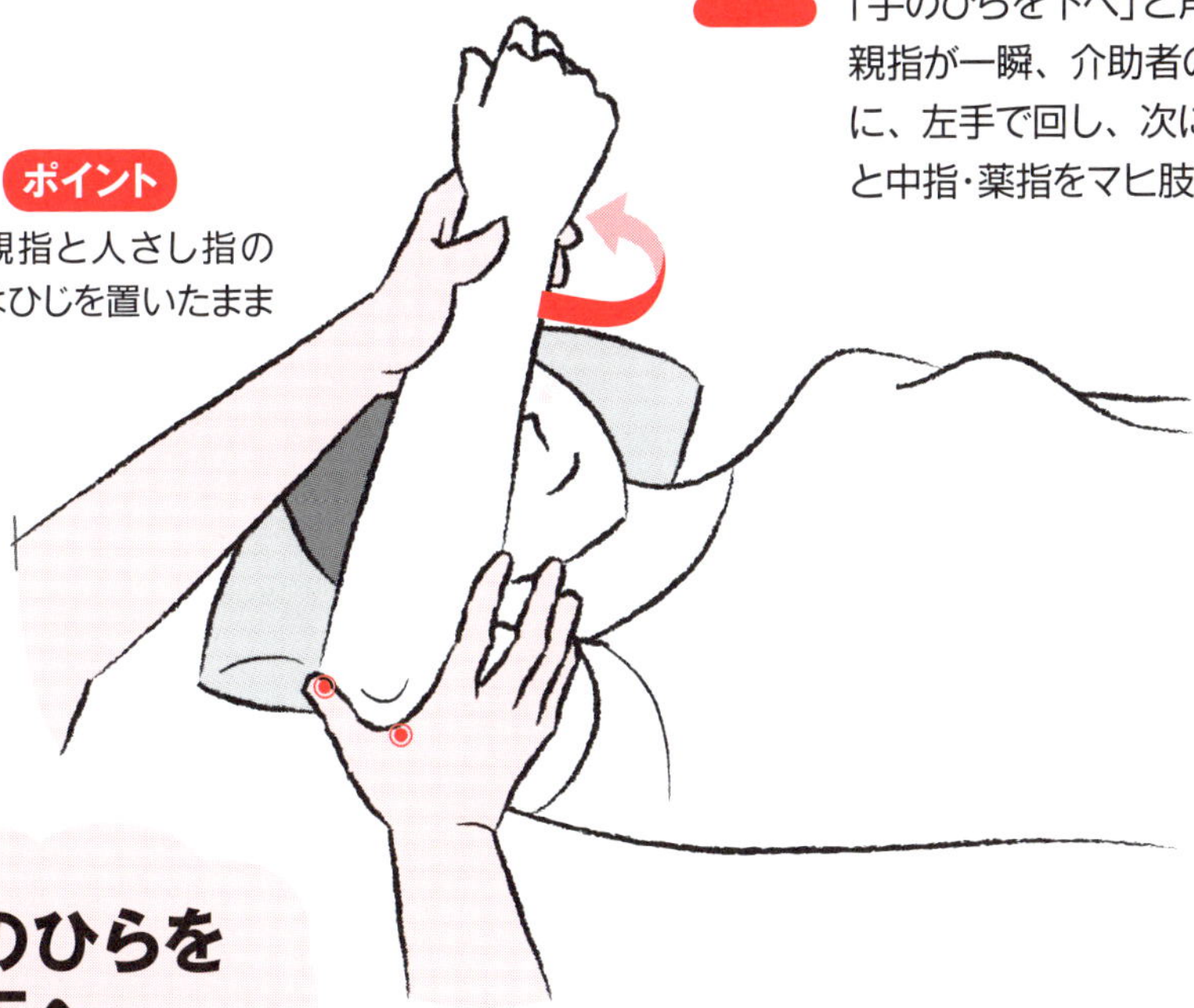

手のひらを下へ～

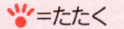

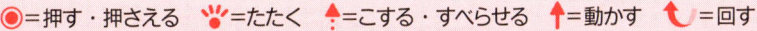

図中マークの説明 ◉＝押す・押さえる　＝たたく　＝こする・すべらせる　＝動かす　＝回す

※特にことわりのない場合、左マヒの介助は左右が逆になる（介助者の「右手」が「左手」になる等）と考えてください。

前腕の腹をこする間に手のひらを足側へ向ける

マヒ肢前腕の腹に置いた人さし指と中指・薬指で、マヒ肢前腕の腹をひじに向かってこすります。

こする間に本人には、自分でマヒ肢前腕を回内してもらいます。本人から見ると、手のひらが裏返り、手の甲が見えてくる方向です。介助者はマヒ肢前腕の腹をこすりながら、「手のひらを下へ」と励ますとよいでしょう（**3**）。

最後に介助者は念を押すように、マヒ肢前腕を軽く回内します（**4**）。

「はじめの姿勢」に戻り、これを繰り返します。

Dr.川平 アドバイス

「こする」ときの力加減は、「なでる」より強いイメージです。

3 前腕を回内してもらう

「手のひらを下へ」のかけ声とともに、マヒ肢前腕を回すよう促す。介助者は右手の人さし指と中指・薬指で、マヒ肢前腕の腹を１回こする。

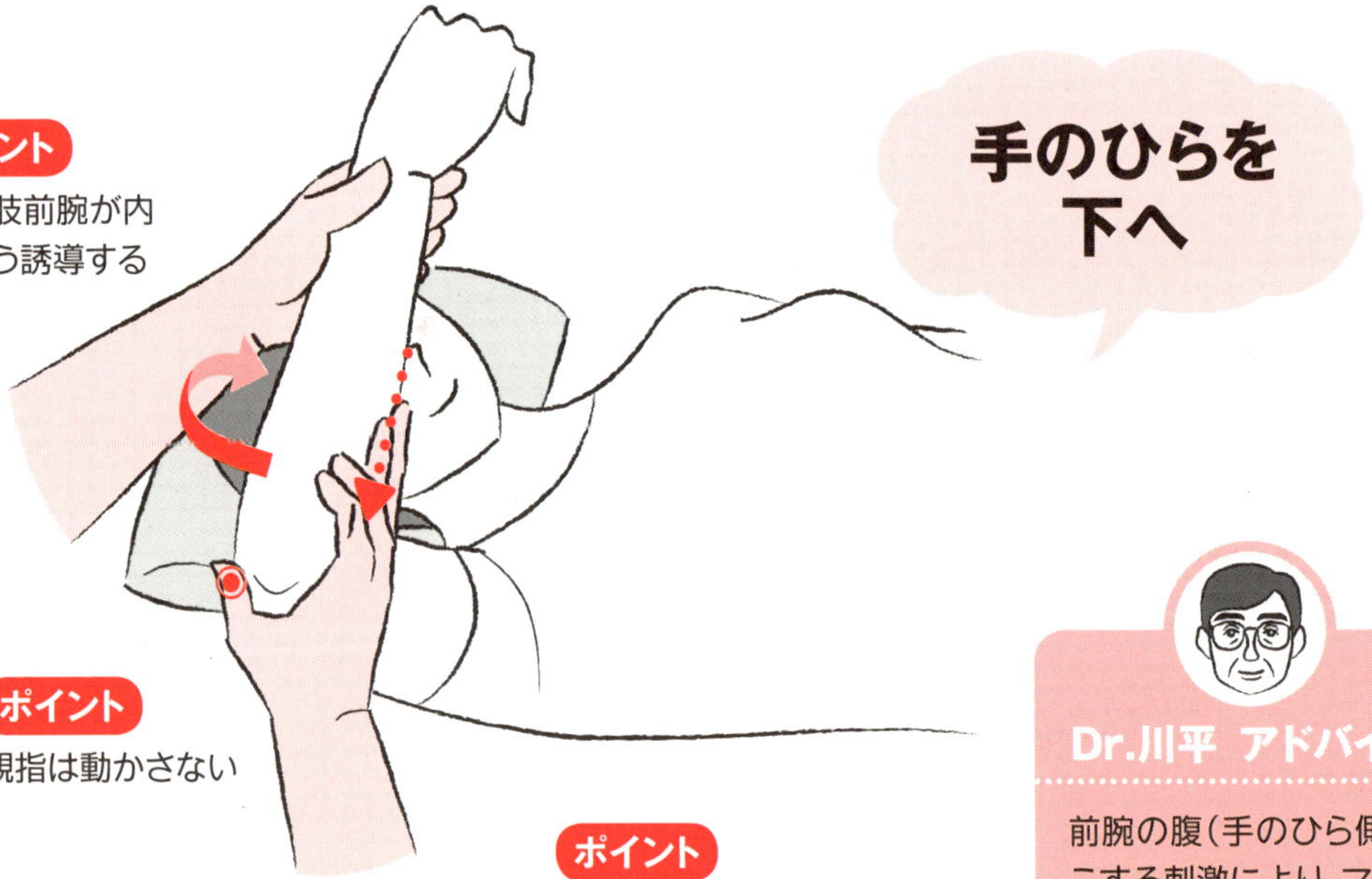

ポイント
左手でマヒ肢前腕が内側に回るよう誘導する

ポイント
右手の親指は動かさない

ポイント
右手の人さし指と中指・薬指で、前腕の腹をひじに向かってこする

Dr.川平 アドバイス

前腕の腹（手のひら側）をこする刺激により、マヒ肢の神経回路の回復・強化につながります。

前腕の「腹」と「背」

本書では、前腕の手のひら側を「腹」、手の甲側を「背」と呼んでいます

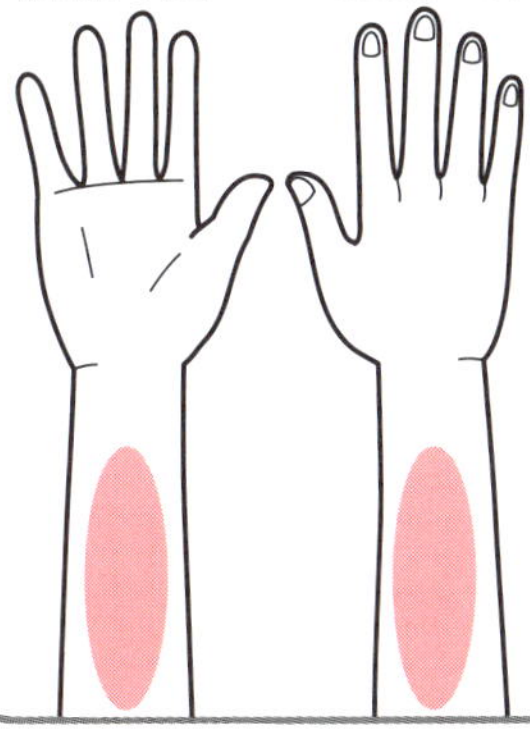
前腕の腹
前腕の背

4 前腕を軽く回内する

マヒ肢手のひらが足のほうを向くように、介助者が左手で軽く回す。

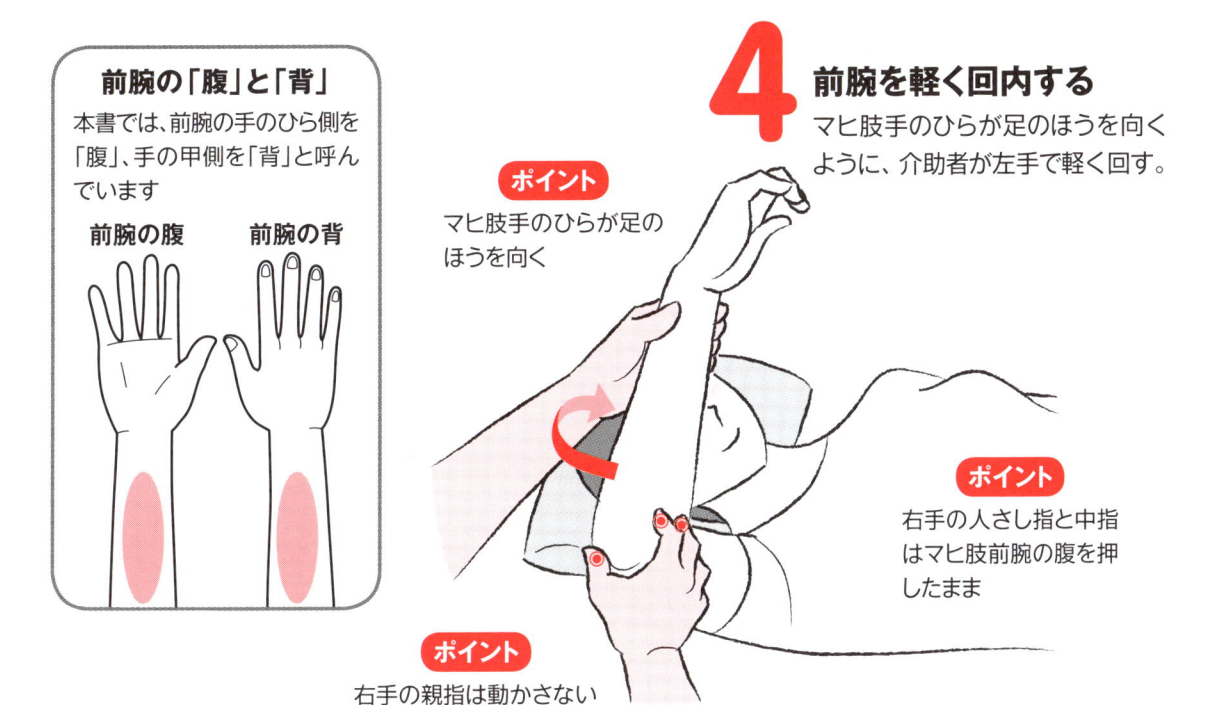

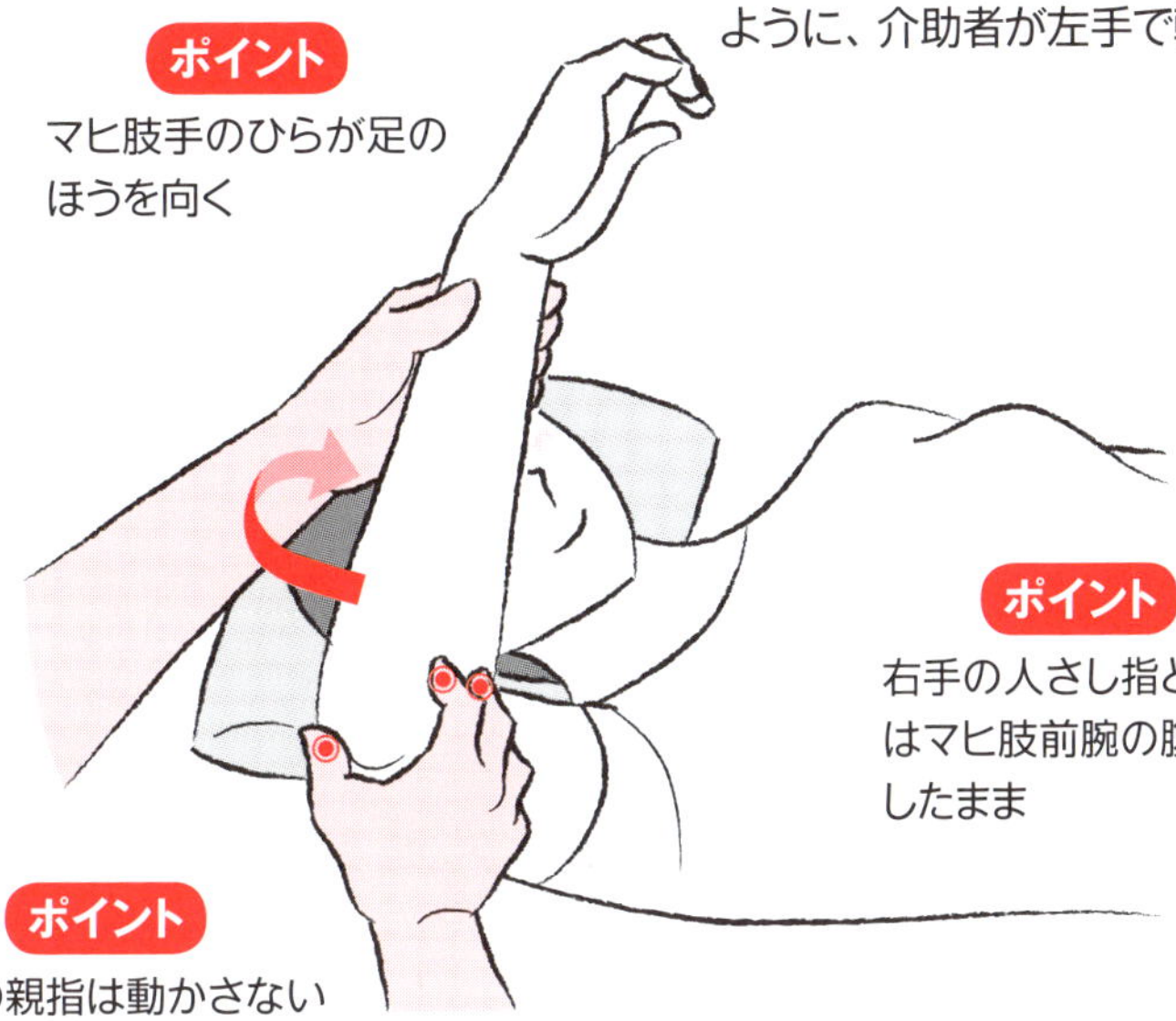
ポイント
マヒ肢手のひらが足のほうを向く
ポイント
右手の人さし指と中指はマヒ肢前腕の腹を押したまま
ポイント
右手の親指は動かさない

5 手のひらを下向きにして 1 に戻り、繰り返す

右手の親指と人さし指でひじをはさみ、他の指は浮かす。

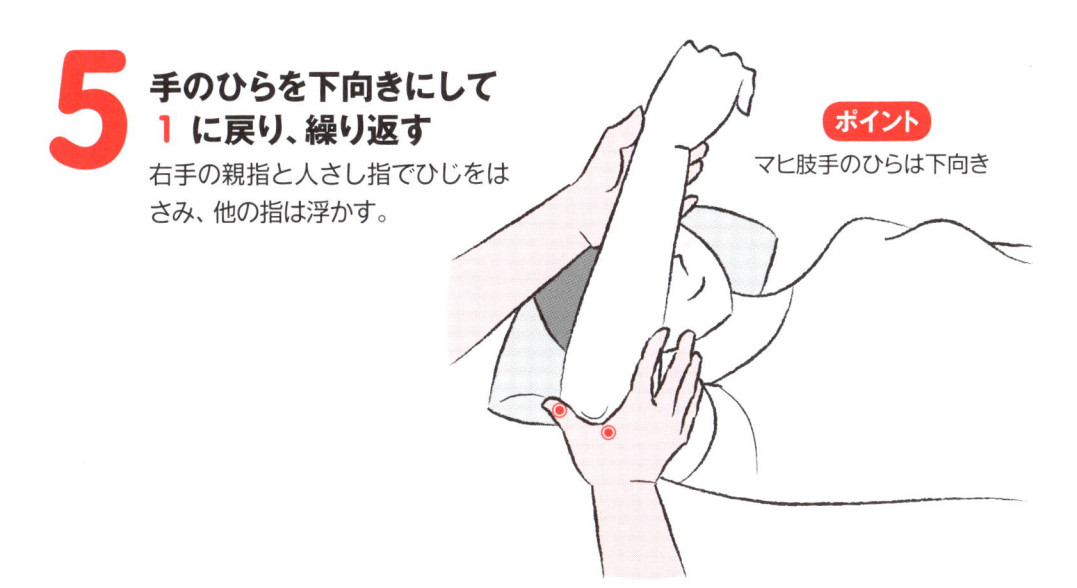

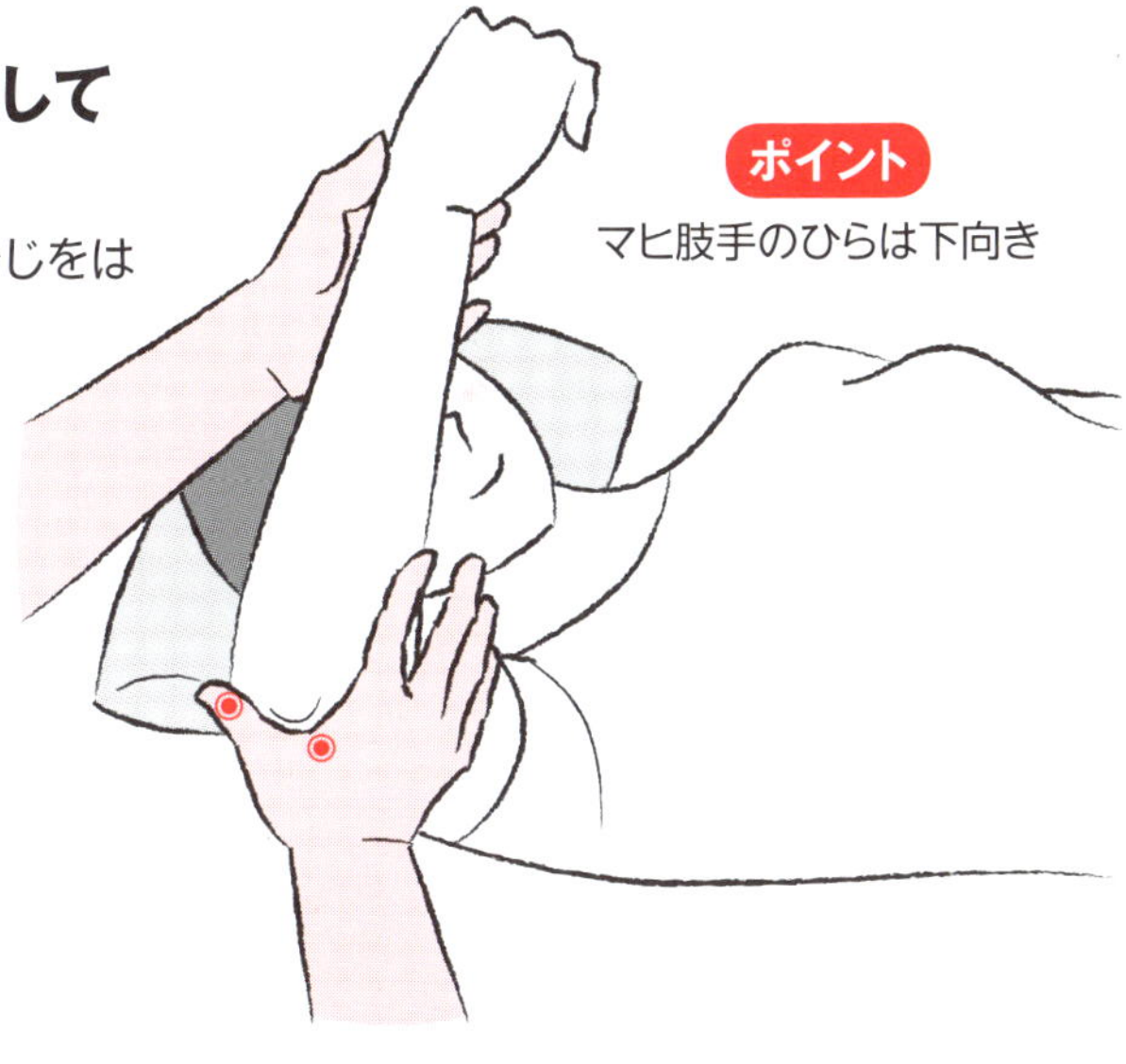
ポイント
マヒ肢手のひらは下向き

図中マークの説明 ◉＝押す・押さえる　＝たたく　＝こする・すべらせる　＝動かす　＝回す

腕を回外する

前腕を下から持ち軽く回内してから回外へ

トレーニング❾とは反対の動き、「前腕《ぜんわん》の回外《かいがい》」を促すトレーニングです。

介助者はマヒ側に座り、左手でマヒ肢前腕を下から持ち、マヒ肢のひじを90度くらい曲げた状態にして、本人の顔の上で持ちます。

右手は、親指と手のひらでひじをはさみ、人さし指・中指・薬指を伸ばして、マヒ肢前腕の背（手の甲側）に置きます（1）。

準備ができたら「手のひらを上へ」と声をかけ、左手で、マヒ肢前腕を軽く回内します（2）。続けて、右手の人さし指と中指・薬指でマヒ肢前腕背側をこすります（3）。

1 はじめの姿勢

マヒ肢のひじを横から親指と手のひらではさむ

マヒ肢手のひらを下に向け、顔の上で持ったらスタート。

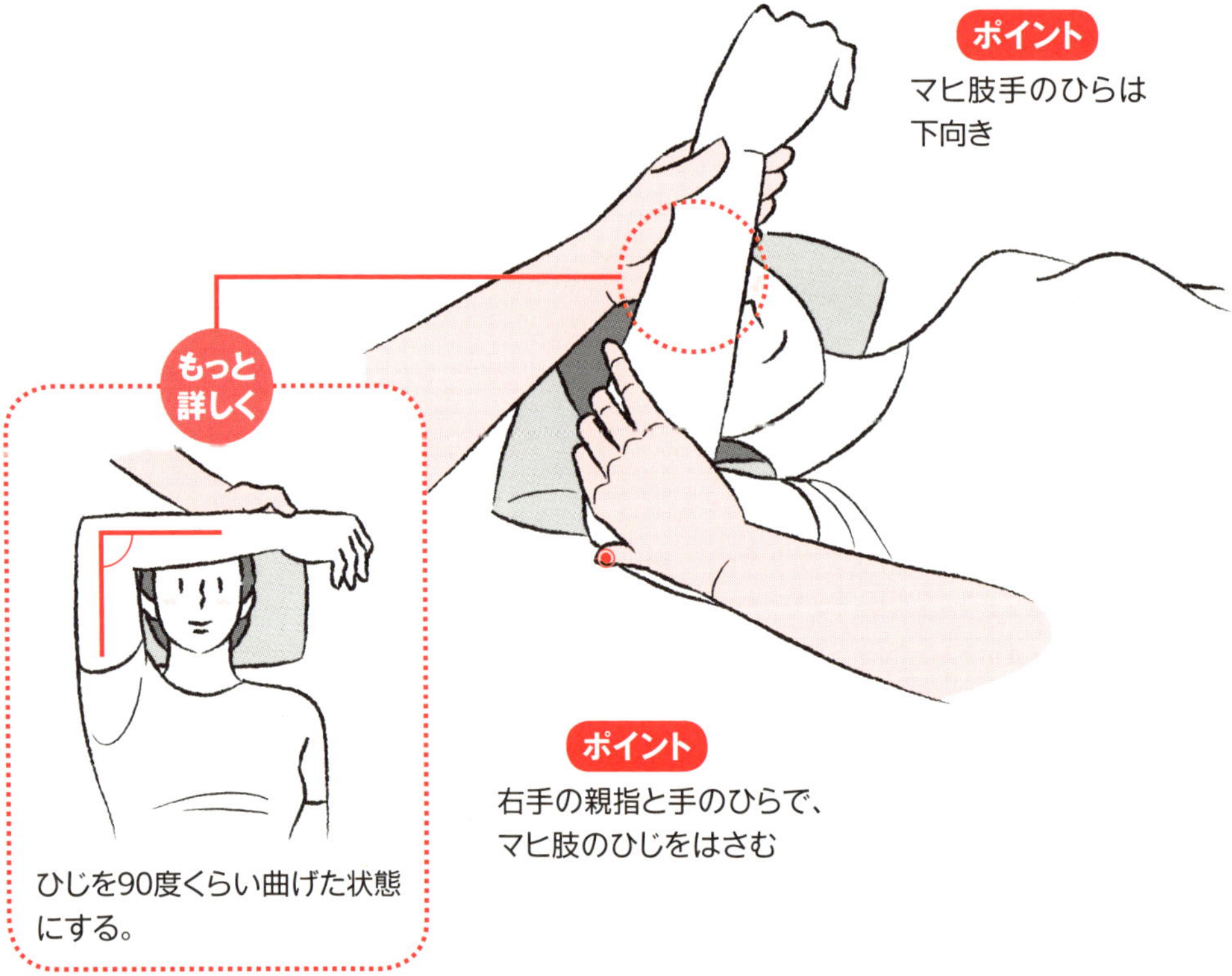
ポイント
マヒ肢手のひらは下向き
もっと詳しく
ひじを90度くらい曲げた状態にする。
ポイント
右手の親指と手のひらで、マヒ肢のひじをはさむ

Dr.川平 アドバイス

マヒの回復は多くの場合、前腕の回外が先行します。「前腕の回内」より「前腕の回外」のほうが容易にできるようになるでしょう。

2 前腕をすばやく回内する

「手のひらを上へ」と声をかけ、マヒ肢手のひらが一瞬、天井を向くように、左手ですばやく回し、次に右手の人さし指と中指・薬指をマヒ肢前腕の背に置く。

ポイント

前腕を回しているときは、親指と人さし指で腕を支える

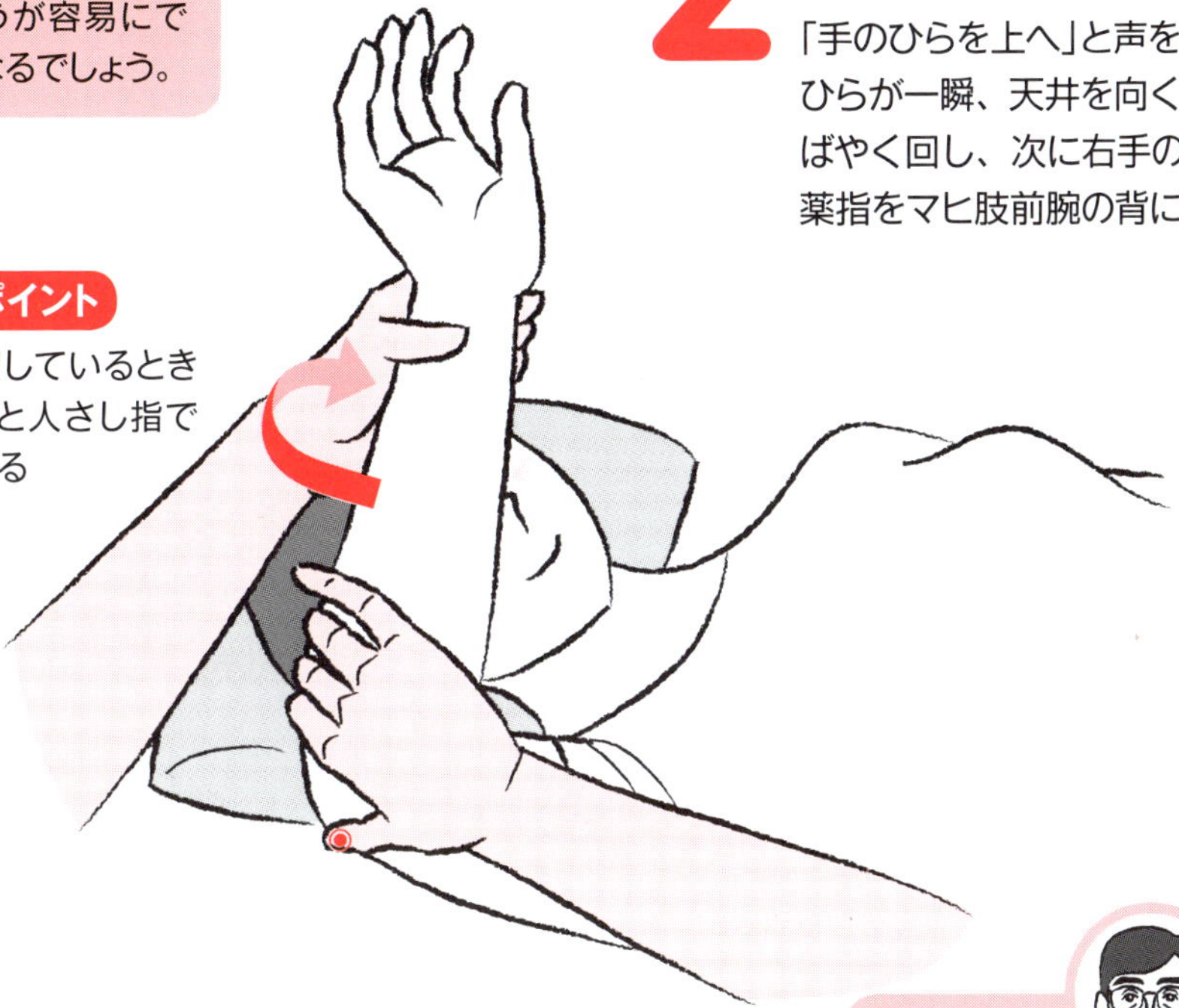

Dr.川平 アドバイス

右手の人さし指・中指・薬指を置く位置は、指を伸ばして届いたところで大丈夫です。介助者の指の長さ、マヒ肢の太さによって、指が届く位置は異なります。届いたところを押すだけで効果があります。

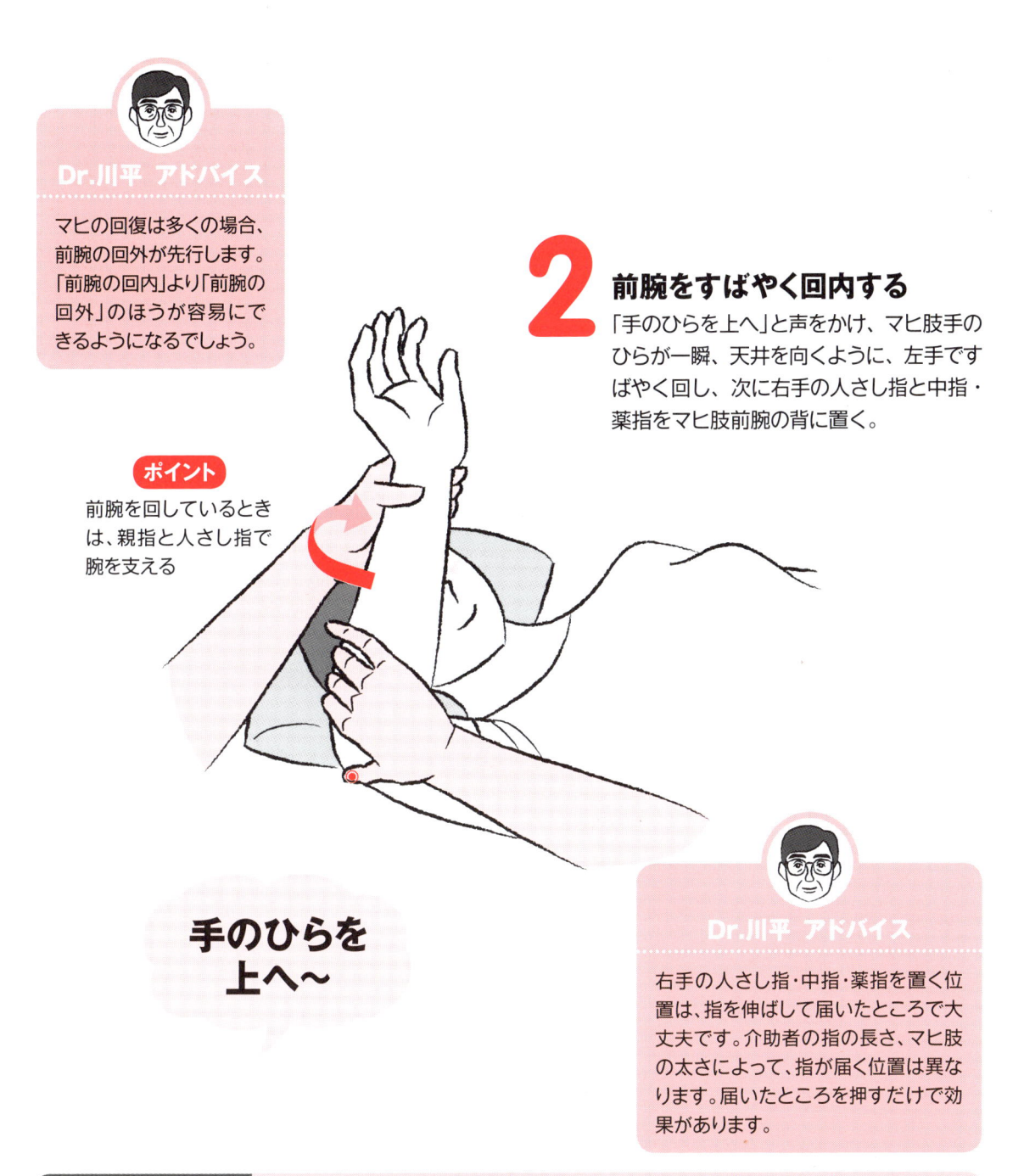

図中マークの説明　=押す・押さえる　=たたく　=こする・すべらせる　=動かす　=回す

※特にことわりのない場合、左マヒの介助は左右が逆になる（介助者の「右手」が「左手」になる等）と考えてください。

前腕の背をこする間に手のひらを顔側へ向ける

マヒ肢前腕の背に置いた人さし指・中指と薬指でマヒ肢の前腕の背の親指側をひじに向かってこすります。

こする間に本人には、マヒ肢前腕を回外してもらいます。本人から見ると、手の甲が裏返り、手のひらが見えてくる方向です。介助者はマヒ肢前腕の背をこすりながら、「手のひらを顔へ」と声をかけるとよいでしょう（3）。

最後に介助者は念を押すように、マヒ肢前腕を軽く回外します（4）。

トレーニング❾❿は通して行うことができます。❾の4の次に右手を❿の1の形（マヒ肢のひじを横から親指と手のひらではさむ）にして、❿の4の次に右手を❾の1の形にする。「前腕の回内《かいない》・回外《かいがい》」を連続して行う促通《そくつう》です。

3 前腕を回外してもらう

「手のひらを顔へ」のかけ声とともに、マヒ肢前腕を回すよう促す。
介助者は右手親指以外の指でマヒ肢前腕の背を１回こする。

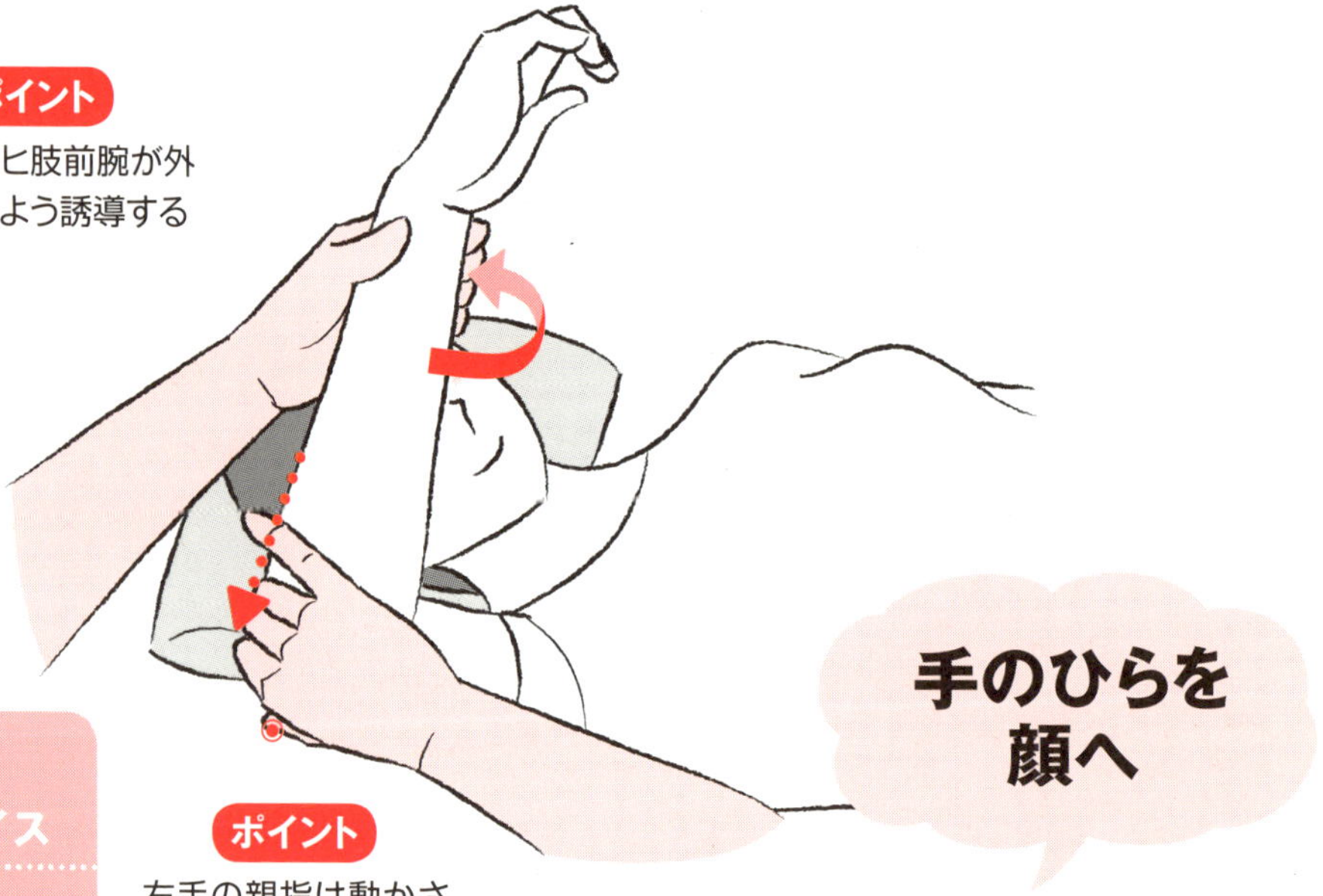

ポイント
左手でマヒ肢前腕が外側に回るよう誘導する
ポイント
右手の親指は動かさない
ポイント
右手の人さし指・中指と薬指で、前腕の背の親指側をひじに向かってこする
手のひらを顔へ

Dr.川平　アドバイス

前腕の背（手の甲側）をこする刺激により、マヒ肢の神経回路の回復・強化につながります。

前腕の「腹」と「背」

本書では、前腕の手のひら側を「腹」、手の甲側を「背」と呼んでいます

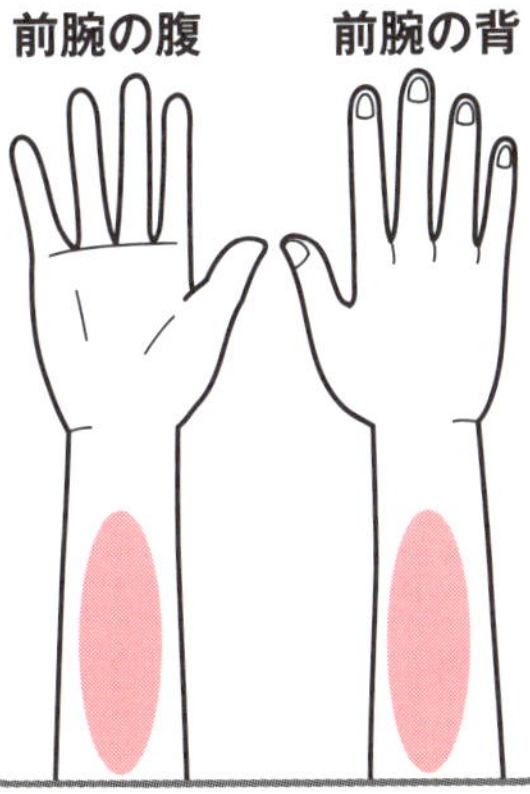

4 前腕を軽く回外する

マヒ手親指が、介助者のほうを向くように、左手でゆっくり回す。

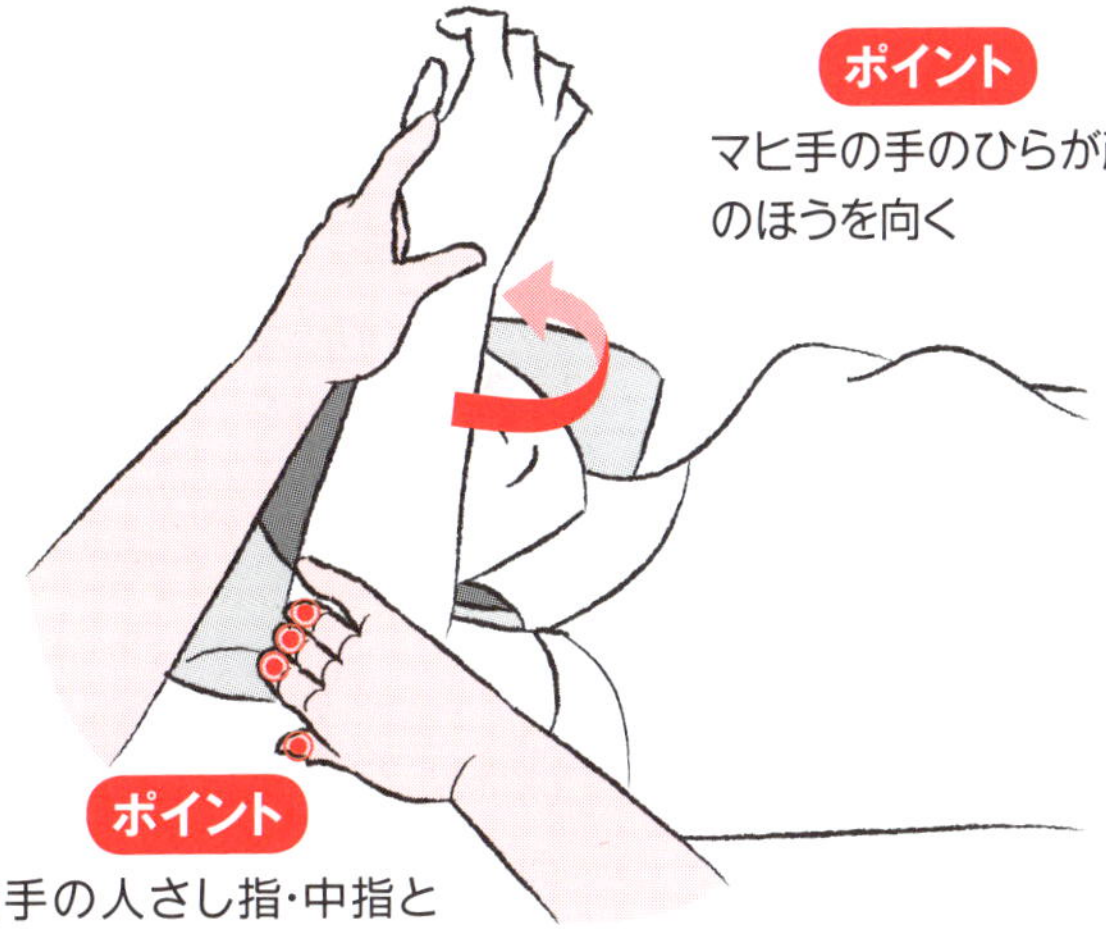

ポイント
マヒ手の手のひらが顔のほうを向く

ポイント
右手の人さし指・中指と薬指でマヒ肢前腕の背の親指側を押す

5 手のひらを下向きにして 1 に戻り、繰り返す

右手の親指と手のひらでひじをはさみ、他の指は浮かす。

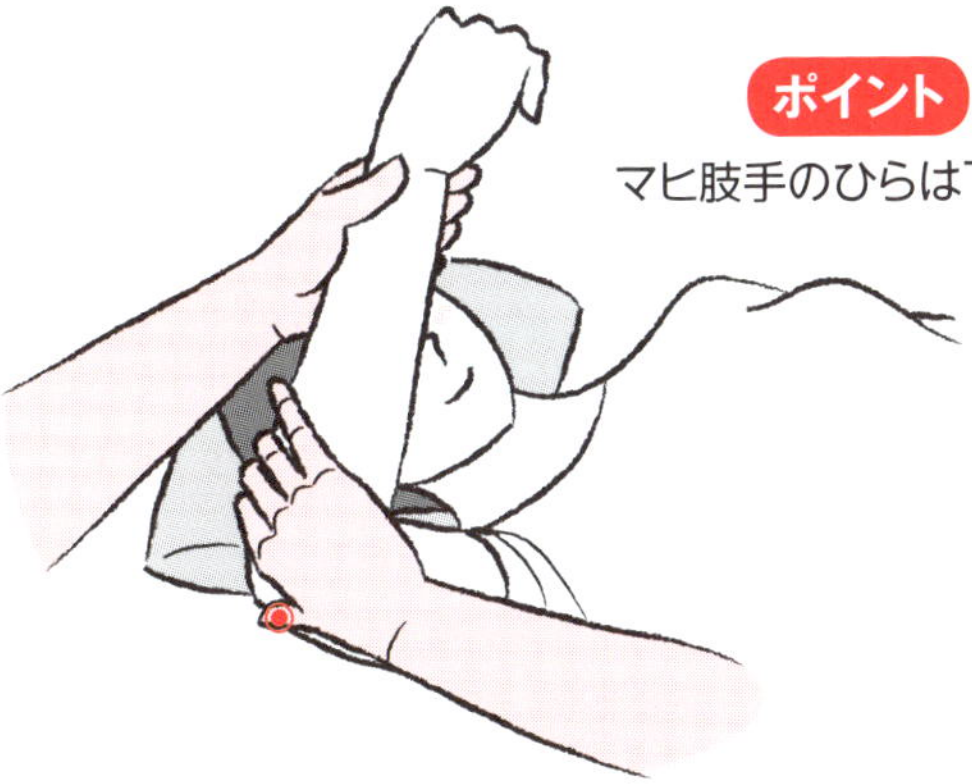

ポイント
マヒ肢手のひらは下向き

前腕《ぜんわん》の回内《かいない》・回外《かいがい》

親指を内側へ向けて、手の甲を見せる動きを「回内」、親指を外側に向けて、手のひらを見せる動きを「回外」といいます。トレーニング⑩の2で、前腕は「回内」し、3、4で前腕は「回外」します。

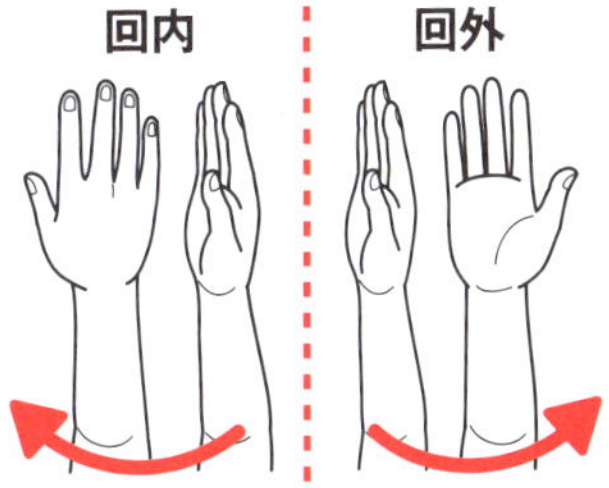

図中マークの説明　◉＝押す・押さえる　＝たたく　＝こする・すべらせる　＝動かす　＝回す

トレーニング 11 指

指を伸ばす

親指の伸展は、付け根から指先に向かってこする

マヒが重度の場合、自分の意思で指を伸ばすのは困難です。そこで、はじめは他動的に「手指の伸《しん》展《てん》」を行い、神経回路の回復を促します。

介助者はマヒ側に座り、マヒ肢のひじを自分の右ひざに乗せます。両手でマヒ手をはさみ持ち、さらにマヒ手を掌屈《しょうくつ》させ、本人から手のひらが見えるようにします（1）。

まずは「親指の伸展」から。左手でマヒ手親指の付け根をつかみ、指先に向かって第1関節あたりまでこすります（2）。このとき、マヒ手親指を他の指から引き離すように、外側へとじわ〜っと伸ばすのがコツです。

1 はじめの姿勢
左手の親指をマヒ手親指の付け根に置く

マヒ肢の手首を曲げ、手のひらを下に向けた状態で「大きなボールをつかむつもりで」と声をかけ、スタート。

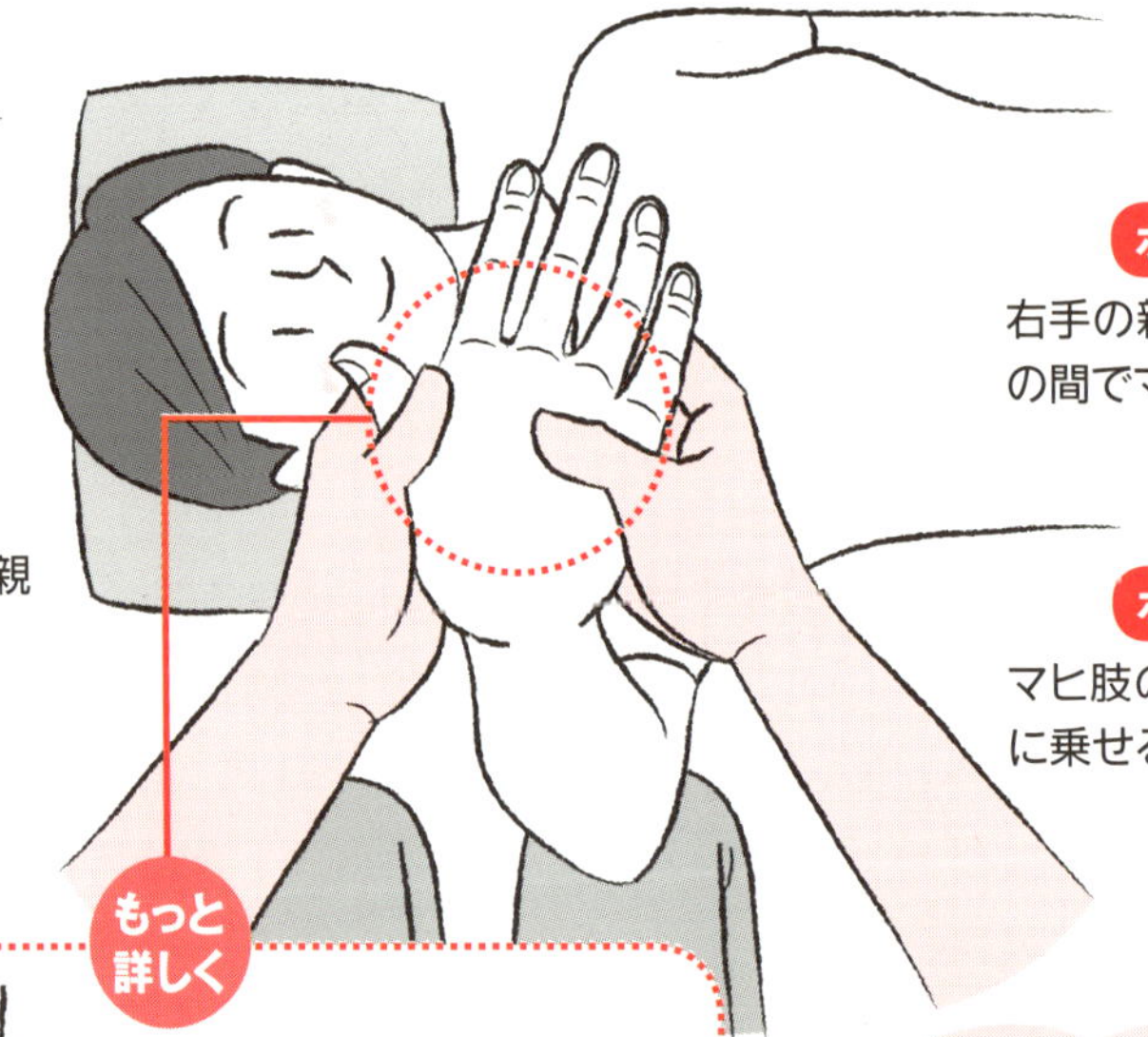

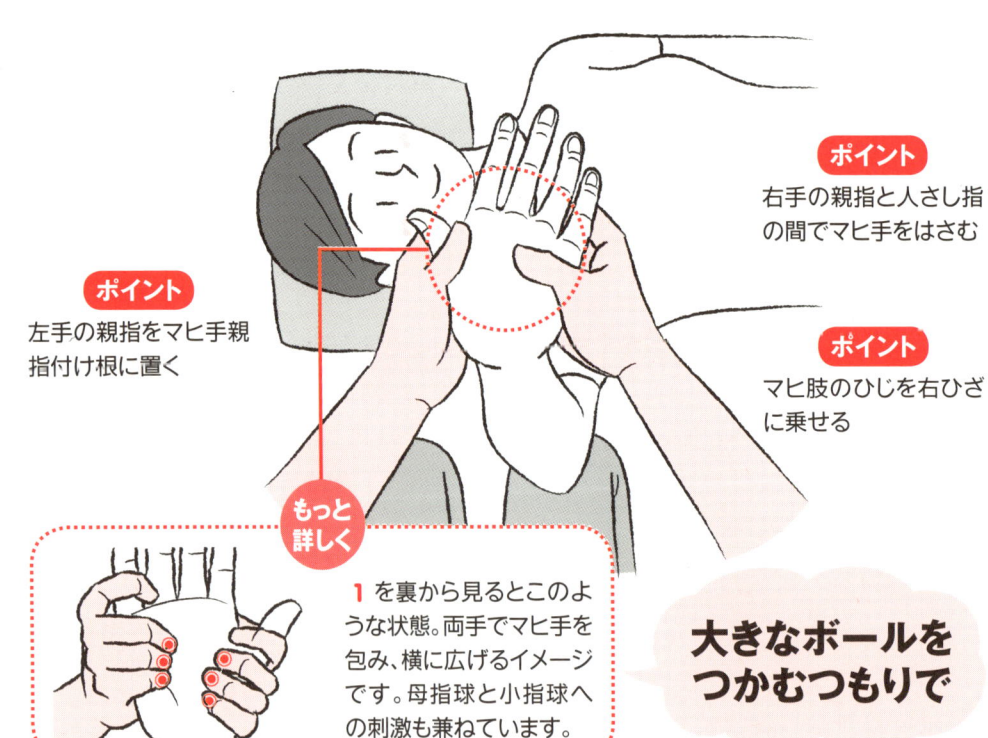

ポイント
右手の親指と人さし指の間でマヒ手をはさむ

ポイント
左手の親指をマヒ手親指付け根に置く

ポイント
マヒ肢のひじを右ひざに乗せる

もっと詳しく

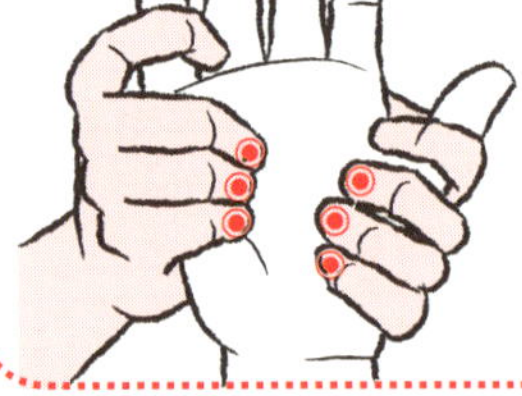

1 を裏から見るとこのような状態。両手でマヒ手を包み、横に広げるイメージです。母指球と小指球への刺激も兼ねています。

大きなボールをつかむつもりで

2 マヒ手親指の指先に向かってこする

「伸ば～す」「じわ～っと」など声をかけながら、
マヒ手親指の第１関節あたりまでこする。

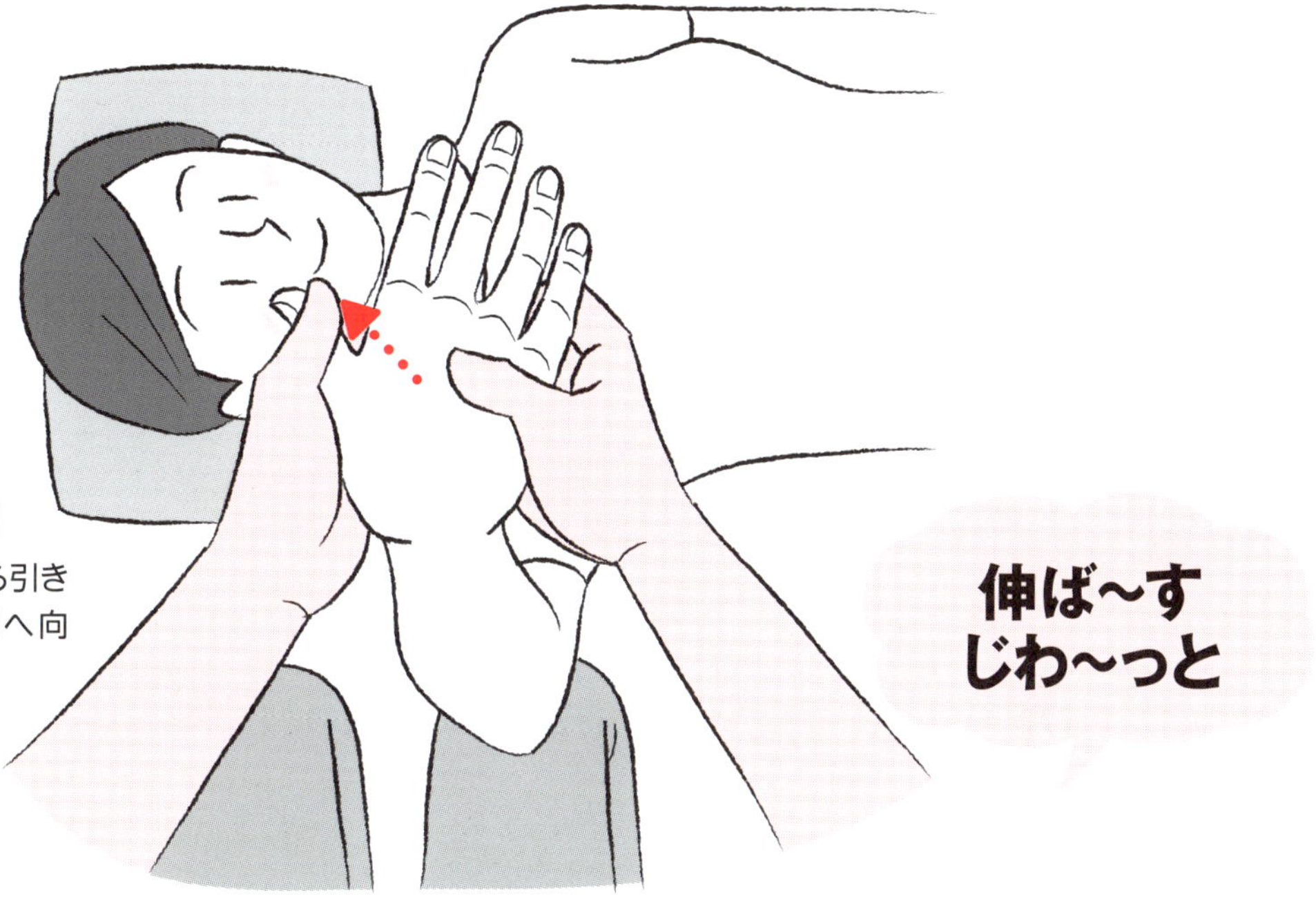

ポイント

親指を他の指から引き離すように外側へ向かって伸ばす

指の関節

本書では便宜的に指先から「第1関節」「第2関節」「付け根」と呼ぶことにする。従って、親指の関節は本書では「第1関節」と「付け根」になる

○＝第1関節
◌＝第2関節
●＝付け根

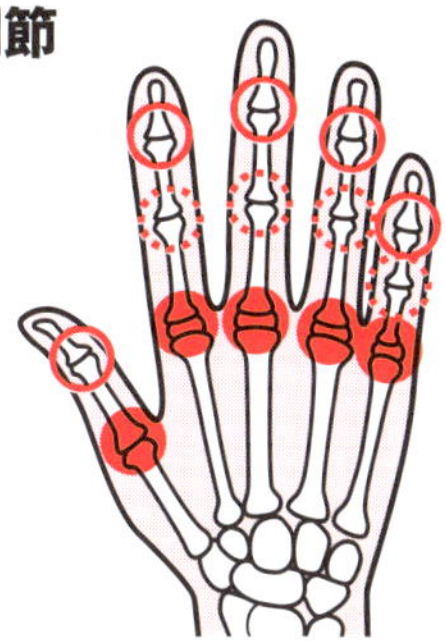

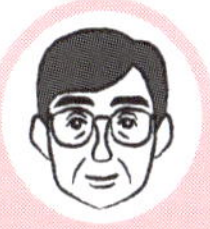

Dr.川平 アドバイス

マヒ肢をひざに乗せるのは、高さ調節のため。ひざの代わりに、クッションや枕、タオルでもOKです。自分がやりやすい高さにしてください。

図中マークの説明　◉＝押す・押さえる　＝たたく　＝こする・すべらせる　↑＝動かす　＝回す

※特にことわりのない場合、左マヒの介助は左右が逆になる（介助者の「右手」が「左手」になる等）と考えてください。

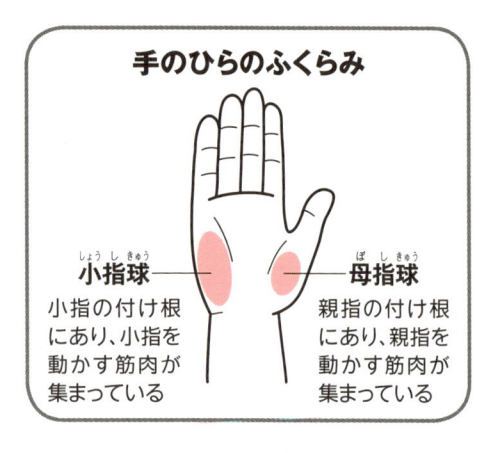

4指を引っ張るように ゆっくりこする

続けて、マヒ手親指以外の4指の伸展を行います。

左手の親指をマヒ手の甲に移し、右手の人さし指と中指の間で、マヒ手4指をはさみます（**3**）。はさんだら、4指を引っ張るように、指先に向かってゆっくりこすります（**4**）。

トレーニング⓫を通しで行うのが難しい場合は、**1**～**2**と**3**～**4**に分け、それぞれ100回を目標に繰り返すとよいでしょう。

手のひらのふくらみ

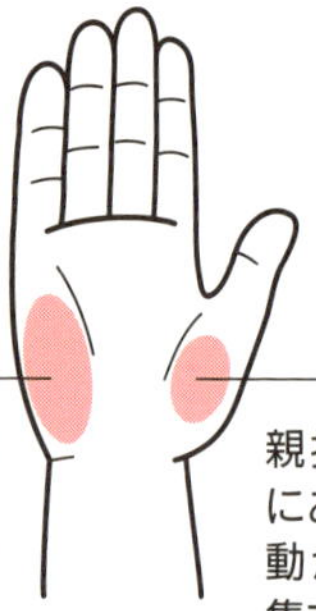

小指球《しょうしきゅう》
小指の付け根にあり、小指を動かす筋肉が集まっている
母指球《ぼしきゅう》
親指の付け根にあり、親指を動かす筋肉が集まっている

3 中指と人さし指の間でマヒ手4指をはさむ

左手の親指をマヒ手の甲に置き、右手の人さし指と中指で親指以外の4指をはさんだらスタート。

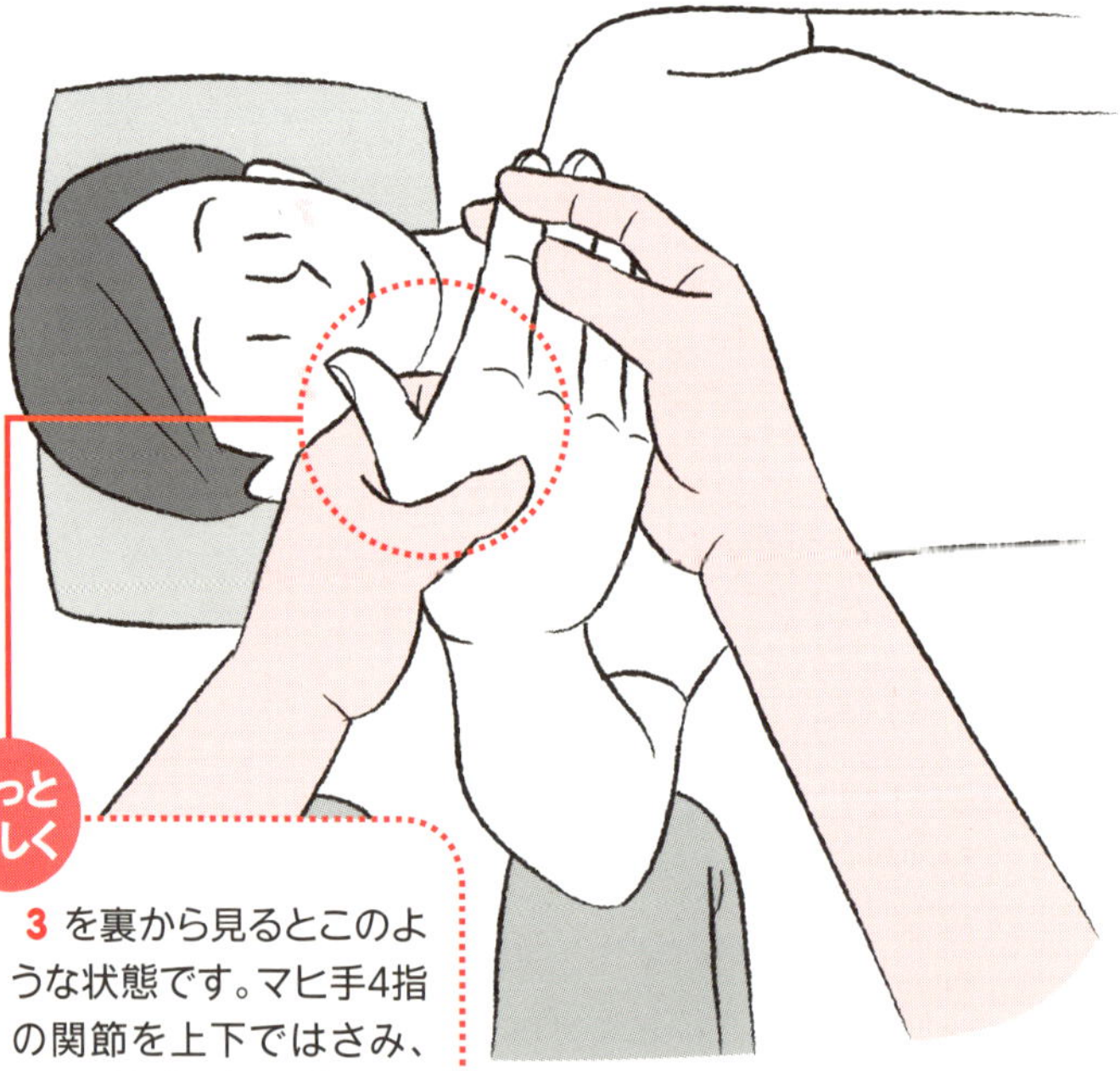

ポイント

左手の親指以外の4指はマヒ手の母指球をつかむようにする

もっと詳しく

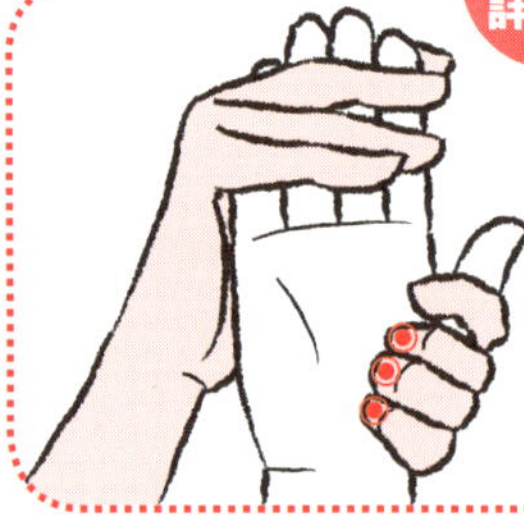

3 を裏から見るとこのような状態です。マヒ手4指の関節を上下ではさみ、**4** で引き伸ばします。介助者の左手は、母指球への刺激も兼ねています。

4 マヒ手4指をゆっくりこする

「はい、伸ば〜す」と声をかけながら、マヒ手の指先に向かって、引っ張るようにこする。ゆっくり、マヒ手の指先へぬけるように。

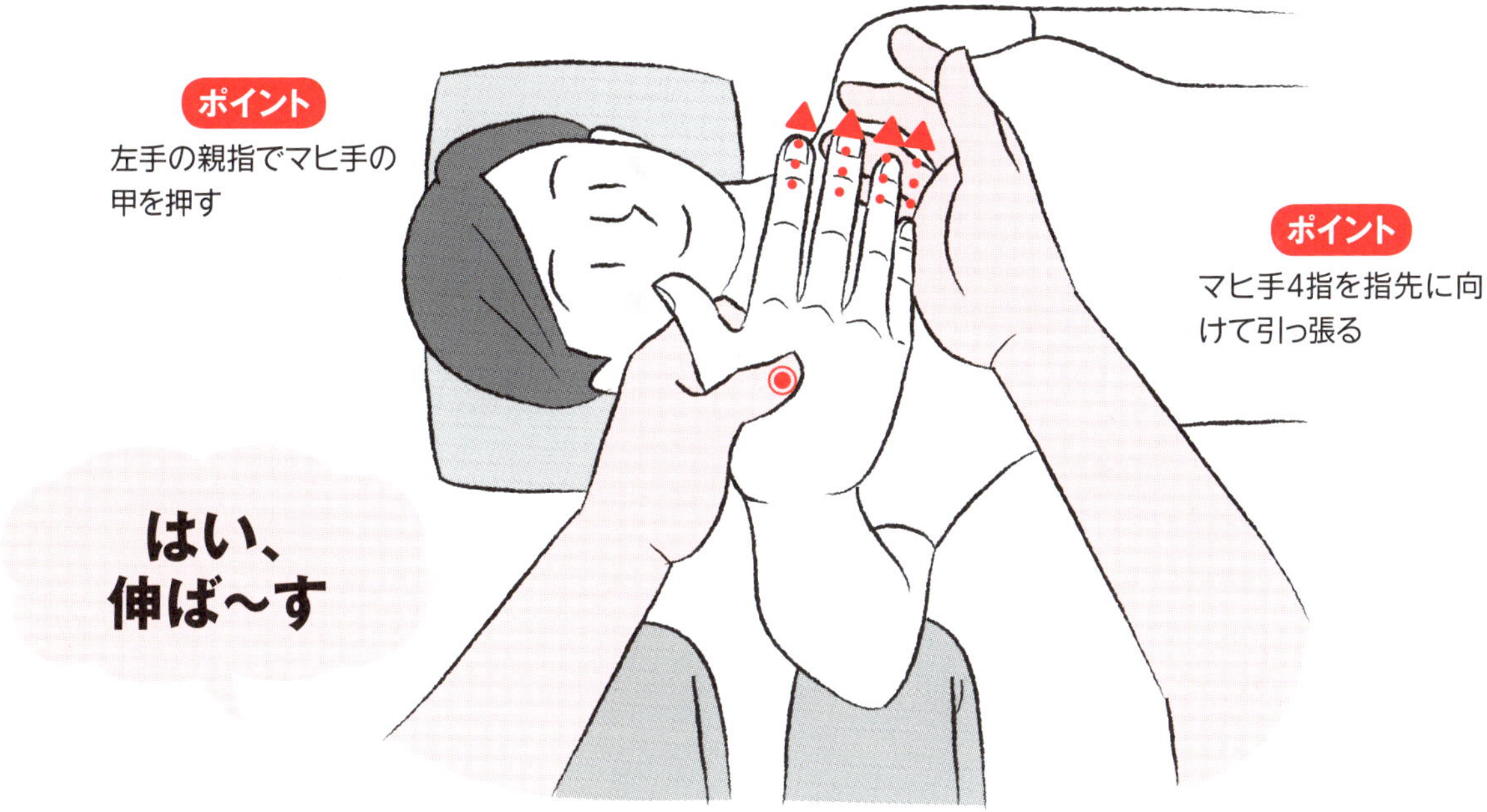

ポイント
左手の親指でマヒ手の甲を押す
ポイント
マヒ手4指を指先に向けて引っ張る
はい、伸ば〜す

5 1に戻り、繰り返す

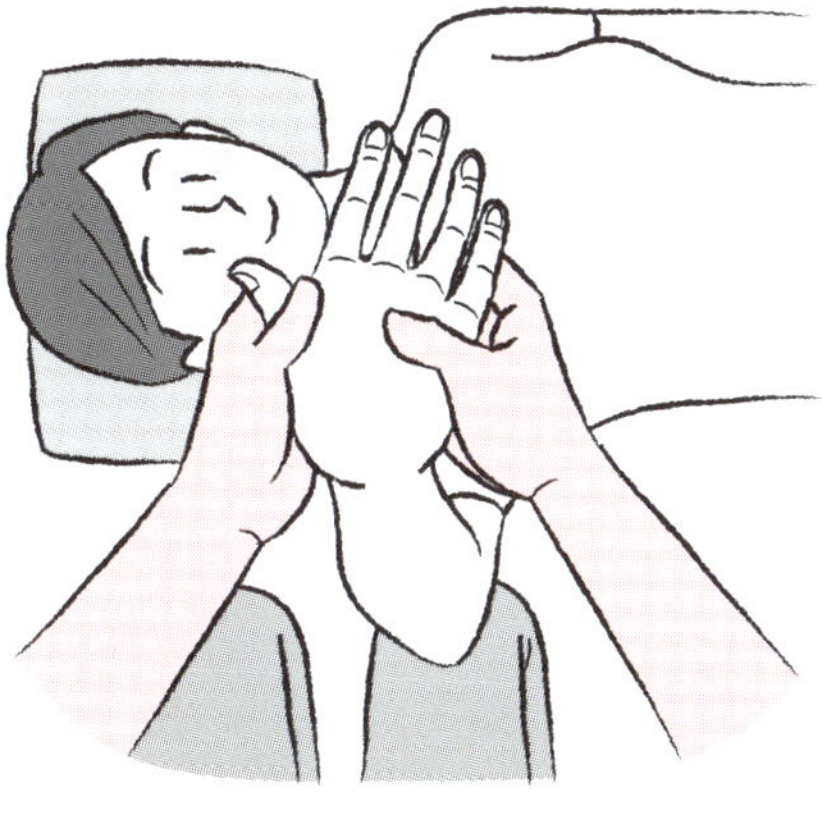

図中マークの説明　◉＝押す・押さえる　＝たたく　＝こする・すべらせる　＝動かす　＝回す

トレーニング 12 指

手首を反らす

こぶしの小指が下に行くように軽く回す

屈曲《くっきょく》が強く、手首が固いと、指も伸びません。促通《そくつう》によって「前腕《ぜんわん》の回内《かいない》と手関節《しゅかんせつ》の背屈《はいくつ》」を促し、手首と前腕の緊張をほぐしましょう。

介助者はマヒ側に座り、自分の右ひざの上にマヒ肢のひじを乗せます。右手でマヒ手を握りますが、このとき、マヒ手の親指以外の4指をすべて折り曲げ、こぶしにします。そして、本人から見て手のひらが見える向きにマヒ肢手首を掌屈《しょうくつ》させます（1）。

左手は、マヒ肢前腕の背に親指だけを当てて置きます。

準備ができたら、こぶしを小指が下に行くように、軽く回します（2）。

1

はじめの姿勢

マヒ手をこぶしにして握る

介助者の左手親指はマヒ肢前腕の背に置き、こぶしにした手首を下に曲げてスタート。

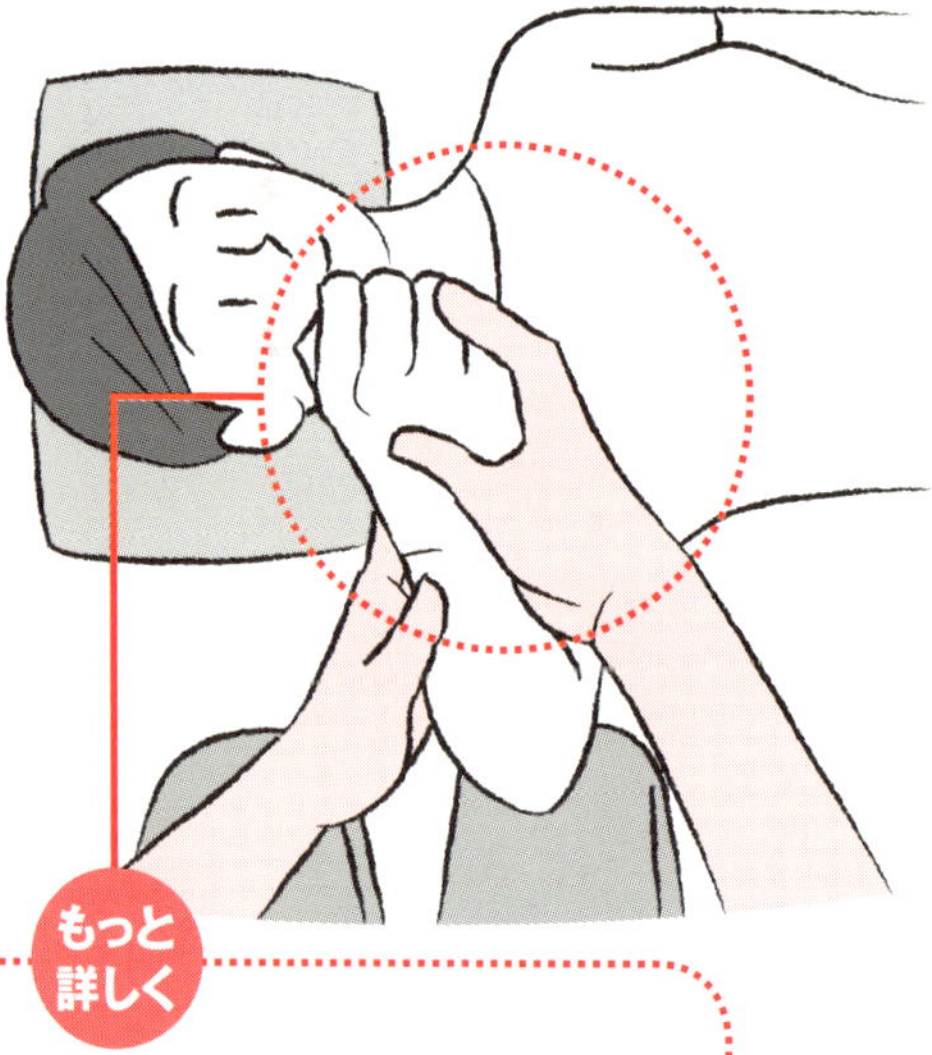

ポイント

右手の人さし指はマヒ手の第2関節の下、中指は第1関節の下、薬指と小指で第1関節から指先を押さえ、こぶしの状態を保つ

ポイント

右手の親指はマヒ手の甲に置く

ポイント

左手の親指をマヒ肢前腕の背に置き、他の指は浮かす

もっと詳しく

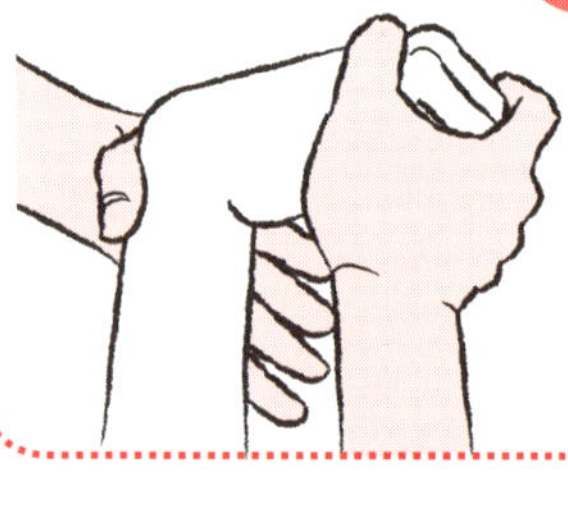

1を横から見た状態です。介助者の左手指は、マヒ肢前腕の背に置いた親指以外、すべて浮かせます。指を置くと、前腕の前面にある屈筋《くっきん》を刺激し、屈曲を促してしまいます。

前腕《ぜんわん》の回内《かいない》・回外《かいがい》

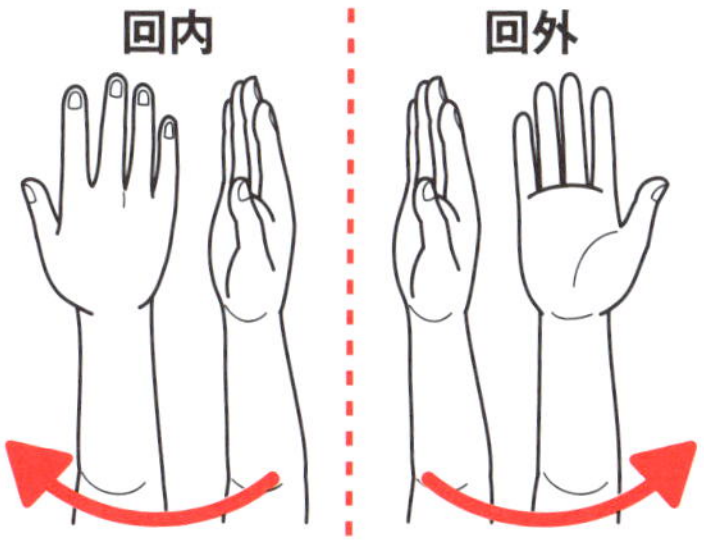

指の関節

本書では便宜的に指先から「第1関節」「第2関節」「付け根」と呼ぶことにする。従って、親指の関節は本書では「第1関節」と「付け根」になる

○=第1関節
◌=第2関節
●=付け根

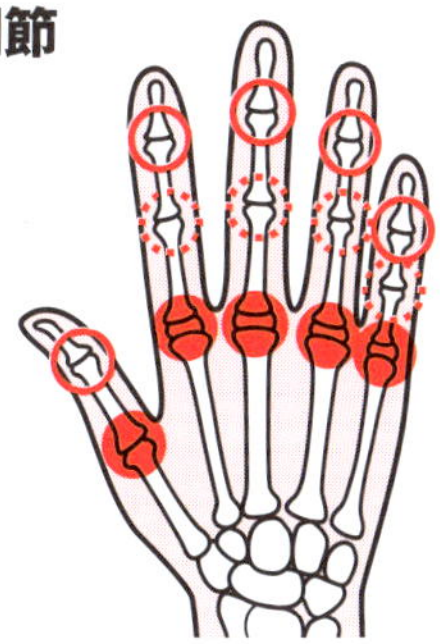

2 こぶしを小指が下に行くように軽く回す

左手親指でマヒ肢前腕をしっかり支え、右手で、マヒ手小指が下になるようすばやく軽く回す。

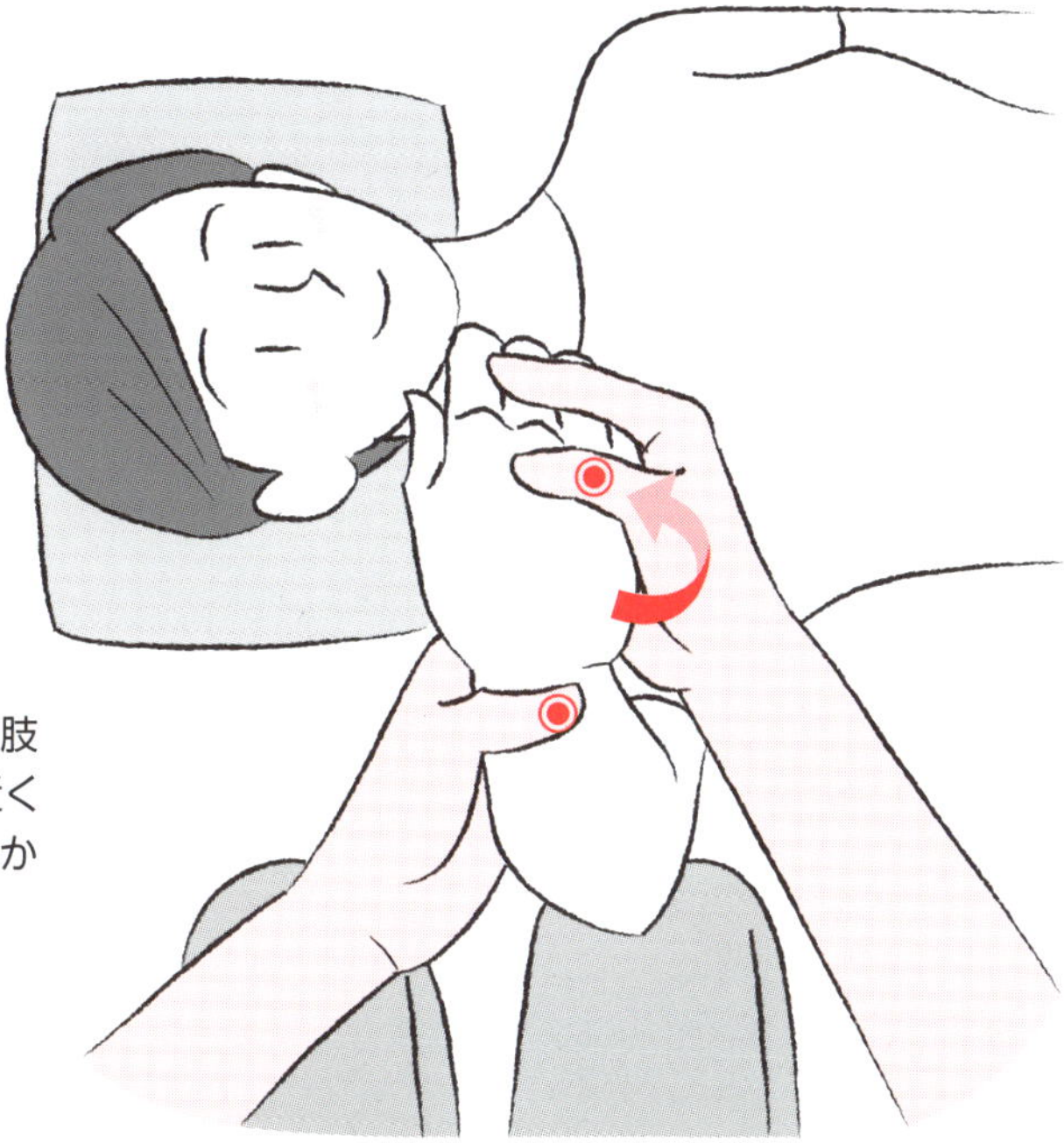

ポイント

右手の親指でマヒ手の小指側の甲を押すと回しやすい

ポイント

左手の親指は、マヒ肢前腕の背、手首の近くに置き、他の指は浮かしたまま

図中マークの説明 ◎=押す・押さえる　=たたく　=こする・すべらせる　=動かす　=回す

※特にことわりのない場合、左マヒの介助は左右が逆になる（介助者の「右手」が「左手」になる等）と考えてください。

前腕をこすり、手首を反らしてもらう

続けて、マヒ肢手首を反らしてもらいます。

介助者は左手の親指で、マヒ肢前腕の背をひじに向かって一度こすります。同時に、本人にこぶしを起こしてもらいますが、下向きになっているこぶしを単純に上へ起こすのではなく、マヒ肢手首を回して起こすよう誘導します（3）。

こぶしが上向きになったら、右手中指と薬指でぐっと押します（4）。これでマヒ肢手首は完全に背屈します。「はじめの姿勢」に戻り、繰り返します。

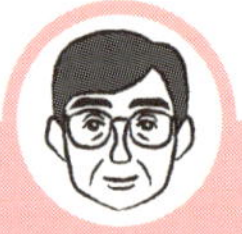

Dr.川平 アドバイス

前腕の背には伸筋があり、こすって刺激することにより、手首や指の伸展が促されます。

3 マヒ肢前腕の背をこすりながら、こぶしを小指から回し起こす

「はい、回しながら起こす～」というかけ声とともに、マヒ手手首を回してこぶしを起こすよう促す。介助者は左手の親指でマヒ肢前腕の背を下に1回こする。

もっと詳しく

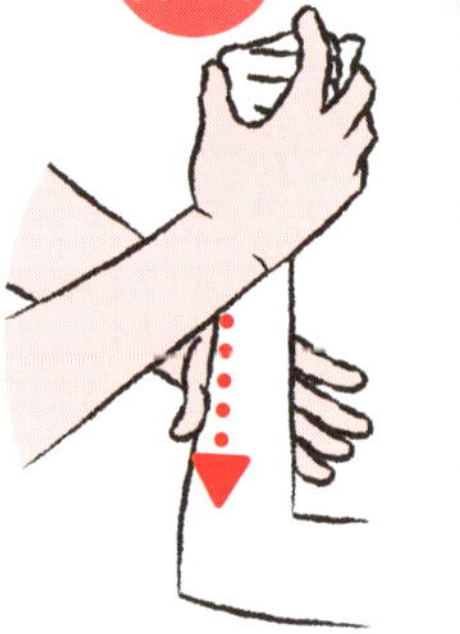

3 を◀マークから見た状態です。介助者の左手は、親指以外を浮かしています。親指でマヒ肢前腕の背を下にこすりながら、こぶしを起こしてもらいます。

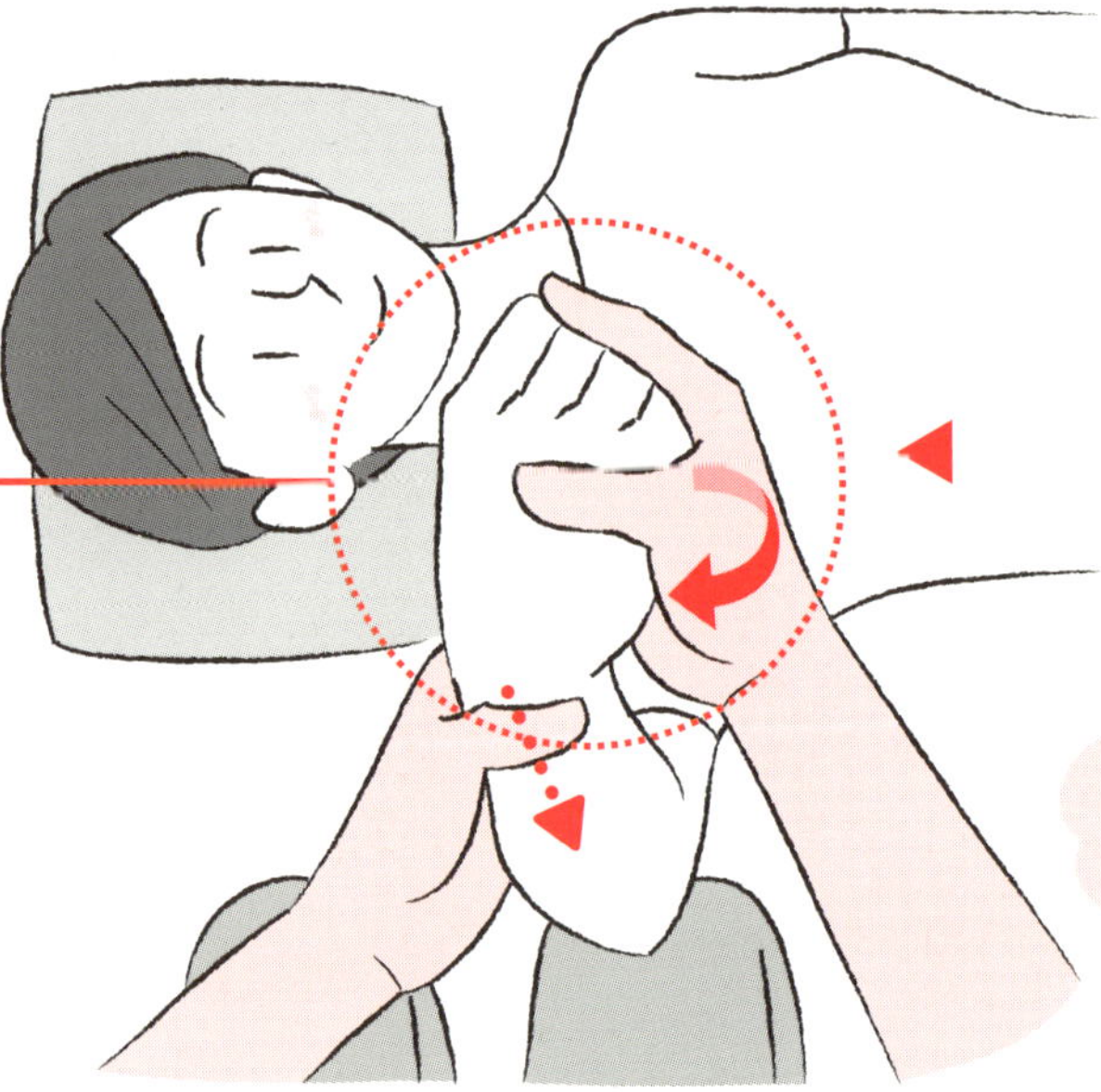
ポイント
右手でこぶしを小指から起こすよう誘導する
回しながら起こす～

もっと詳しく

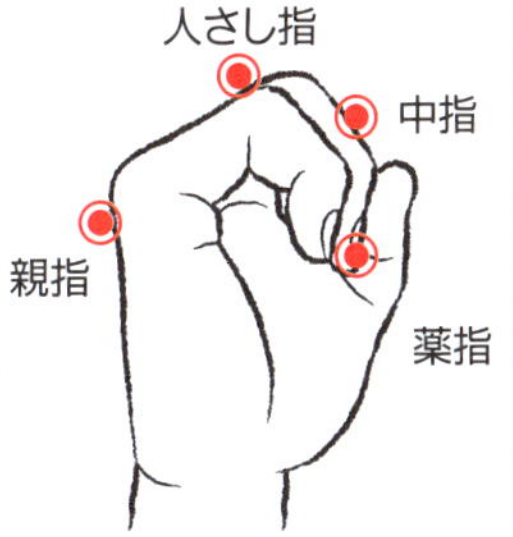
人さし指
中指
親指
薬指

4 を◀マークから見たときの、介助者の右手指の位置です。
それぞれの指がマヒ手指の関節を屈曲させるように置きます。

4 こぶしが天井を向くように小指側から手首を反らす

右手の中指と薬指でぐっと押して、こぶしを上向きにする。

ポイント
手のひらが天井を向く

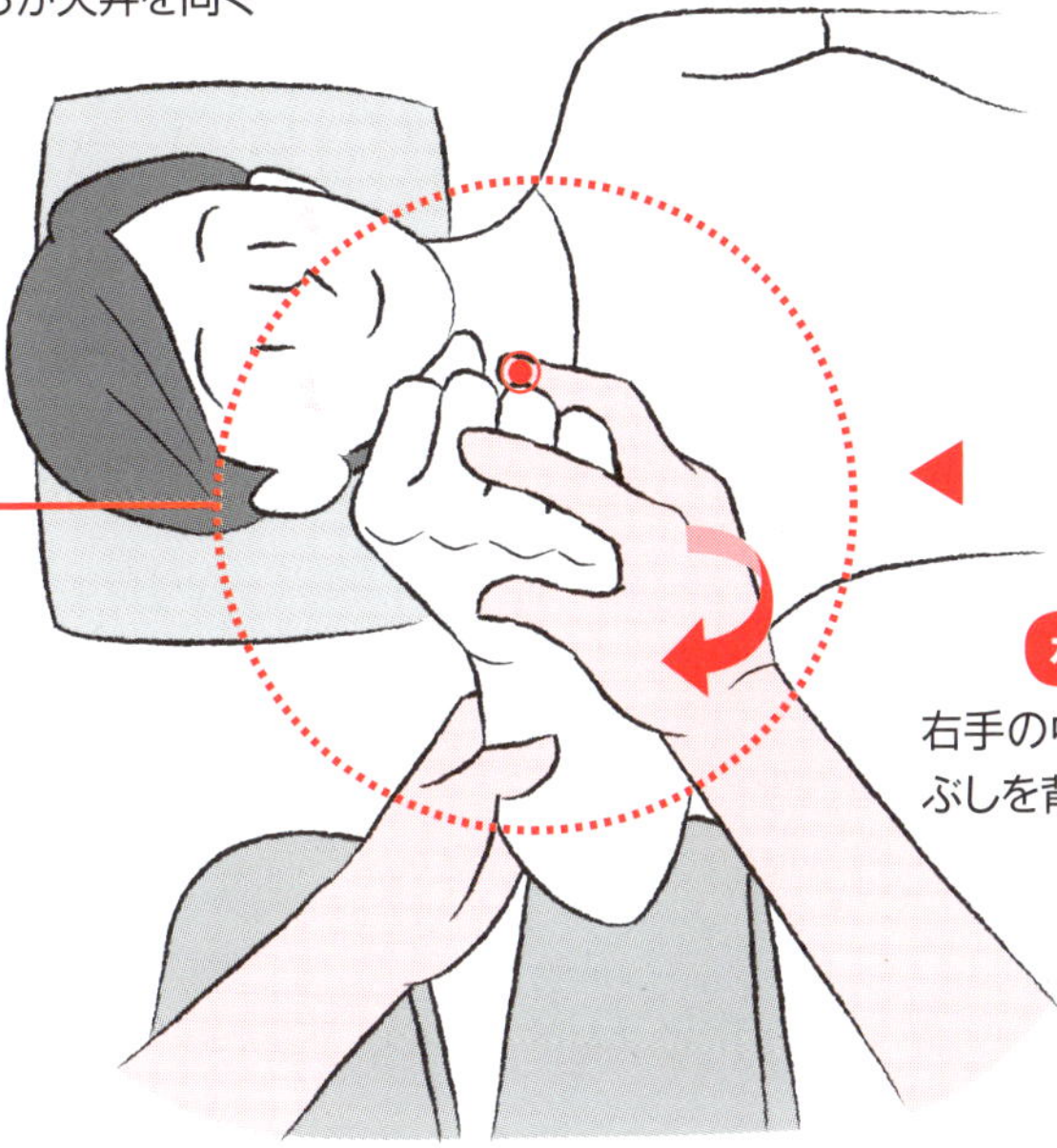

ポイント
右手の中指と薬指でこぶしを背屈させる

5 1 に戻り、繰り返す

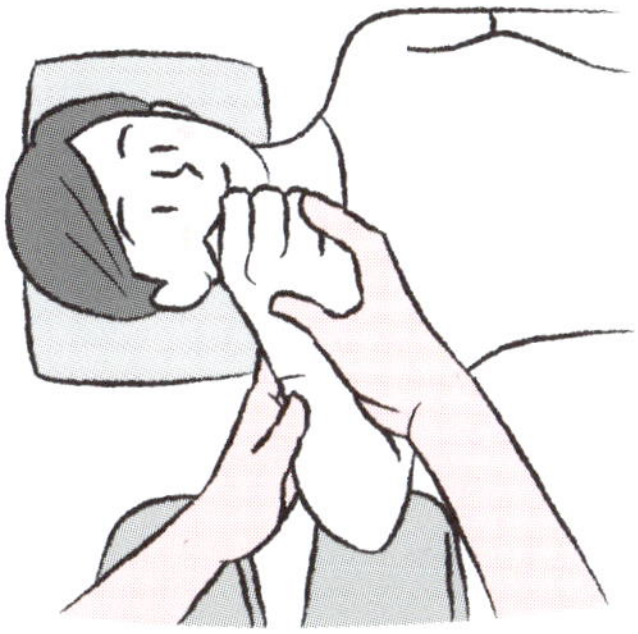

手関節《しゅかんせつ》の掌屈《しょうくつ》・背屈《はいくつ》

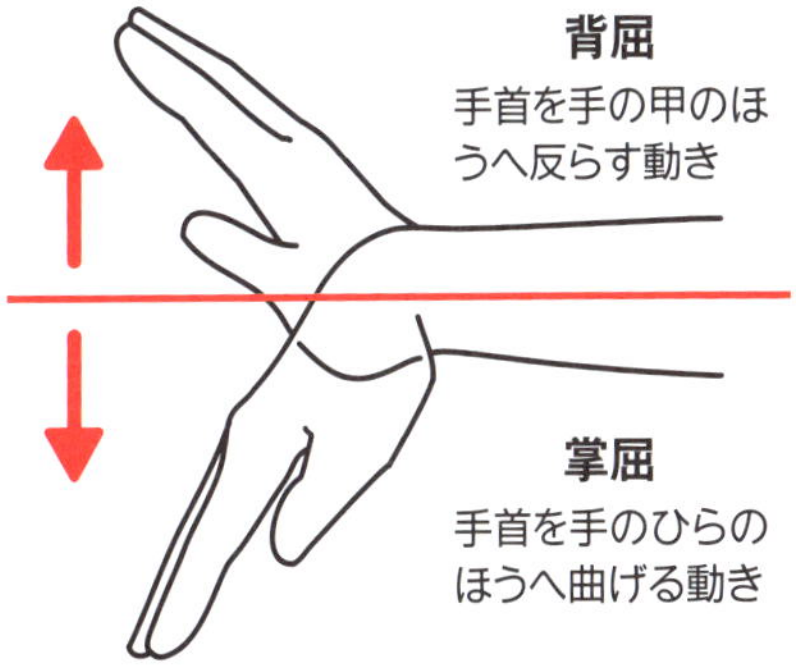
背屈
手首を手の甲のほうへ反らす動き
掌屈
手首を手のひらのほうへ曲げる動き

図中マークの説明 ◉＝押す・押さえる　＝たたく　＝こする・すべらせる　↑＝動かす　＝回す

トレーニング13 指

指を伸ばし手首を反らす

指を伸ばして手首を回してもらう

マヒ手に自発的な動きが出たら、「指の伸展《しんてん》」と「手関節《しゅかんせつ》の背屈《はいくつ》」を促して、指の曲げ伸ばしに必要な神経回路を回復・強化しましょう。

介助者はマヒ側に座り、自分の右ひざの上にマヒ肢のひじを乗せ、手首を掌屈《しょうくつ》させます。

左手でマヒ手親指の付け根をつかみ、右手の人さし指と中指の間でマヒ手4指をはさみ、親指は付け根に置きます（1）。

準備ができたら、指を伸ばしやすくするために、マヒ手親指は外側に、他の指は指先へ、両手で引っ張ります（2）。

次に、手のひらをワイパーのように動かすつもりでマヒ肢手首を回してもらいます（3）。

1

はじめの姿勢

左手でマヒ手親指の付け根をつかみ、中指と人さし指の間でマヒ手4指をはさむ

左手の親指でマヒ手親指の付け根をはさみ、右手でマヒ手4指をはさんだらスタート。

ポイント
左手の親指と人さし指でマヒ手親指をはさむ

ポイント
マヒ手4指を人さし指と中指ではさむ

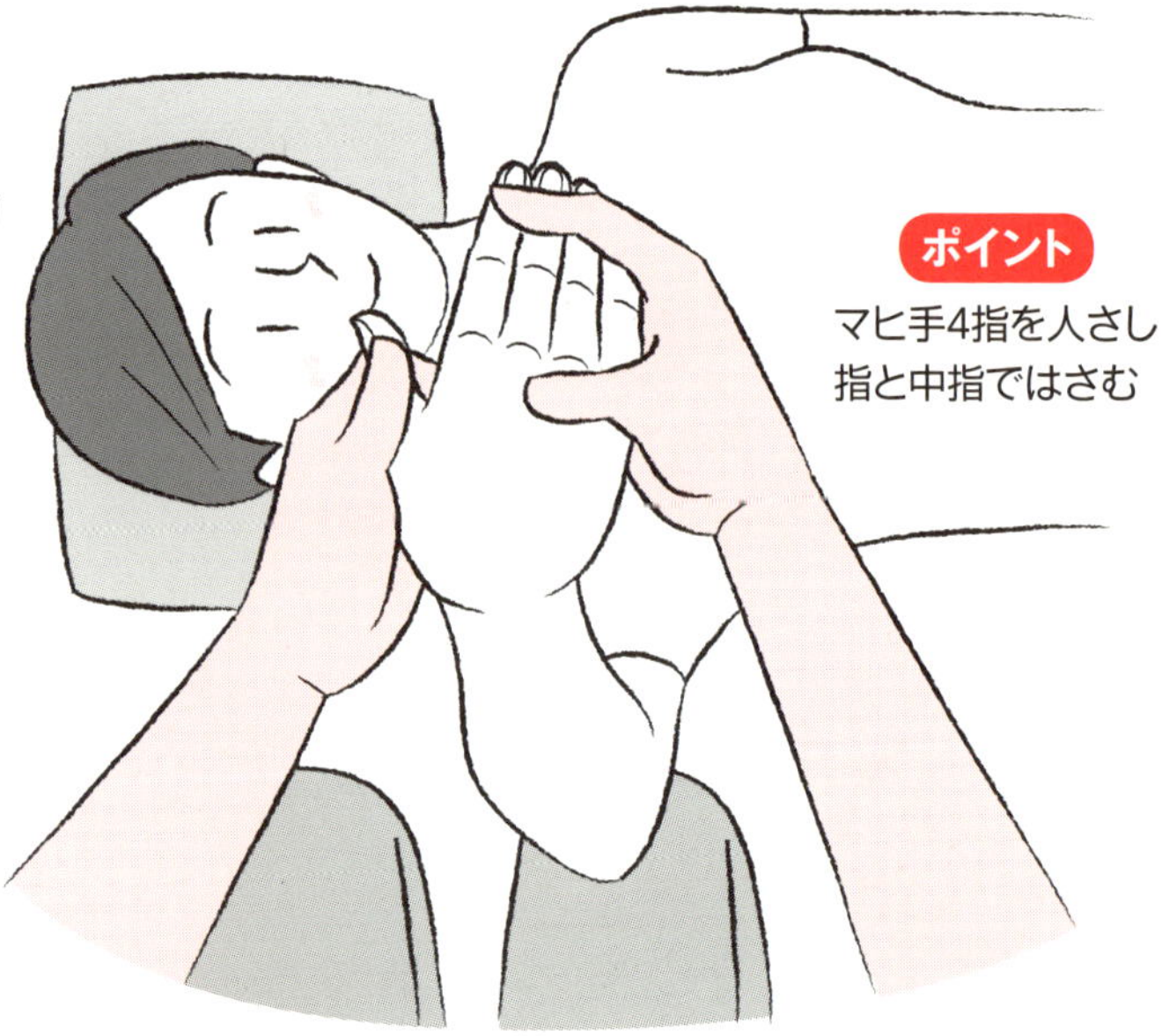

ポイント
右手の親指はマヒ手指の付け根に置く

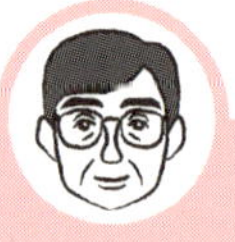

Dr.川平 アドバイス

マヒ手4指をはさむとき、親指と人さし指ではなく、人さし指と中指ではさむのは、マヒ肢手首をやさしく反らすため。親指は次ページ3の動きのために、指の付け根に置きます。

2 親指と人さし指の間を広げる

掌屈位で、マヒ手の親指は外側に、他の4指は指先へ、引っ張って伸ばす。

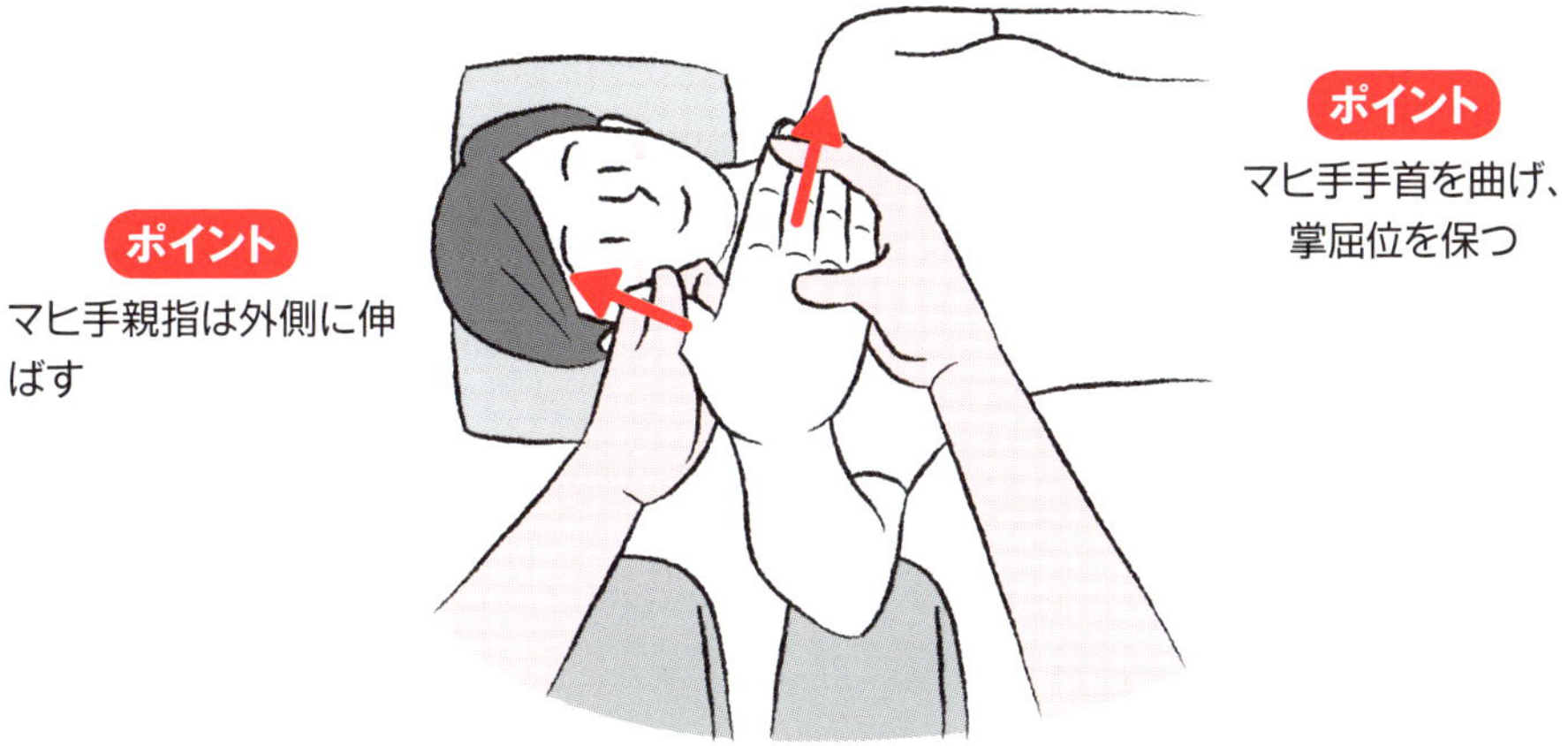
ポイント
マヒ手親指は外側に伸ばす
ポイント
マヒ手手首を曲げ、掌屈位を保つ

3 手のひらをワイパーのように動かすつもりで、手首を回してもらう

「はい、回して～」というかけ声とともに、右手親指でマヒ手小指側の背を押して指先から手首を回すよう促す。

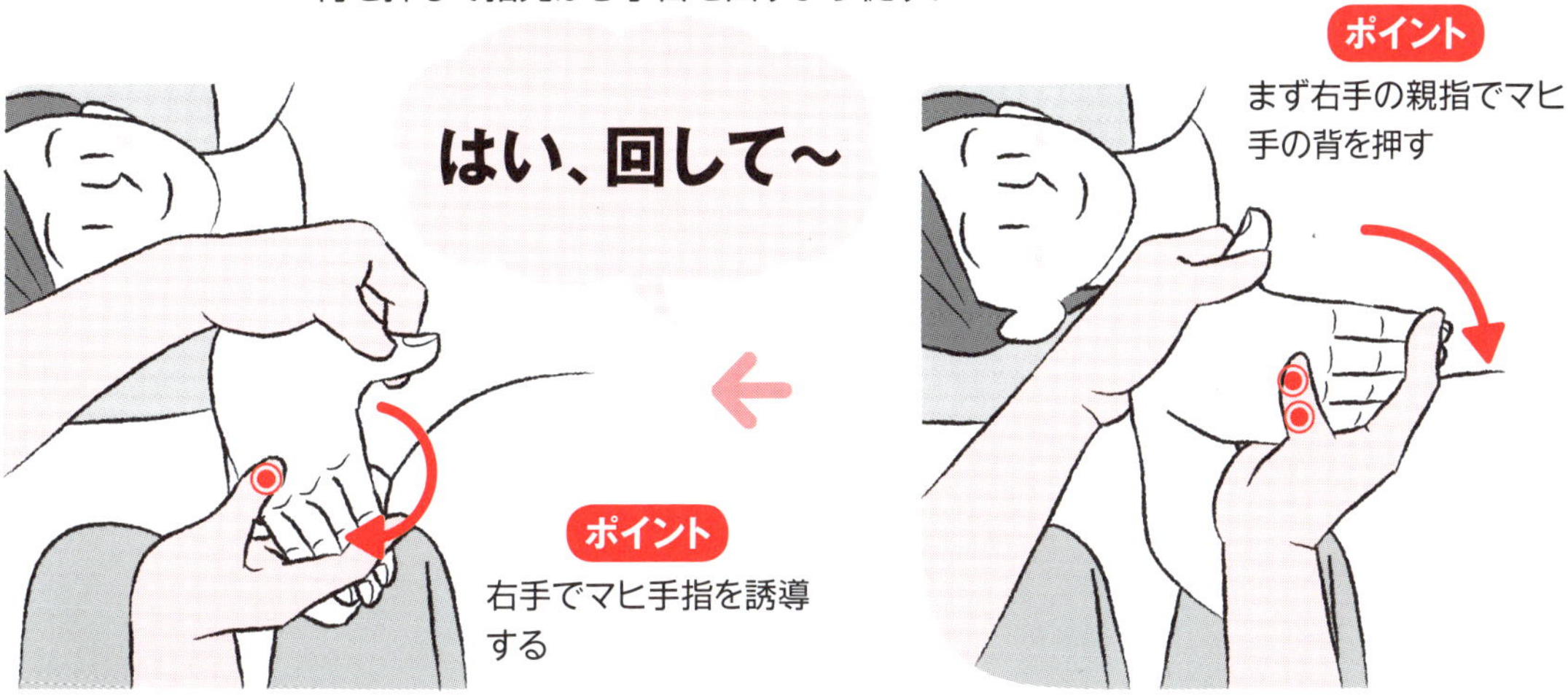
はい、回して～
ポイント
右手でマヒ手指を誘導する
ポイント
まず右手の親指でマヒ手の背を押す

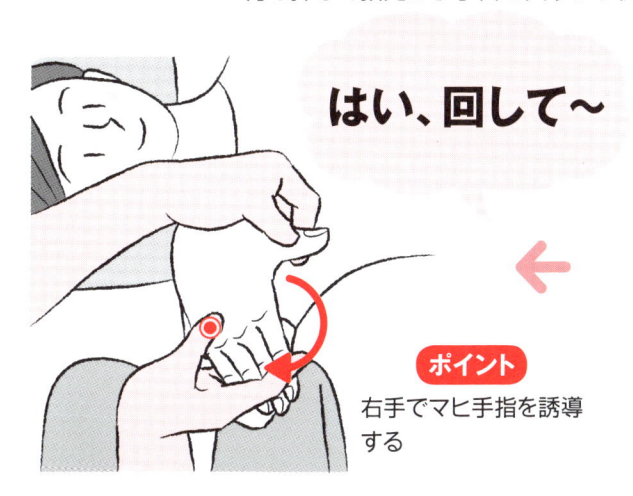

図中マークの説明　◉＝押す・押さえる　＝たたく　＝こする・すべらせる　↑＝動かす　＝回す

※特にことわりのない場合、左マヒの介助は左右が逆になる（介助者の「右手」が「左手」になる等）と考えてください。

手首が回りきったら反らしてもらう

　マヒ肢手首が回りきったら、手のひらを指先から反らしてもらいます。

　介助者は、マヒ手4指をはさんだ右手の人さし指と中指で、マヒ肢手のひらが天井のほうを向くよう誘導します（**4**）。

　最後にもう一度、中指と薬指でマヒ手4指を下に押します。これで手関節が完全に背屈したことになります（**5**）。

　手関節の背屈は、マヒ肢前腕の屈筋を刺激します。そのため、マヒ肢手のひらが天井を向いた後は、指も手首も自然に曲がり、掌屈の形に戻ろうとします。

　曲がるままに「はじめの姿勢」に戻り、これを繰り返します。

　トレーニング⑬までくると、マヒ手指にもだいぶ自発的な動きが見られると思います。介助者は誘導役に徹して、他動的な介助を控えましょう。

4 指先からひっくり返してもらう

「はい、反らす～」というかけ声とともに、指先からマヒ手を反らすよう促す。

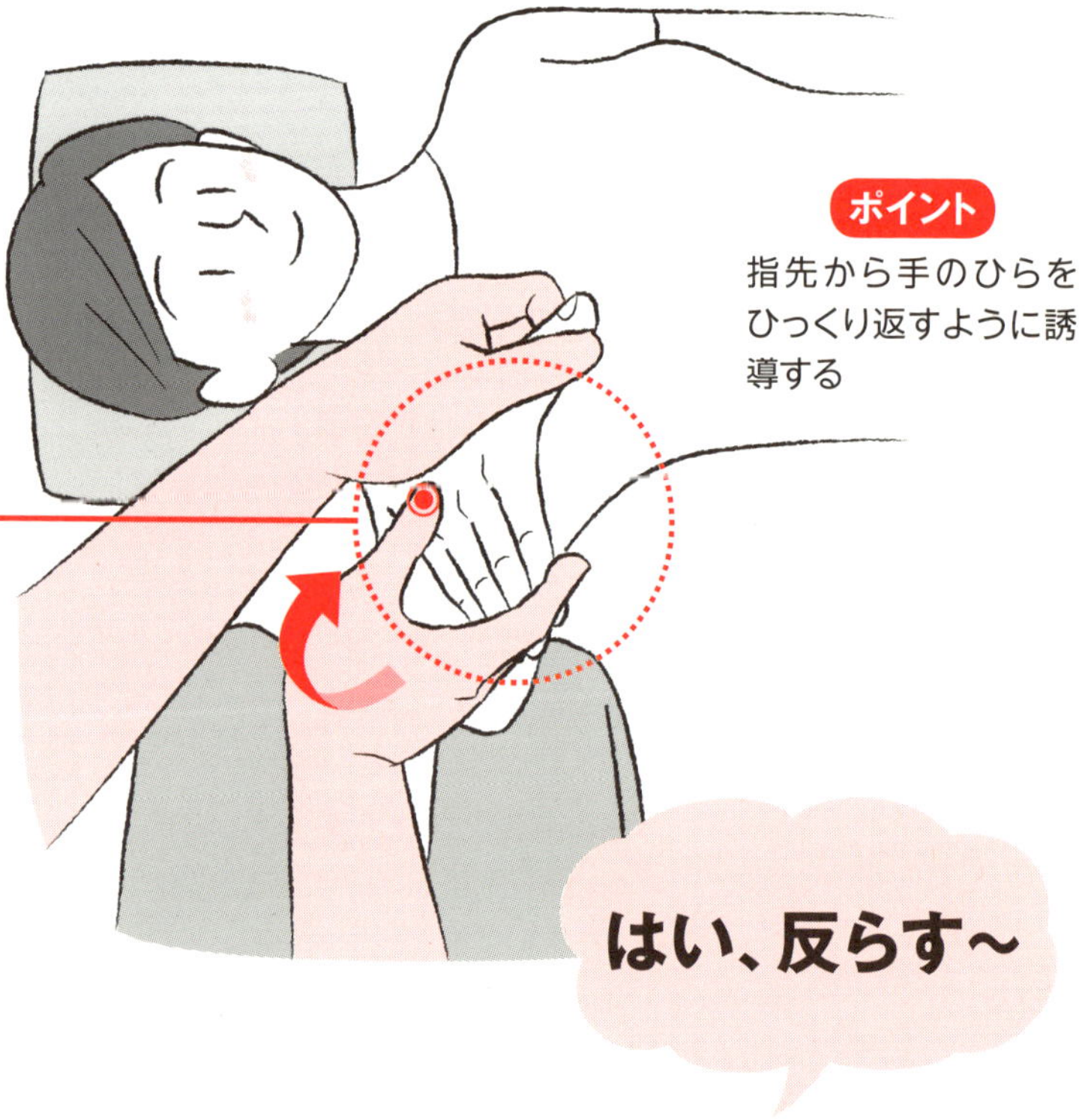

ポイント
指先から手のひらをひっくり返すように誘導する
はい、反らす～

もっと詳しく

4を段階的に見てみましょう。マヒ手手首をいきなり反らせるのではなく、マヒ手指の指先から反らせます。

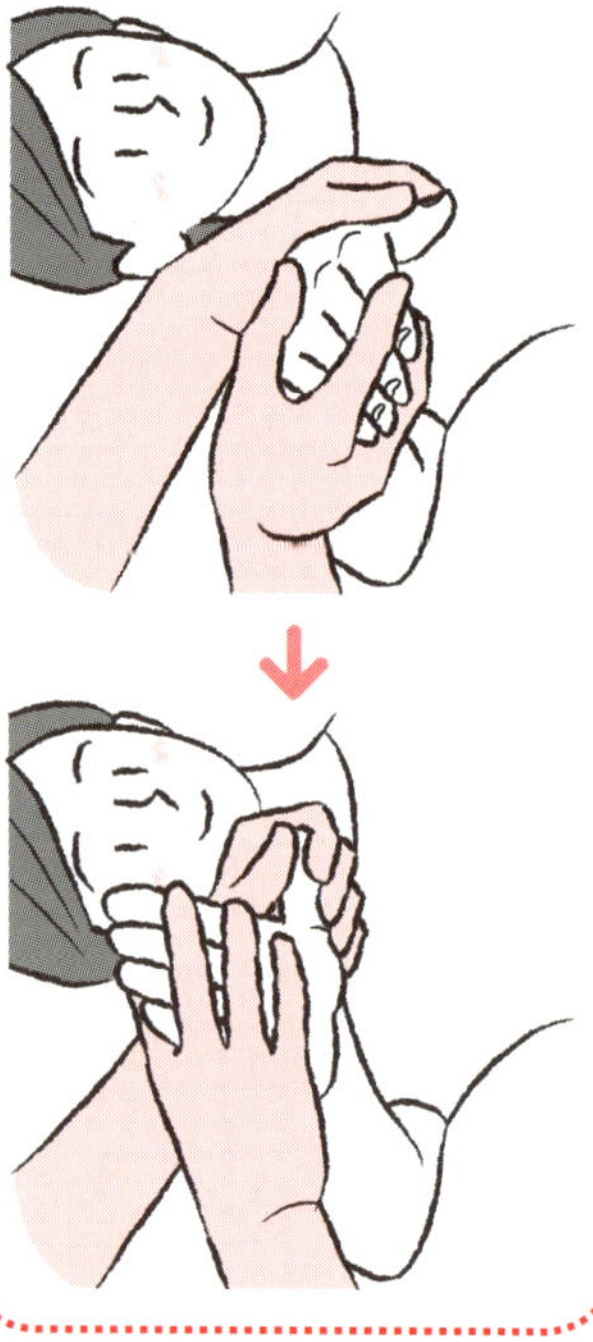

5 手のひらを天井に向ける

マヒ肢の手のひらが天井のほうを向くように、右手の中指と薬指で押す。

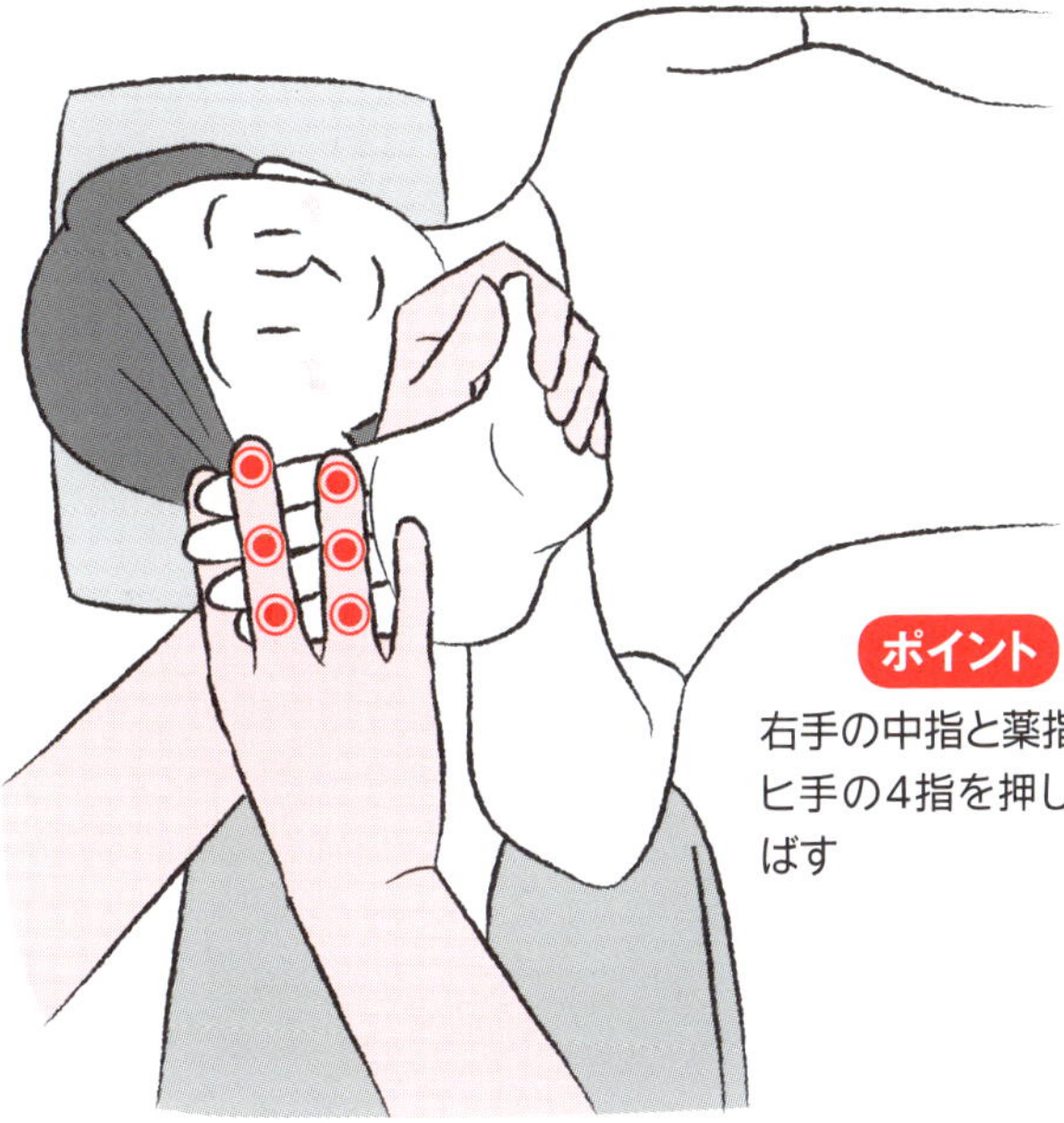

ポイント

右手の中指と薬指でマヒ手の4指を押して伸ばす

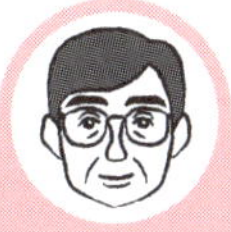

Dr.川平 アドバイス

マヒ肢手首が回りきらないうちに指先を反らそうとしています。この状態で指先を反らすと、マヒ肢の屈筋がこわばり、抵抗が大きくなります。マヒ肢手首が回りきるのを待って指先を誘導しましょう。

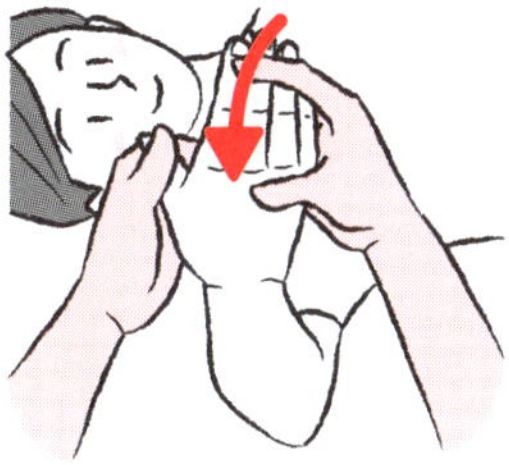

やってはダメ!

マヒ手手首が回りきらないうちに指先を反らそうとしている

6 1に戻り、繰り返す

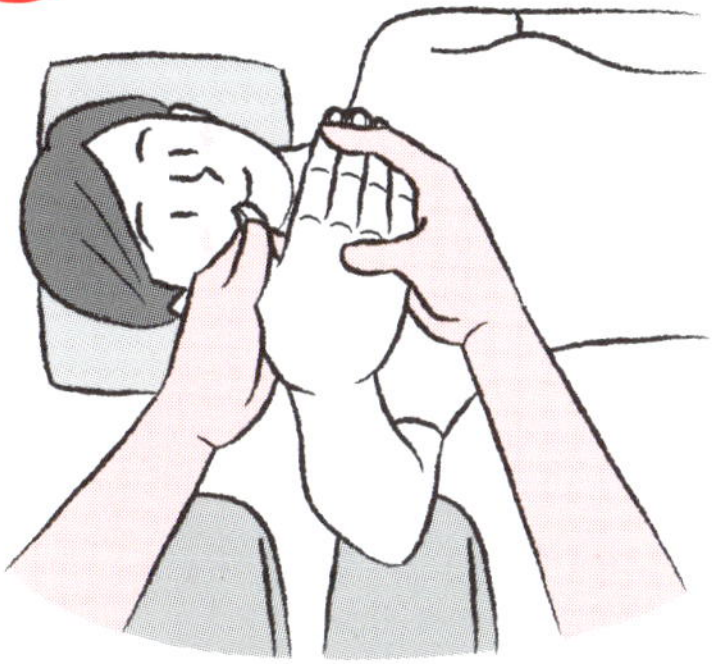

図中マークの説明　◉=押す・押さえる　=たたく　=こする・すべらせる　↑=動かす　=回す

トレーニング14 指

親指の固まりを防ぐ

親指の第1関節を押して他動的に伸ばす

親指のくっつき・固まりを弱めるために、他動的に「母指《ぼし》の伸展《しんてん》と外転《がいてん》」を促します。

介助者はマヒ側に座り、マヒ肢を自分の右ひざに乗せ、マヒ肢手首を掌屈《しょうくつ》させます。

右手の人さし指と中指の間で、マヒ手の親指以外の4指をはさみます。

左手の指を置く位置は、親指がマヒ手親指の付け根の関節、人さし指と中指で親指の指先をはさみ、薬指と小指は母指球《ぼしきゅう》に置きます（**1**）。

はじめに「親指を伸ばして」と声をかけてから左手人さし指で、マヒ手親指の第1関節を押します。これにより、マヒ手親指が手のひら側に曲がります（**2**）。

1

はじめの姿勢

右手でマヒ手4指をはさみ、左手の親指と人さし指・中指をマヒ手親指に置く

マヒ手手首を曲げ、手のひらを下に向けた状態でスタート。

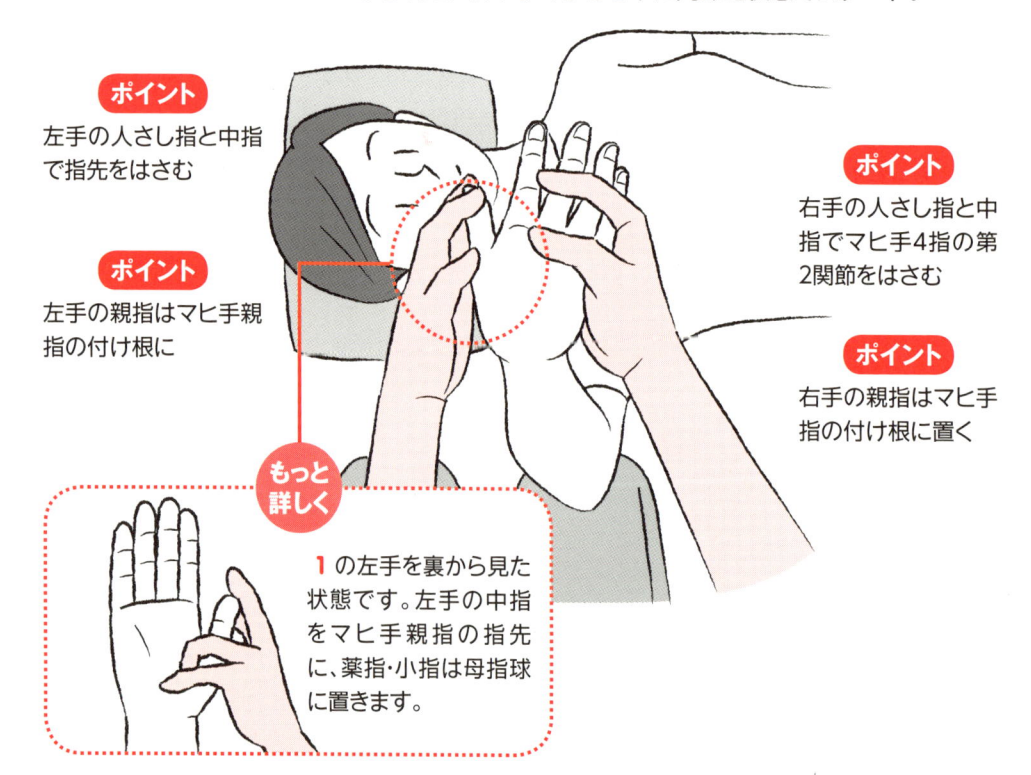

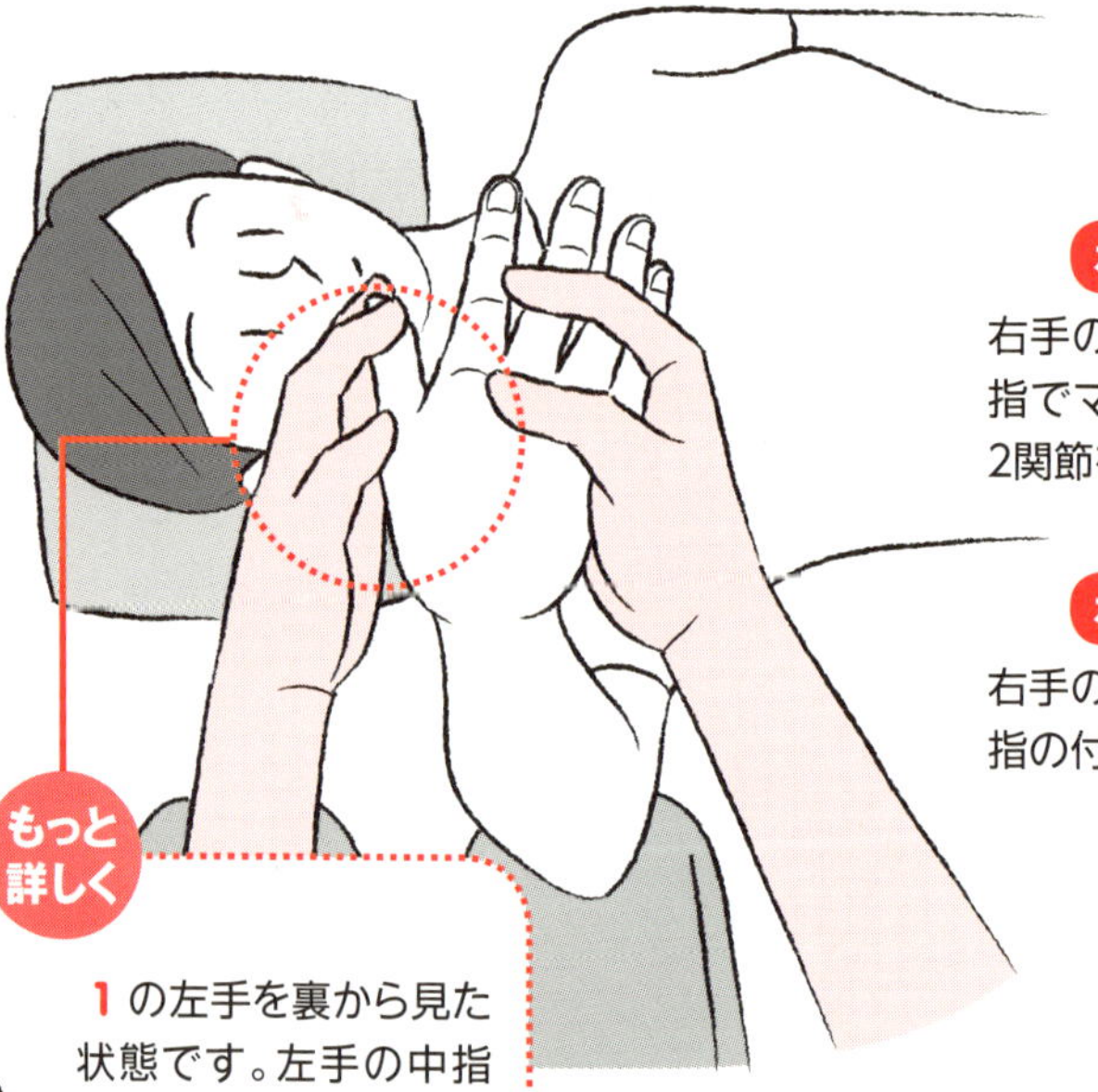

ポイント
左手の人さし指と中指で指先をはさむ

ポイント
左手の親指はマヒ手親指の付け根に

ポイント
右手の人さし指と中指でマヒ手4指の第2関節をはさむ

ポイント
右手の親指はマヒ手指の付け根に置く

もっと詳しく

1 の左手を裏から見た状態です。左手の中指をマヒ手親指の指先に、薬指・小指は母指球に置きます。

指の関節

本書では便宜的に指先から「第1関節」「第2関節」「付け根」と呼ぶことにする。従って、親指の関節は本書では「第1関節」と「付け根」になる

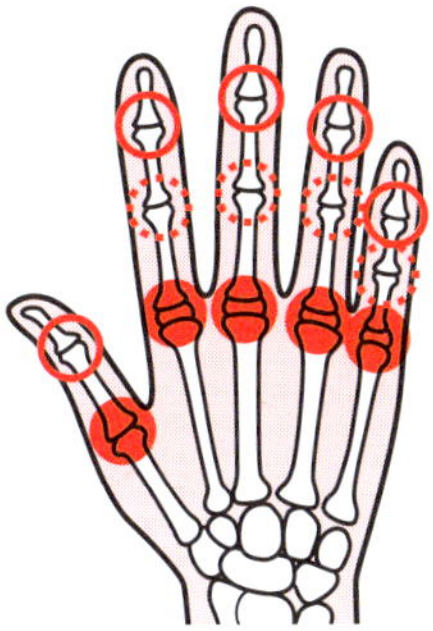

○=第1関節
◌=第2関節
●=付け根

手のひらのふくらみ

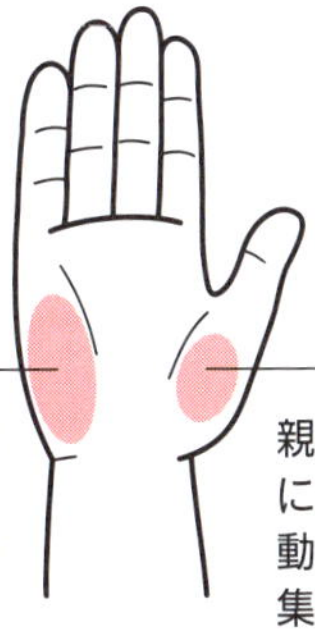

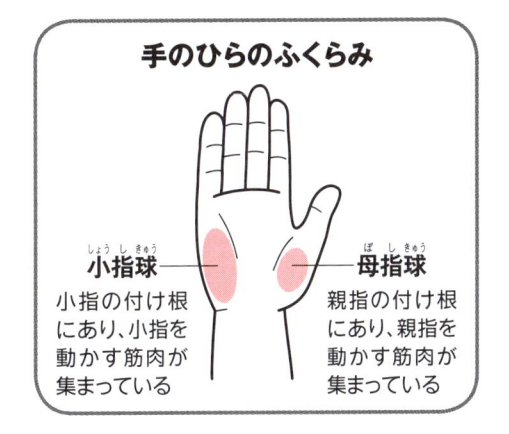

小指球《しょうしきゅう》
小指の付け根にあり、小指を動かす筋肉が集まっている

母指球《ぼしきゅう》
親指の付け根にあり、親指を動かす筋肉が集まっている

2 左手人さし指で、マヒ手親指の第1関節を押す

「親指を伸ばして～」と声をかけ、マヒ手親指の第1関節を押すとマヒ手親指が手のひら側に折れ、指で「4つ」とか「4本」と示すときの形になる。

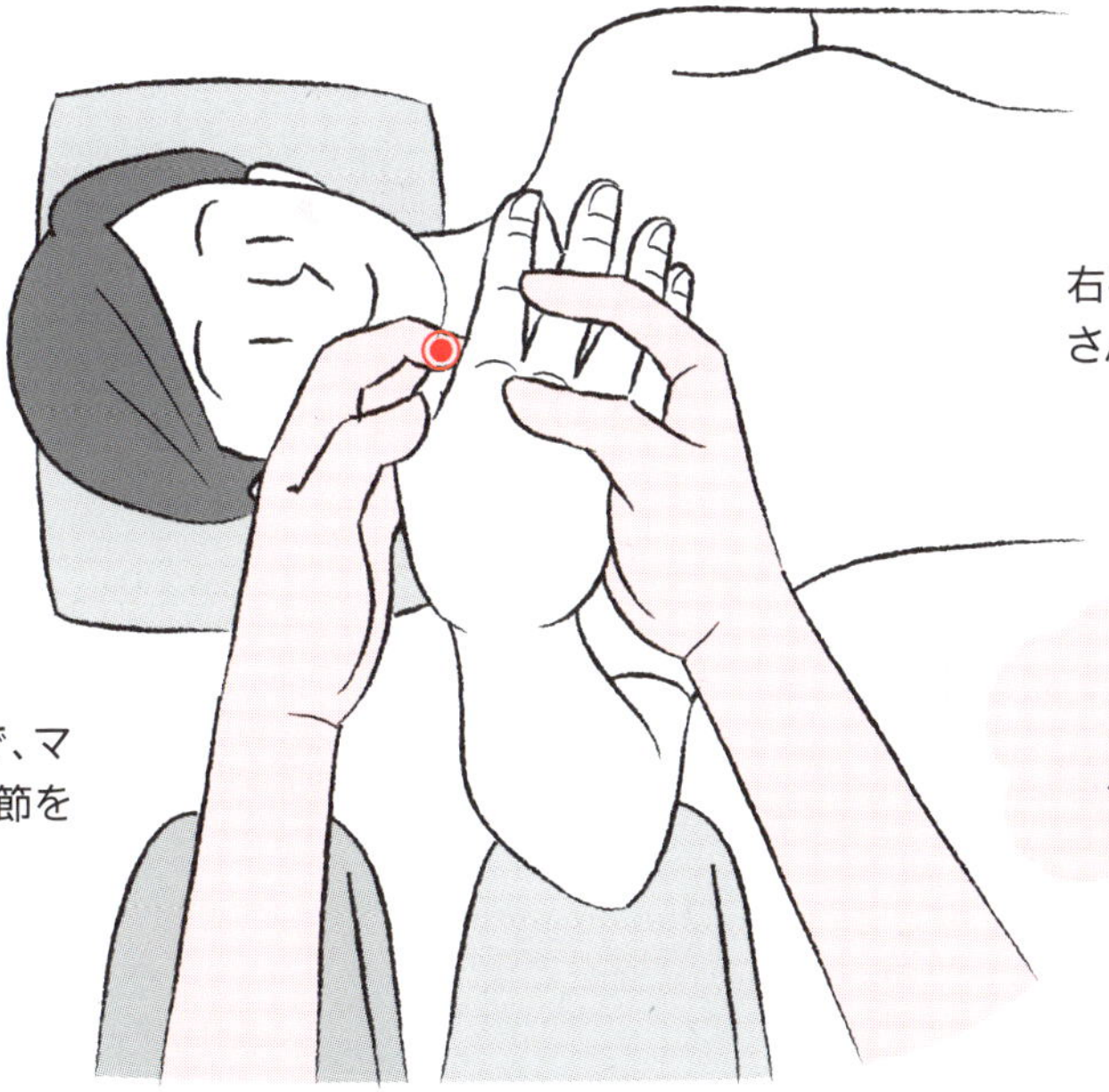

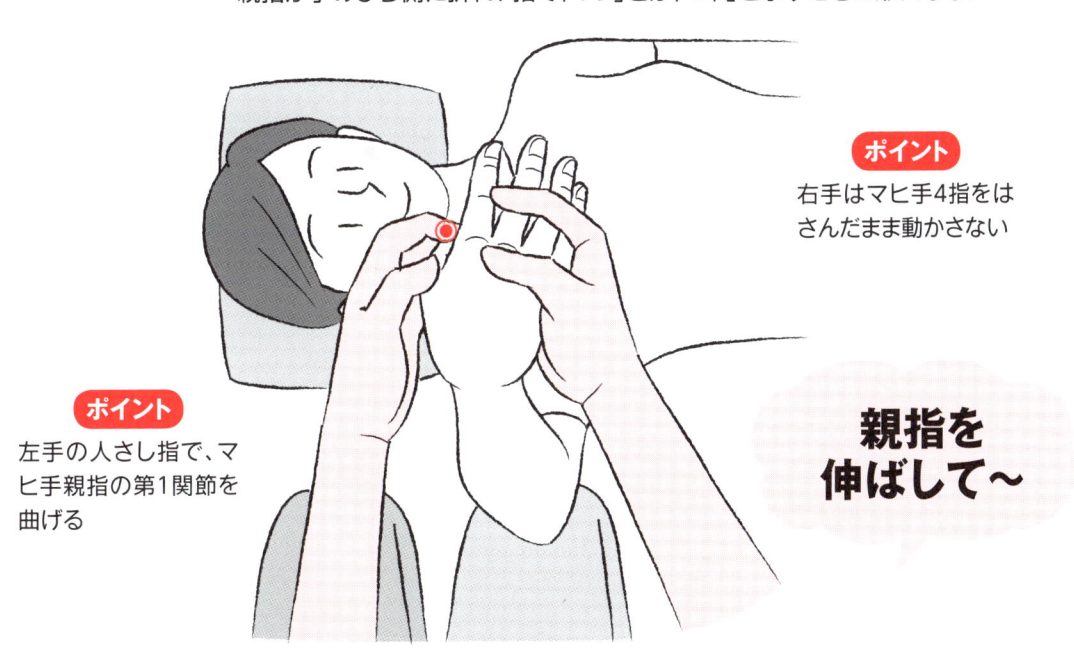

ポイント
右手はマヒ手4指をはさんだまま動かさない

ポイント
左手の人さし指で、マヒ手親指の第1関節を曲げる

親指を伸ばして～

図中マークの説明 ◉=押す・押さえる　=たたく　=こする・すべらせる　=動かす　=回す

※特にことわりのない場合、左マヒの介助は左右が逆になる（介助者の「右手」が「左手」になる等）と考えてください。

親指で押し、人さし指と中指で持ち上げる

続けて、左手親指でマヒ手親指の付け根を押し、親指を外へ伸ばしてもらいます。人さし指と中指は伸展を妨げないようについていき、マヒ手親指の運動が止まったら、すっと持ち上げます（**3**）。これによりマヒ手親指が外へ伸び、「母指の伸展・外転」が促されます。

　マヒ手親指と人さし指の間が広がったら（**4**）、「はじめの姿勢」に戻ります。慣れてきたらテンポよく**1**から**4**を繰り返します。

母指《ぼし》の外転《がいてん》

親指を外側に開く動き

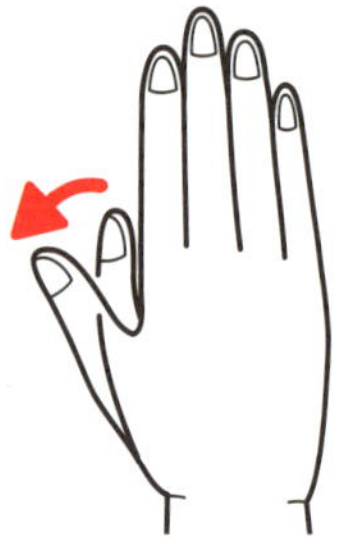

3 左手親指でマヒ手親指の付け根を押し、人さし指と中指ですっと持ち上げる

「外へ」と声をかけながら、マヒ手親指の運動が止まったら、人さし指と中指で下から持ち上げる。マヒ手親指が自然と外に伸びる形になる。

ポイント

左手の親指でマヒ手親指の付け根を指先が伸びるように押す

ポイント

親指の運動が止まったら、左手の人さし指・中指ではさんで持ち上げる

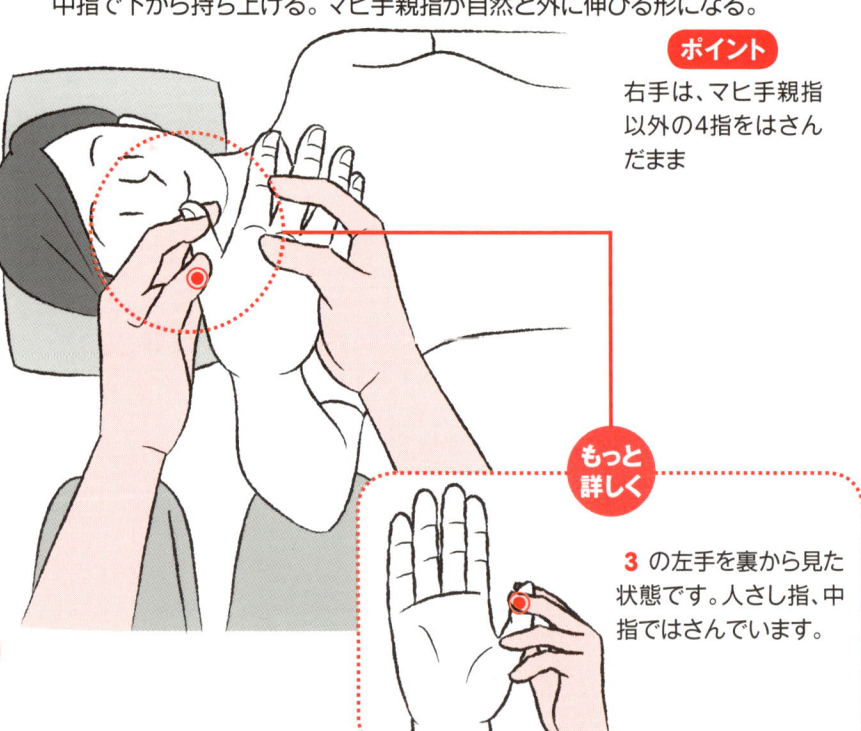

ポイント

右手は、マヒ手親指以外の4指をはさんだまま

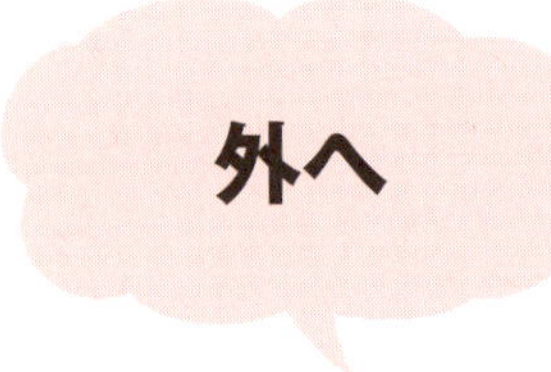

もっと詳しく

3 の左手を裏から見た状態です。人さし指、中指ではさんでいます。

4 マヒ手親指と人さし指の間を広げる

左手の人さし指と中指でマヒ手親指を外側へ伸ばす。

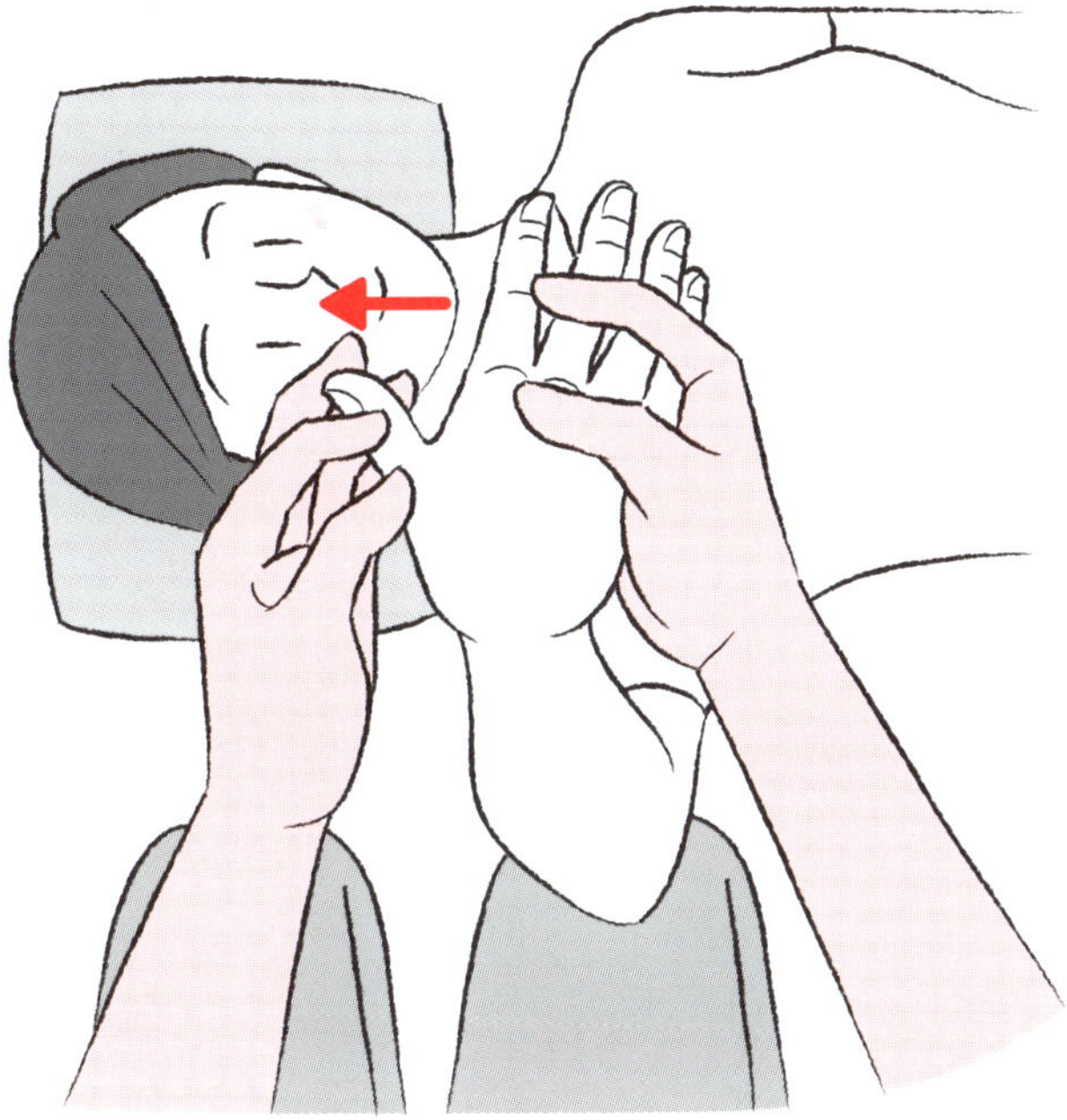

ポイント

右手は、マヒ手親指以外の4指をはさんだまま

5 1に戻り、繰り返す

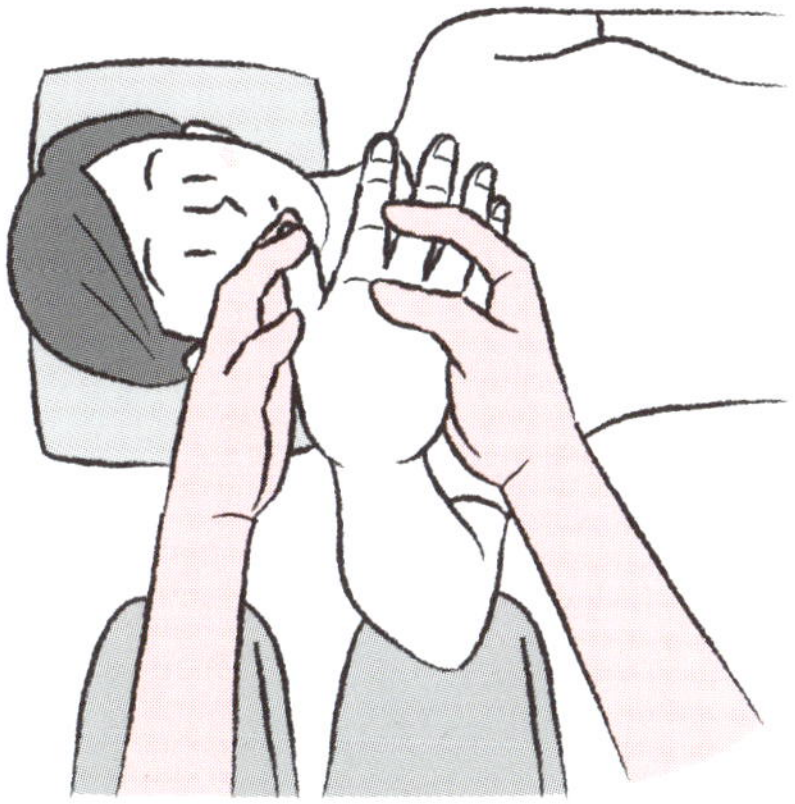

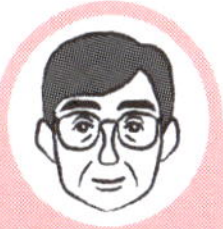

Dr.川平 アドバイス

マヒ肢手のひらを本人の顔のほうへ向けてトレーニングすると、自分の指の動きが分かり、励みになります。

図中マークの説明 ◎=押す・押さえる　=たたく　=こする・すべらせる　=動かす　=回す

トレーニング15 指

親指を手のひら側へ伸ばす

マヒ手4指をはさみ親指を引く

親指の可動範囲を広げるために、「母指《ぼし》の掌側外転《しょうそくがいてん》」を促します。介助者はマヒ側に座り、自分の右ひざの上にマヒ肢を乗せ、マヒ肢の手首を伸ばします。

右手の人さし指と中指の間で、マヒ手の4指をはさみます。左手は親指と人さし指で、マヒ手親指の爪を両わきからつまみ、他の指は浮かせておきます（1）。

はじめに、「親指を顔のほうへ動かして」と声をかけ、マヒ手親指をすっと引きます（2）。

母指《ぼし》の掌側外転《しょうそくがいてん》

親指を掌《てのひら》側へ開く動き

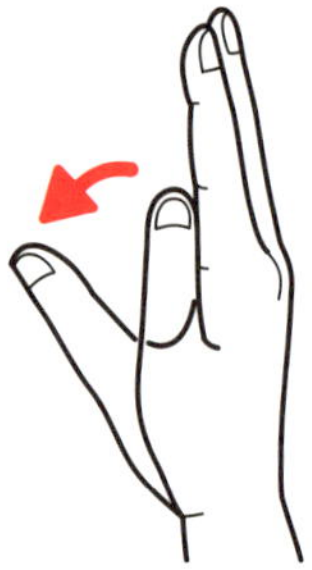

1

はじめの姿勢

右手でマヒ手4指をはさみ、左手の指でマヒ手親指をつまむ

マヒ肢の手首を伸ばした状態でスタート。

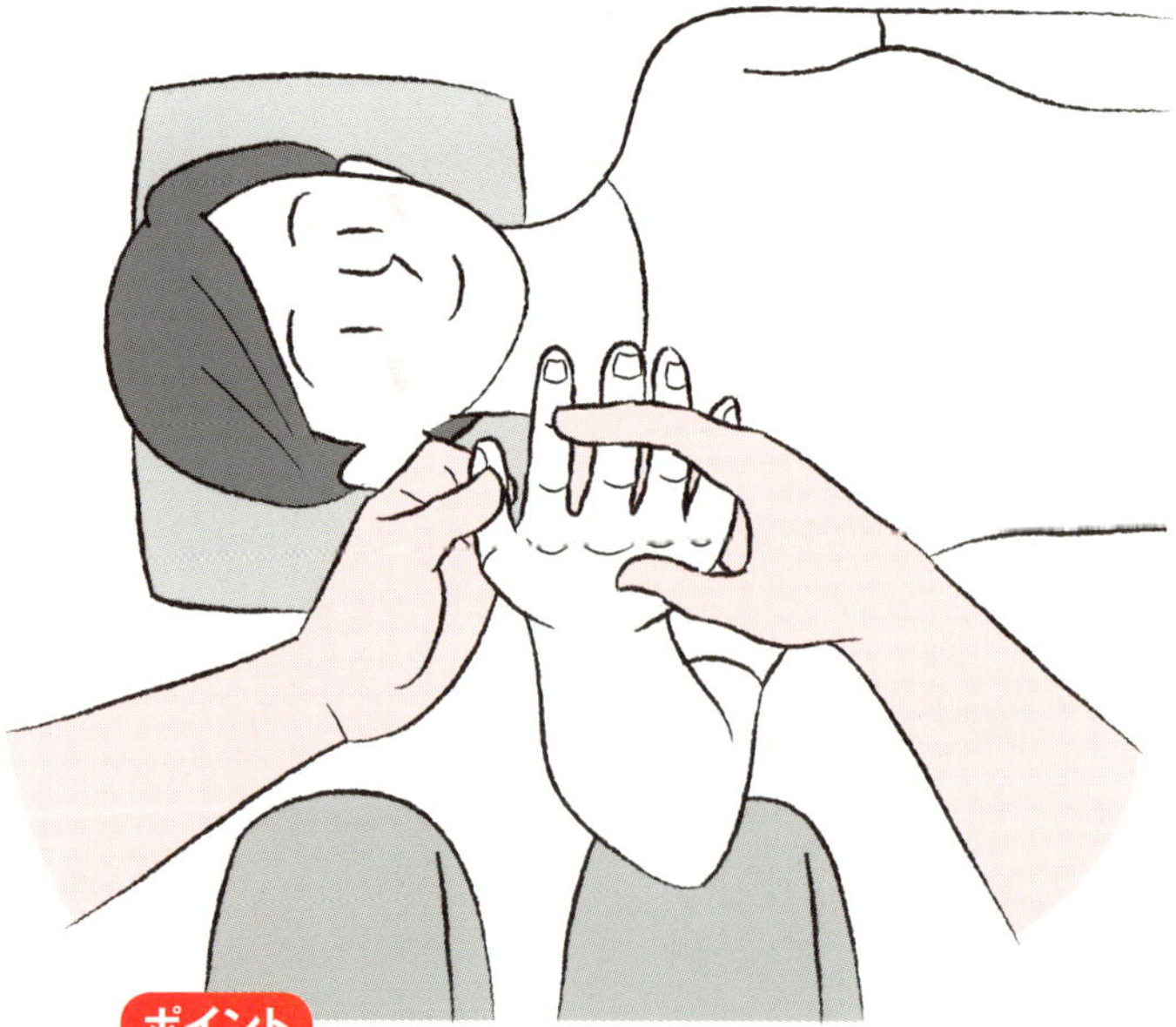

ポイント

右手は親指をマヒ手の甲に置き、人さし指と中指でマヒ手4指をはさむ

ポイント

左手の親指と人さし指でマヒ手親指の爪を両わきからつまむ

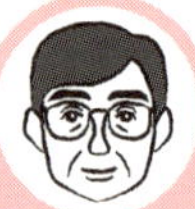

Dr.川平 アドバイス

マヒ手を右手の人さし指と中指ではさみにくい場合は、親指と人さし指ではさんでもよいでしょう。

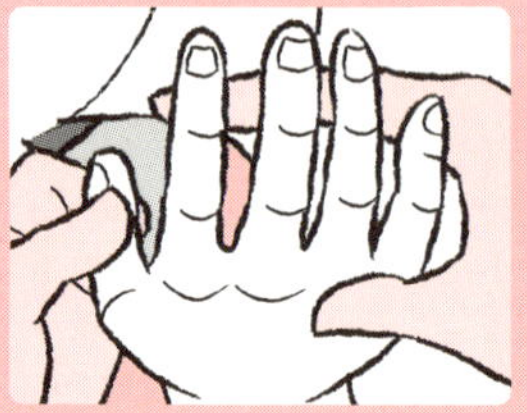

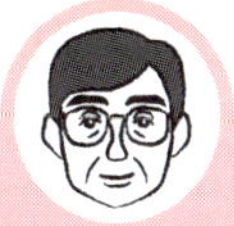

Dr.川平　アドバイス

介助者はマヒ手親指をつまむとき、左のひじを横に張ってつまんでみてください。手首を回すだけで、マヒ手親指を操作することができます。

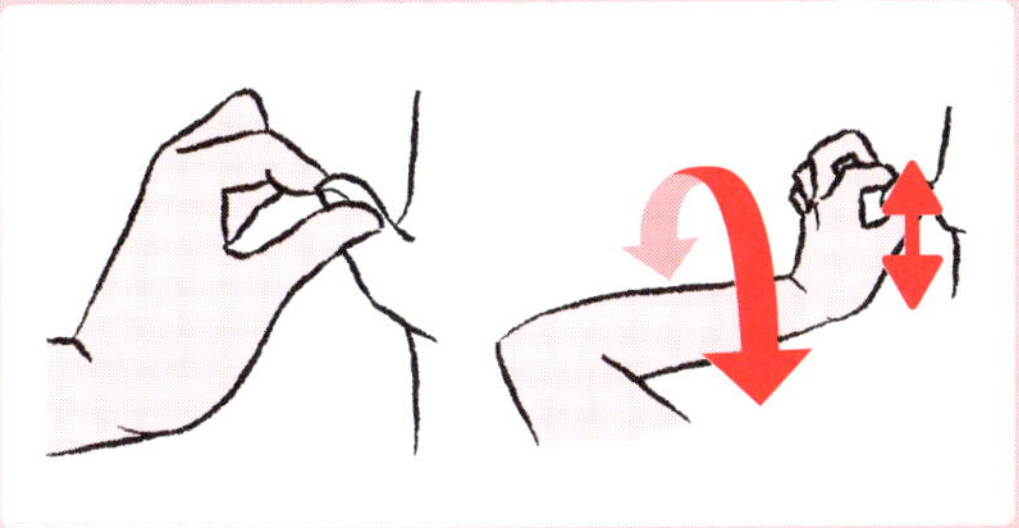

2 マヒ手親指を引く

「親指を顔のほうへ動かして」と声をかけ、左手の親指と人さし指でつまんだマヒ手親指を人さし指の横へ引く。

ポイント

横に張った左ひじの手首を回してマヒ手親指を人さし指の横に引く

ポイント

左手の中指･薬指･小指は浮かしたまま

ポイント

右手はマヒ手4指の第1関節をはさんだまま

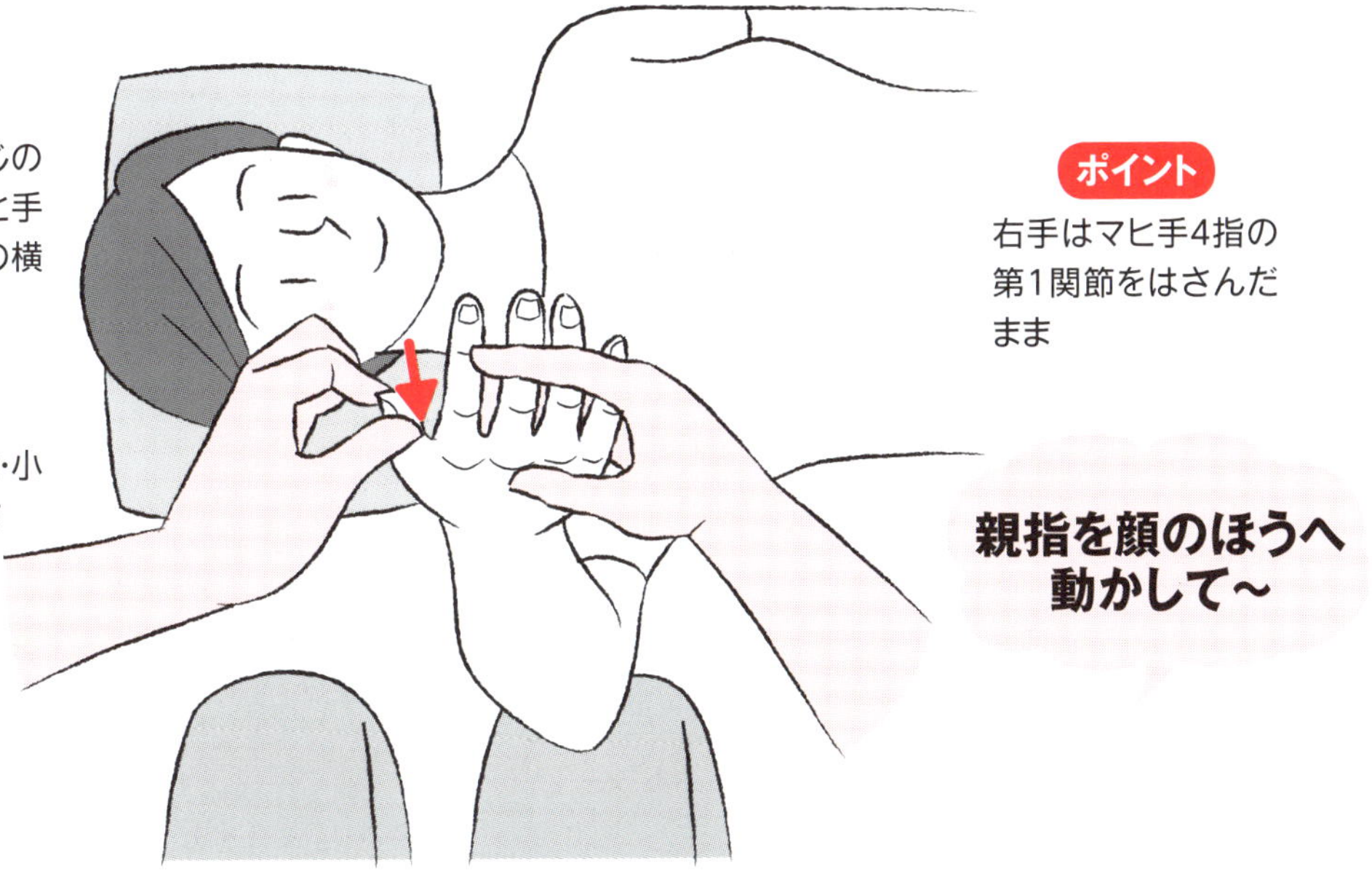

図中マークの説明	◉=押す・押さえる　=たたく　=こする・すべらせる　=動かす　=回す

※特にことわりのない場合、左マヒの介助は左右が逆になる（介助者の「右手」が「左手」になる等）と考えてください。

母指球の外側をたたき、親指を対立位にする

左手薬指と小指で母《ぼ》指《し》球《きゅう》の外側をたたき（**3**）、マヒ手親指の掌側外転を促します。

介助者は、左手の親指と人さし指で、マヒ手親指の運動を誘導します（**4**）。これにより、マヒ手親指は自然と対立位へ動きます（掌《しょう》側《そく》外《がい》転《てん》）。

「はじめの姿勢」に戻り、**4**までをテンポよく繰り返します。

3 マヒ手親指の母指球をたたく

左手の薬指と小指で、マヒ手親指の母指球の外側をたたく。

もっと詳しく

㊟爪をたてない!

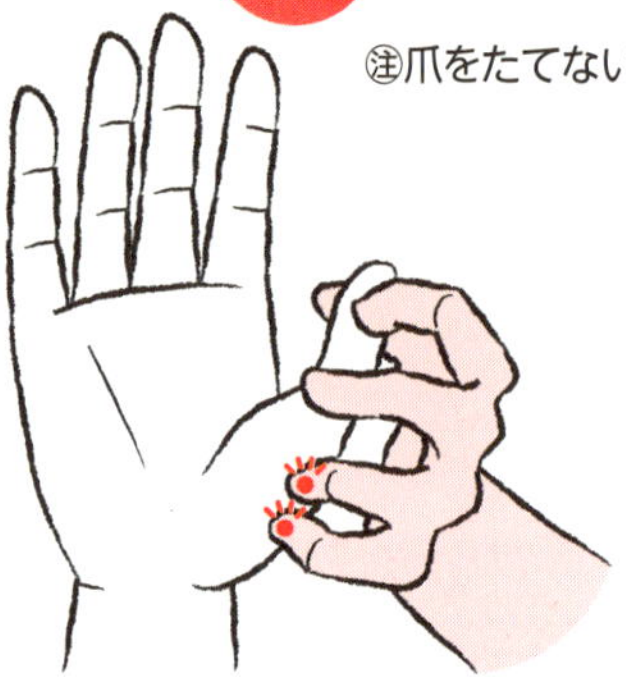

3 の左手を裏から見た状態です。薬指と小指で、マヒ手親指の付け根の母指球の外側をたたきます。

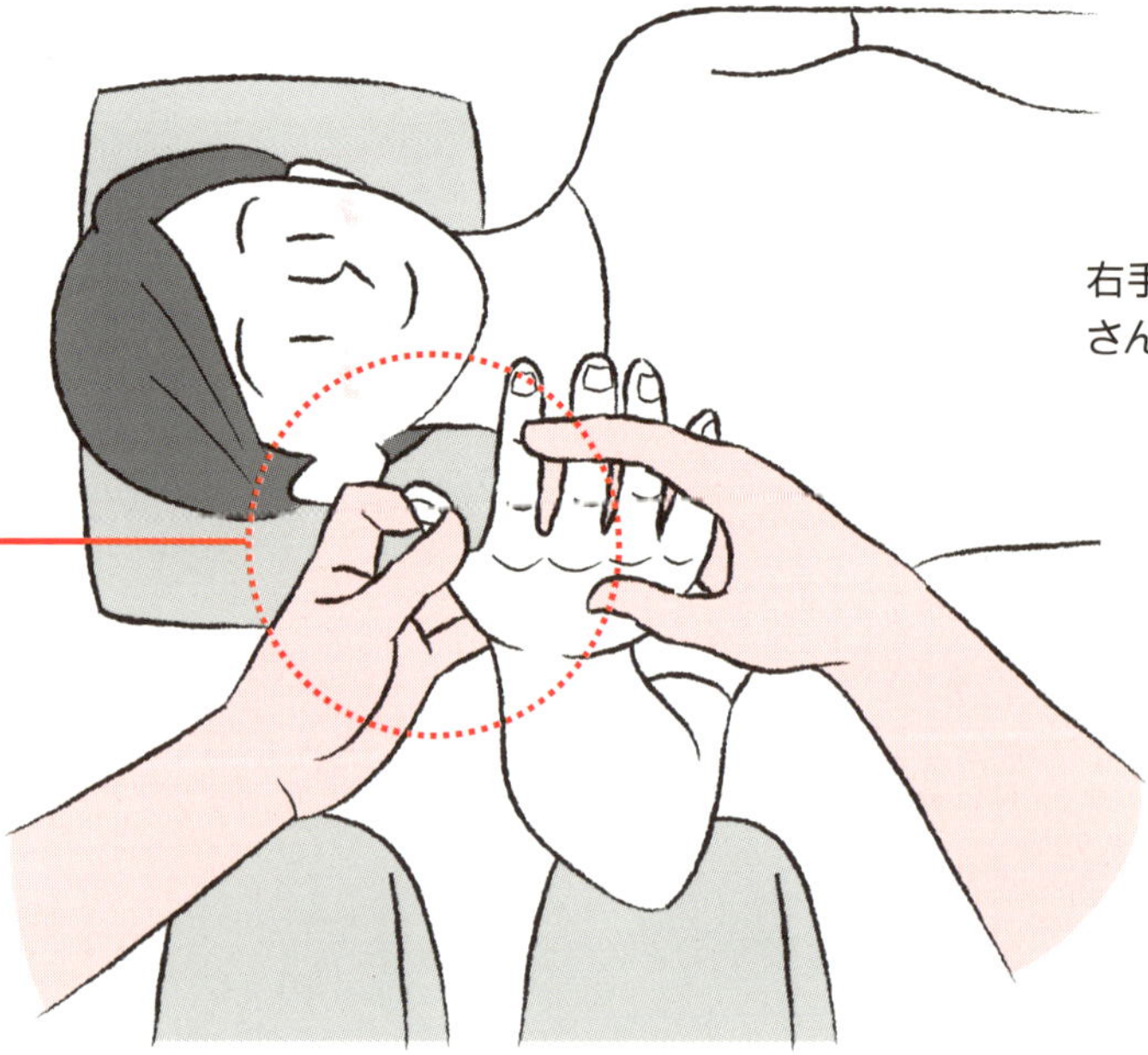

ポイント

右手はマヒ手4指をはさんだまま

ポイント

左手の薬指と小指は母指球外側をたたいたら、そのまま押しつけておく

4 マヒ手親指を付け根から手のひら側へ伸ばしてもらう

「伸ばす～」のかけ声とともにマヒ手親指を手のひら側へ伸ばすよう促す。

もっと詳しく

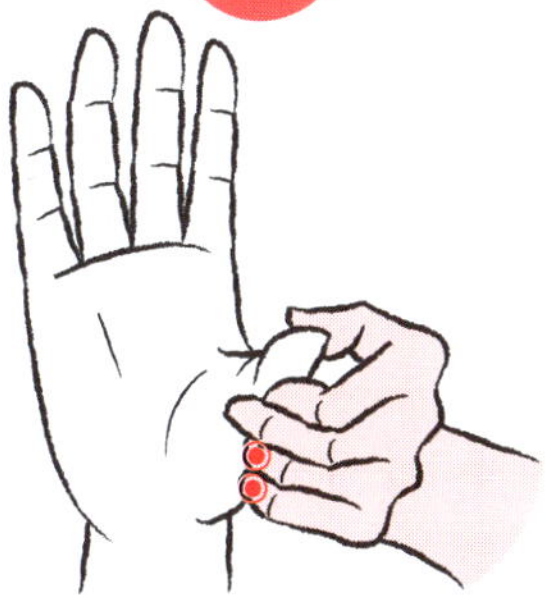

4 の左手を裏から見た状態です。介助者の薬指･小指が母指球の外側を刺激し、マヒ手親指が大きく掌側外転しています。

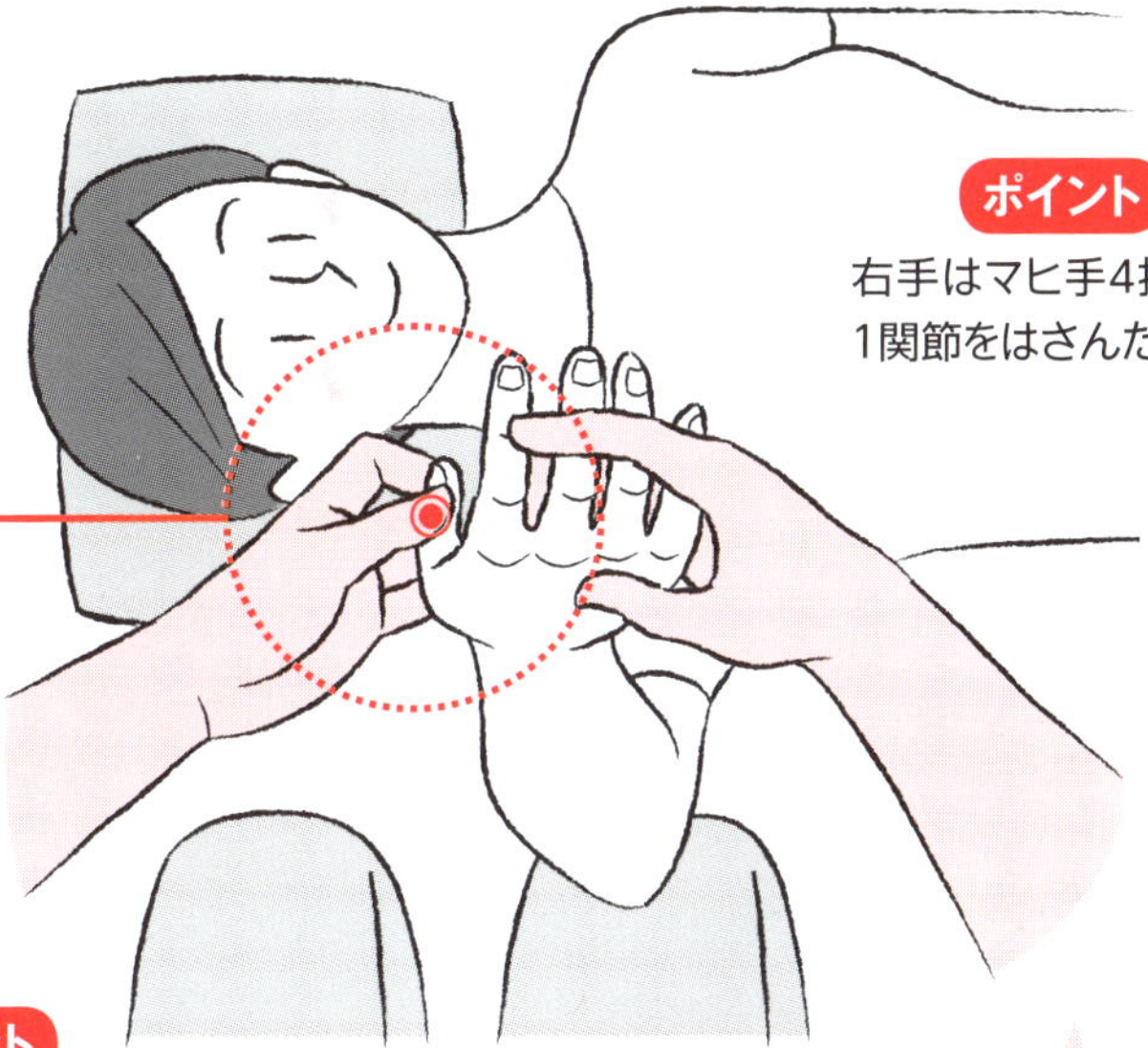

ポイント
右手はマヒ手4指の第1関節をはさんだまま

ポイント
左手の親指と人さし指で、マヒ手親指を誘導する

ポイント
左手の薬指と小指は母指球に押しつけたまま

伸ばす～

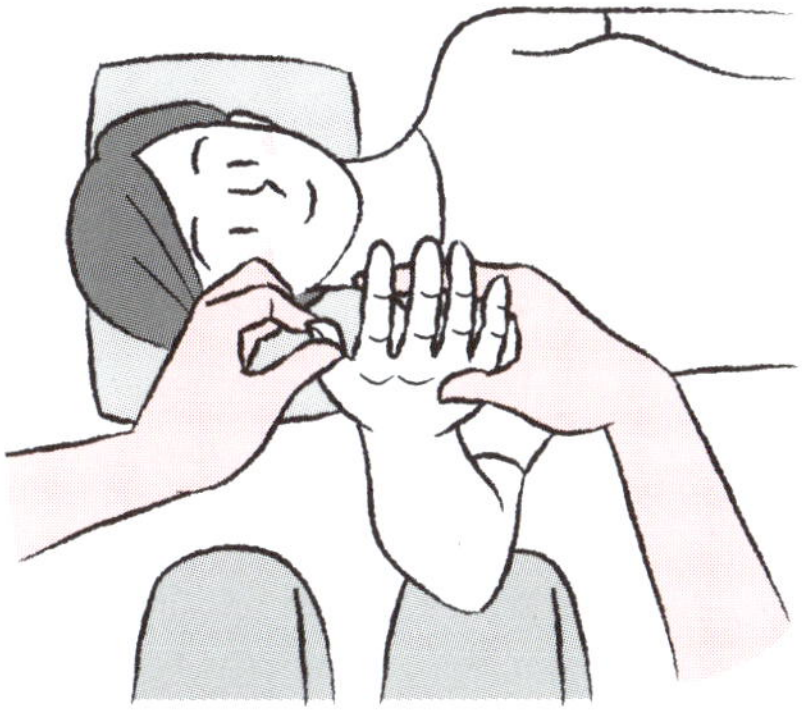

5 1 に戻り、繰り返す

図中マークの説明　◉＝押す・押さえる　＝たたく　＝こする・すべらせる　＝動かす　＝回す

トレーニング16 指

親指を外側へ伸ばす

付け根を押し込み、親指を伸ばす

マヒ手親指に自発的な動きが出たら、介助なしに親指を外へ伸ばす、自らの「母指《ほし》の伸展《しんてん》・外転《がいてん》」を促します。

介助者はマヒ側に座り、マヒ肢を自分の右ひざに乗せ、マヒ肢の手首を掌屈《しょうくつ》させます。

右手の人さし指と中指の間で、マヒ手親指以外の4指をはさみます。

左手は、親指をマヒ手親指の付け根に、中指を指先に置き、その他の指はどこにもつけず浮かします（1）。

はじめに「親指を伸ばして」と声をかけ、左手の中指で、マヒ手親指を曲げます（2）。

1

はじめの姿勢

右手でマヒ手4指をはさみ、左手の親指と中指をマヒ手親指に置く

マヒ肢手首を曲げ、手のひらを下に向けた状態でスタート。

ポイント

左手の人さし指・薬指・小指は浮かす

ポイント

左手の中指はマヒ手の親指先に置く

ポイント

左手の親指はマヒ手親指の付け根に置く

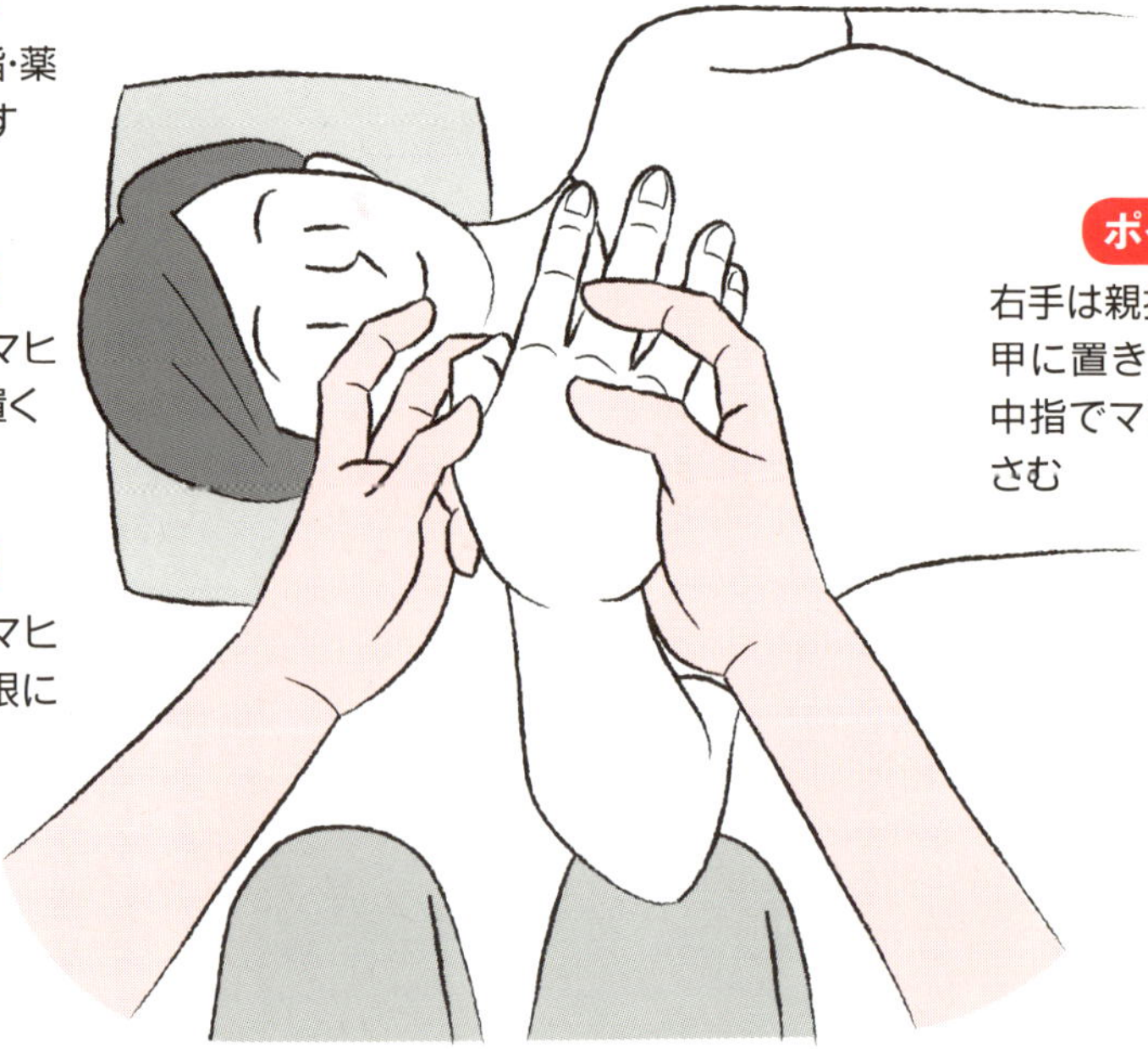

ポイント

右手は親指をマヒ手の甲に置き、人さし指と中指でマヒ手4指をはさむ

2 左手の中指で、マヒ手親指を曲げる

「親指を伸ばして〜」と声をかけ、付け根を曲げる。マヒ手親指が手のひら側に伸び、指で「4つ」とか「4本」と示すときの形になる。

ポイント
左手の人さし指・薬指・小指は浮かしたまま

ポイント
左手中指で押し、マヒ手親指を曲げる

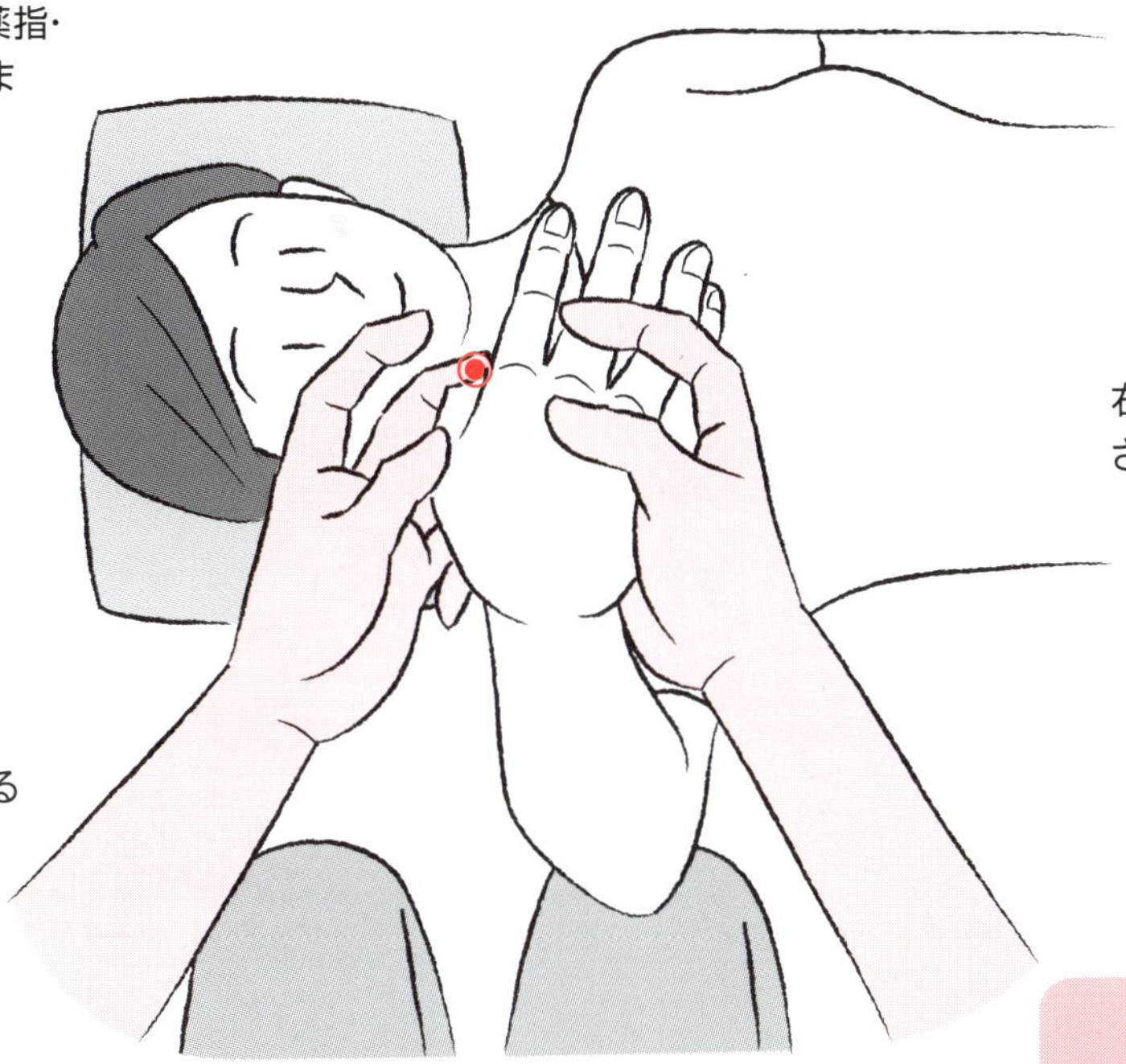

ポイント
右手はマヒ手4指をはさんだまま

親指を伸ばして〜

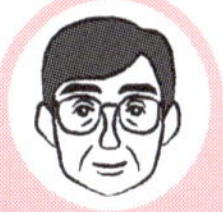

Dr.川平 アドバイス

左手の中指は、マヒ手親指の指先から離さないでください。マヒ手親指の付け根を曲げる親指の位置がぶれません。また、マヒ手親指の自発的な動きを感じることができます。

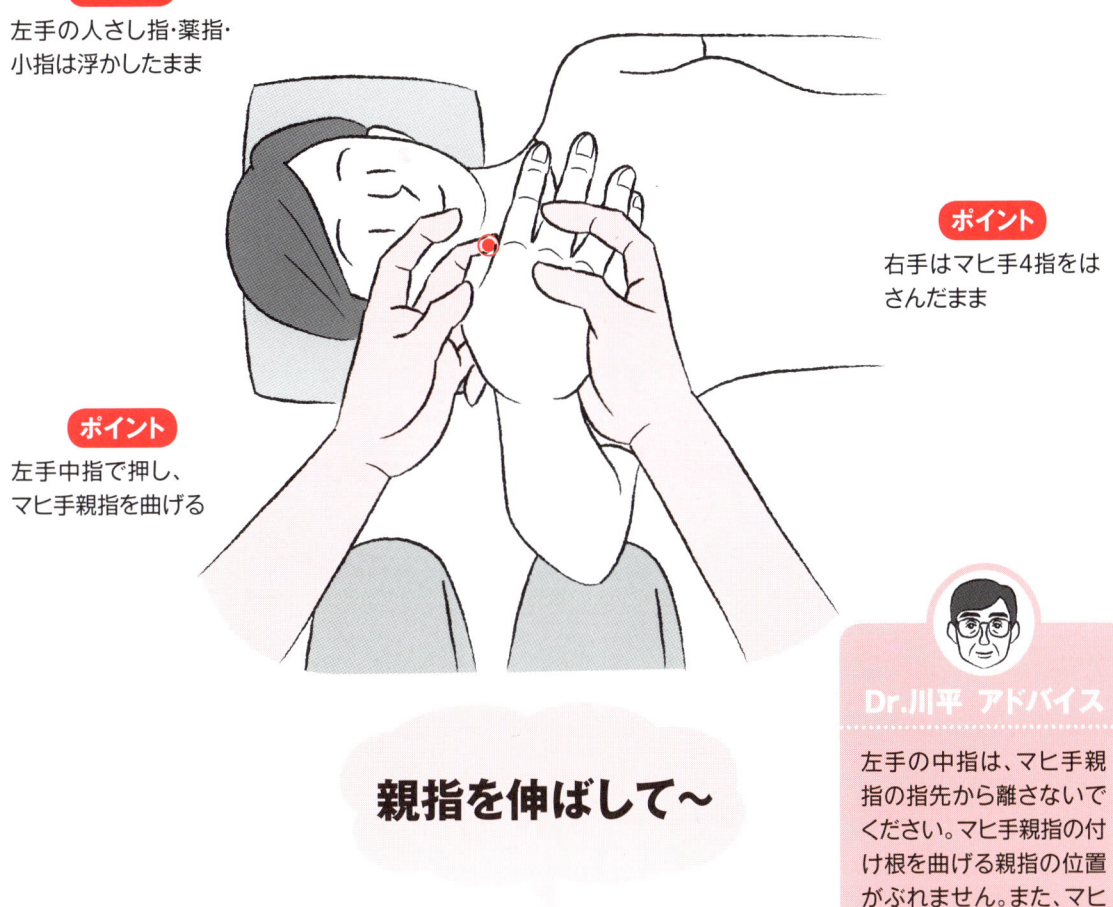

図中マークの説明 ＝押す・押さえる　＝たたく　＝こする・すべらせる　＝動かす　＝回す

※特にことわりのない場合、左マヒの介助は左右が逆になる（介助者の「右手」が「左手」になる等）と考えてください。

親指を外へ伸ばしてもらう

続けて、マヒ手親指の付け根を押し、自分の力で外へと伸ばしてもらいます（3）。自発的な動きがあるかどうかは、マヒ手親指の指先に置いた中指で感じとることができるでしょう。

マヒ手親指を伸ばし、人さし指との間をできるだけ広げてもらったら（4）、1に戻り、4までをテンポよく繰り返します。

トレーニング⑯は、親指のくっつき・固まりの予防にもなります。親指を動かせるようになっても続けましょう。

もっと詳しく

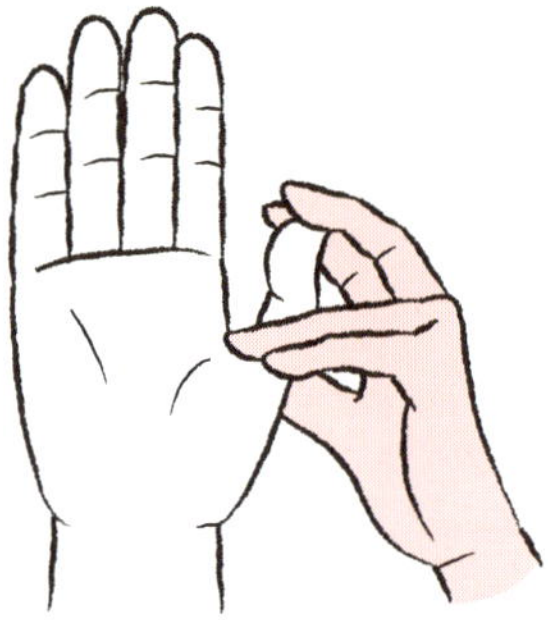

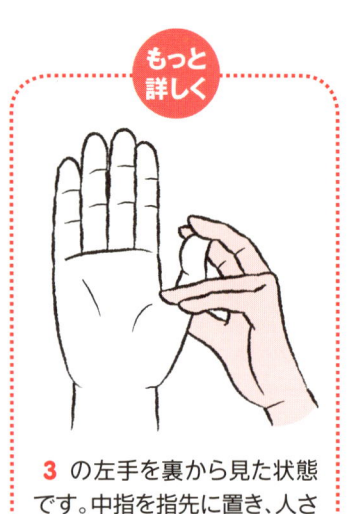

3 の左手を裏から見た状態です。中指を指先に置き、人さし指・薬指・小指は浮かせます。

3 マヒ手親指を自分の力で外へ伸ばしてもらう

「外へ」と声をかけながら、マヒ手の親指の付け根を内前方へ押し、伸ばすよう促す。

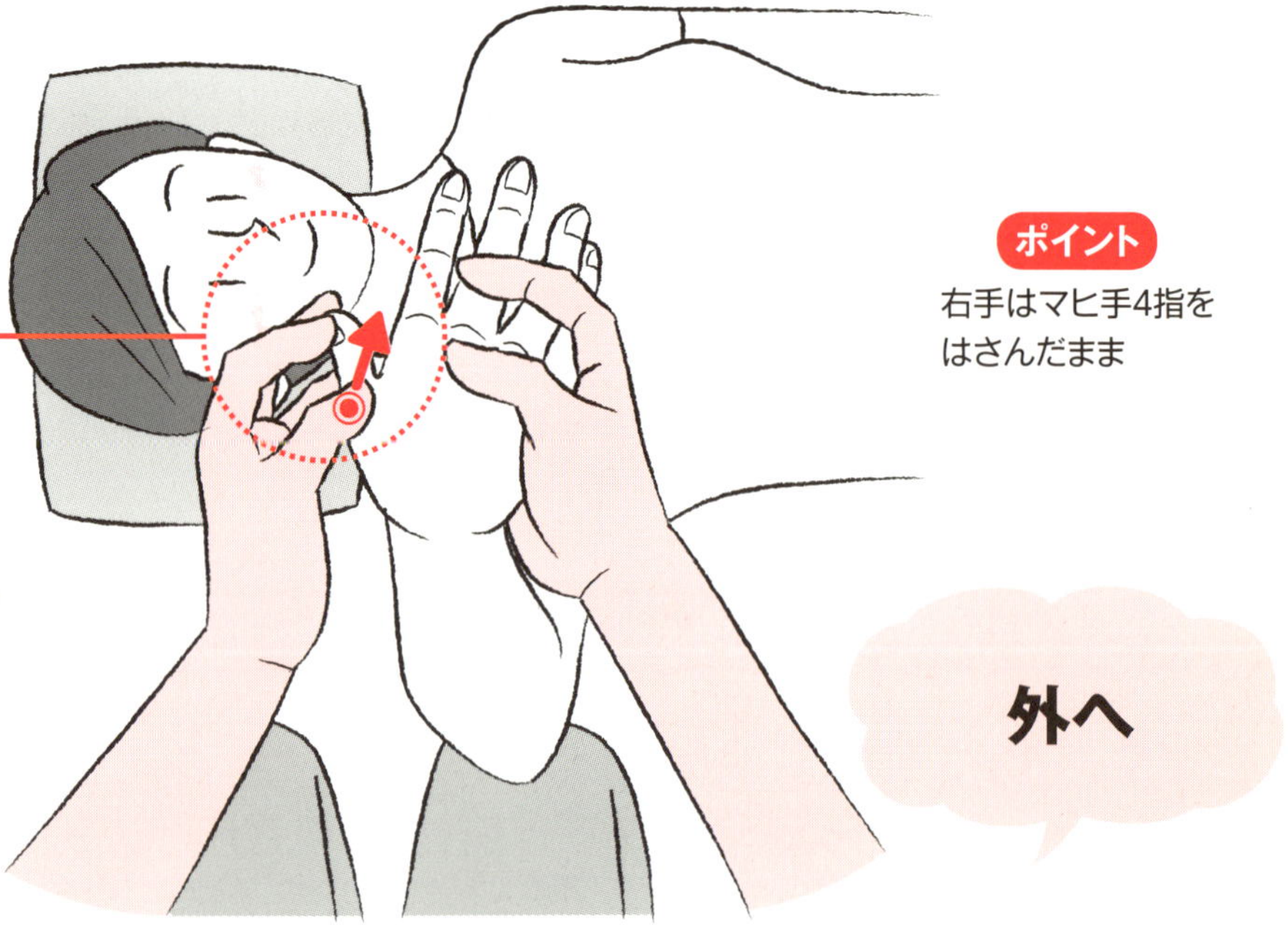

ポイント
右手はマヒ手4指をはさんだまま
ポイント
左手の親指で押す
外へ

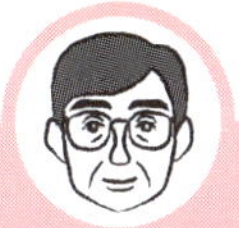

Dr.川平 アドバイス

トレーニング⑯は、親指と人さし指側面の間で物をはさむ「ラテラルピンチ」の動きにつながります。親指と人さし指の間が少しずつ広がっていく、そのプロセスを楽しみながらトレーニングを続けましょう。

4 マヒ手親指と人さし指の間をできるだけ広げてもらう

マヒ手親指がまっすぐ伸び、外転した状態になる。

ポイント
左手の中指でマヒ手親指の自発的な動きを確かめる

ポイント
左手の親指と中指は添えるだけ

ポイント
できるところまで広げてもらう

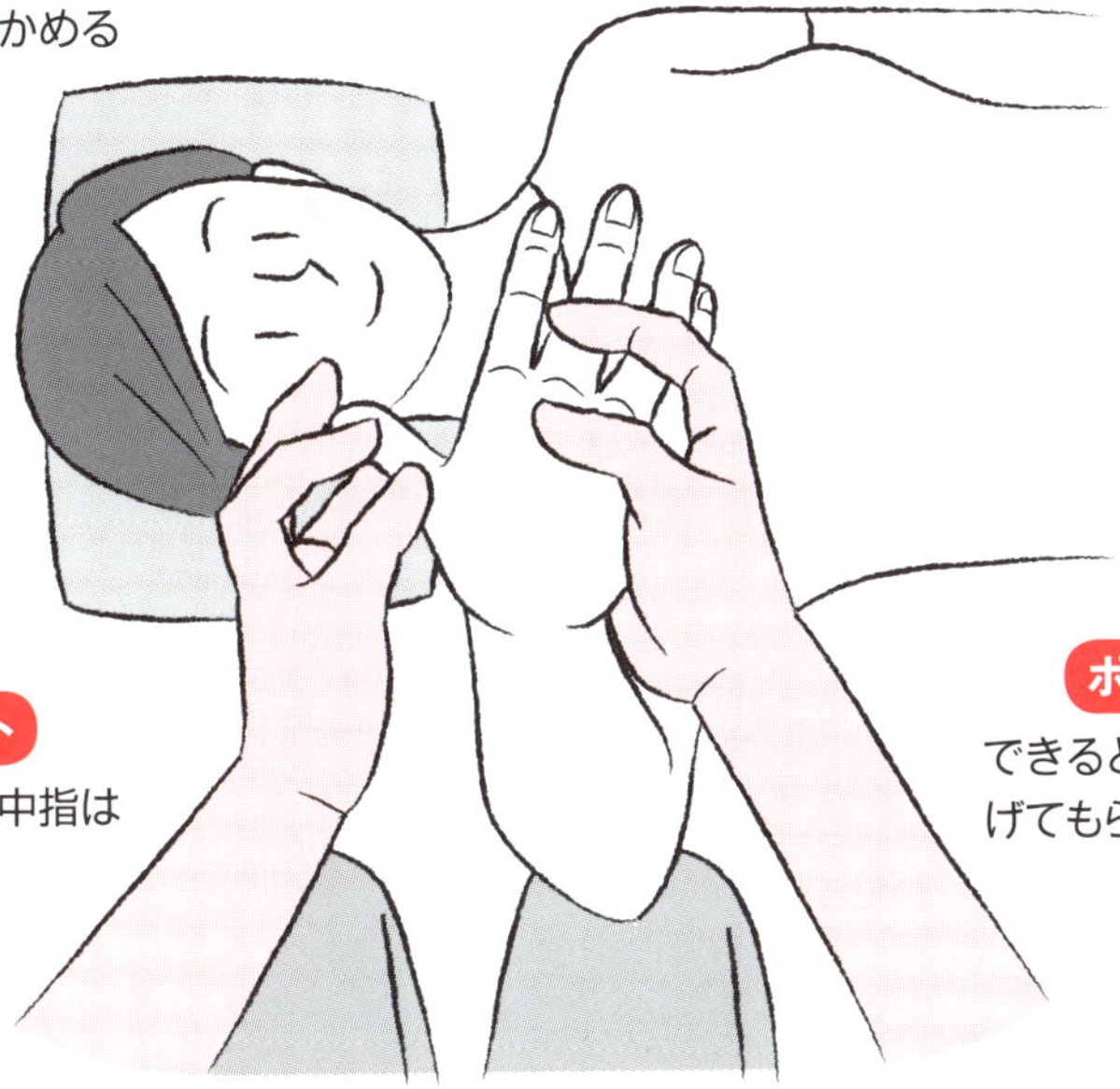

5 1 に戻り、繰り返す

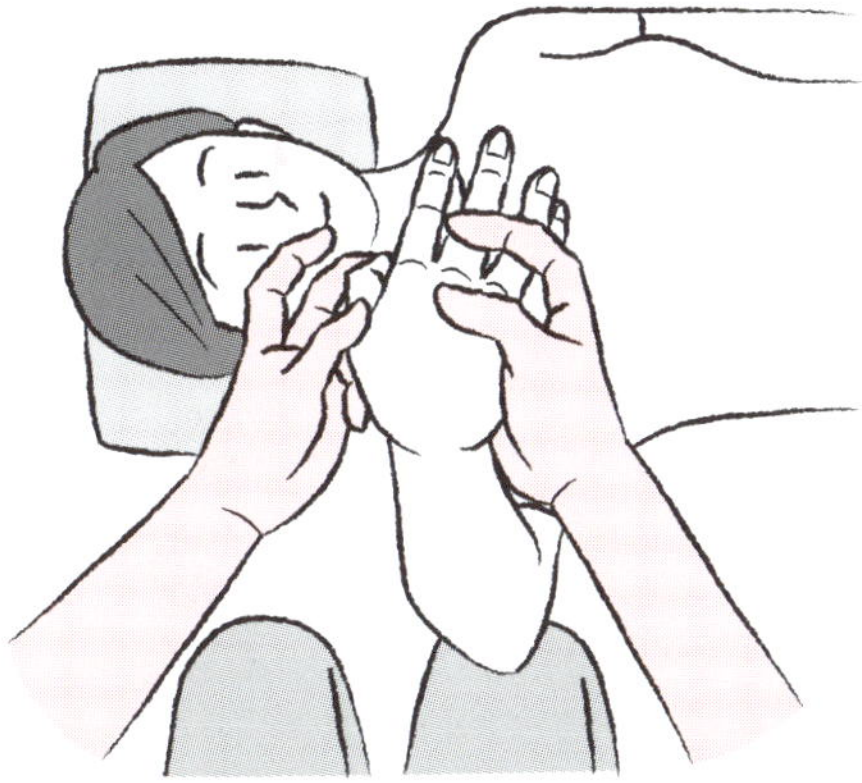

母指《ぼし》の外転《がいてん》

親指を外側に開く動き

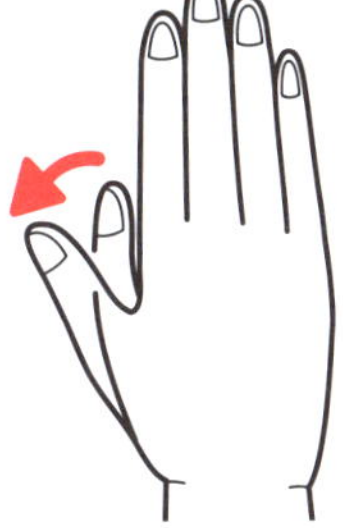

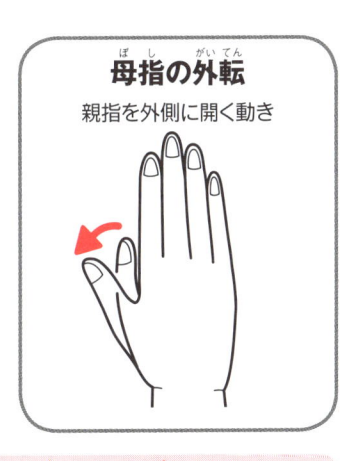

図中マークの説明 ◉＝押す・押さえる　＝たたく　＝こする・すべらせる　＝動かす　＝回す

トレーニング 17 指
親指と小指を向き合わせる

親指と小指が向き合うよう丸めてもらう

　母《ぼ》指《し》対《たい》立《りつ》に必要な「手指の開《かい》外《がい》と手のひらのアーチ維持」を促します。

　介助者はマヒ側に座り、マヒ肢のひじを自分の右ひざに乗せます。

　はじめに、左手でマヒ手親指を、右手でマヒ手小指をはさみ、軽く外側へ引っ張り、手のひらを広げます（1）。

　続いて、ボールをつかむように、手のひらをゆっくり丸めてもらいます。丸めきったときには、裏から見ると、マヒ手親指と小指は向かい合う形になっています（2）。「母指対立」と「手のひらのアーチ」ができました。

　これを繰り返します。

1

はじめの姿勢

両手でマヒ手親指と小指をはさむ

マヒ手親指と小指の第1関節から下をはさんだ状態でスタート。

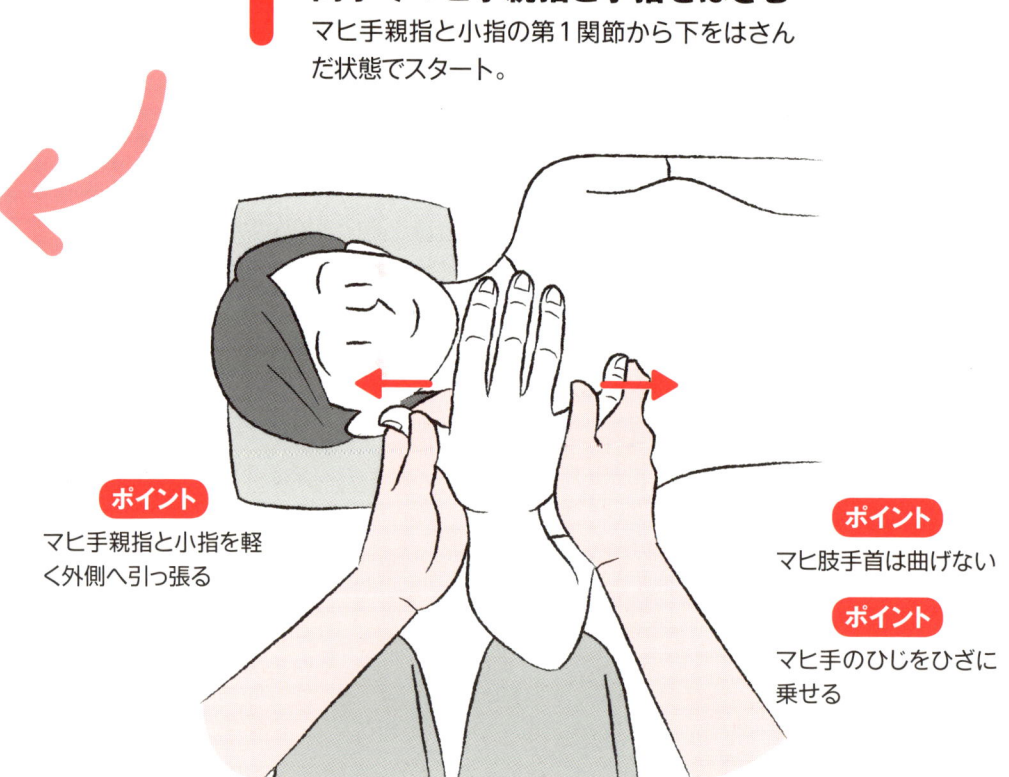

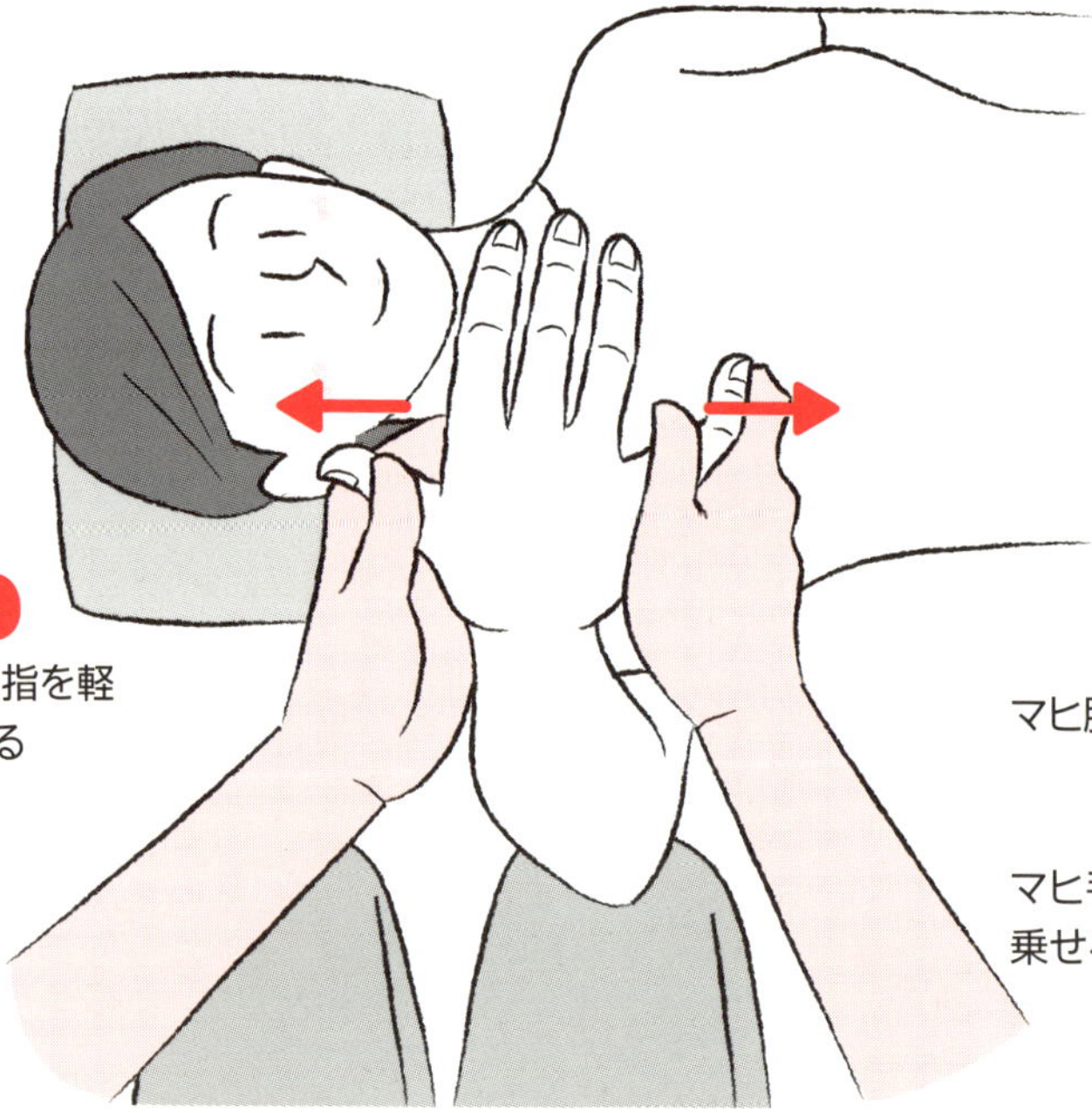
ポイント
マヒ手親指と小指を軽く外側へ引っ張る
ポイント
マヒ肢手首は曲げない
ポイント
マヒ手のひじをひざに乗せる

2 ボールをつかむように手のひらを丸めてもらう

「(ボールを)つかんで〜」のかけ声とともに、指を動かしてもらう。
介助者はマヒ手親指と小指を向かい合わせる。**1**、**2** を繰り返す。

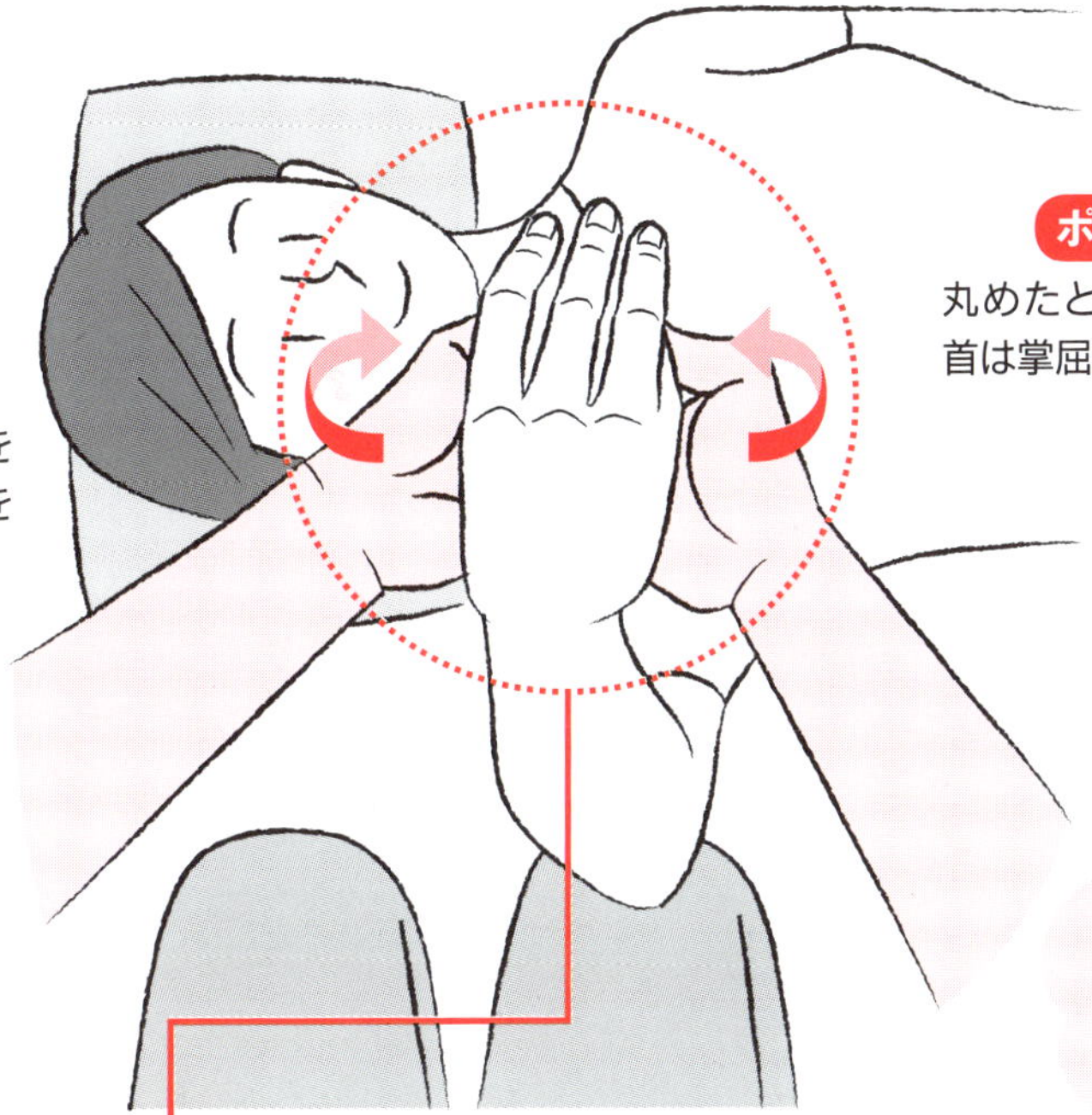

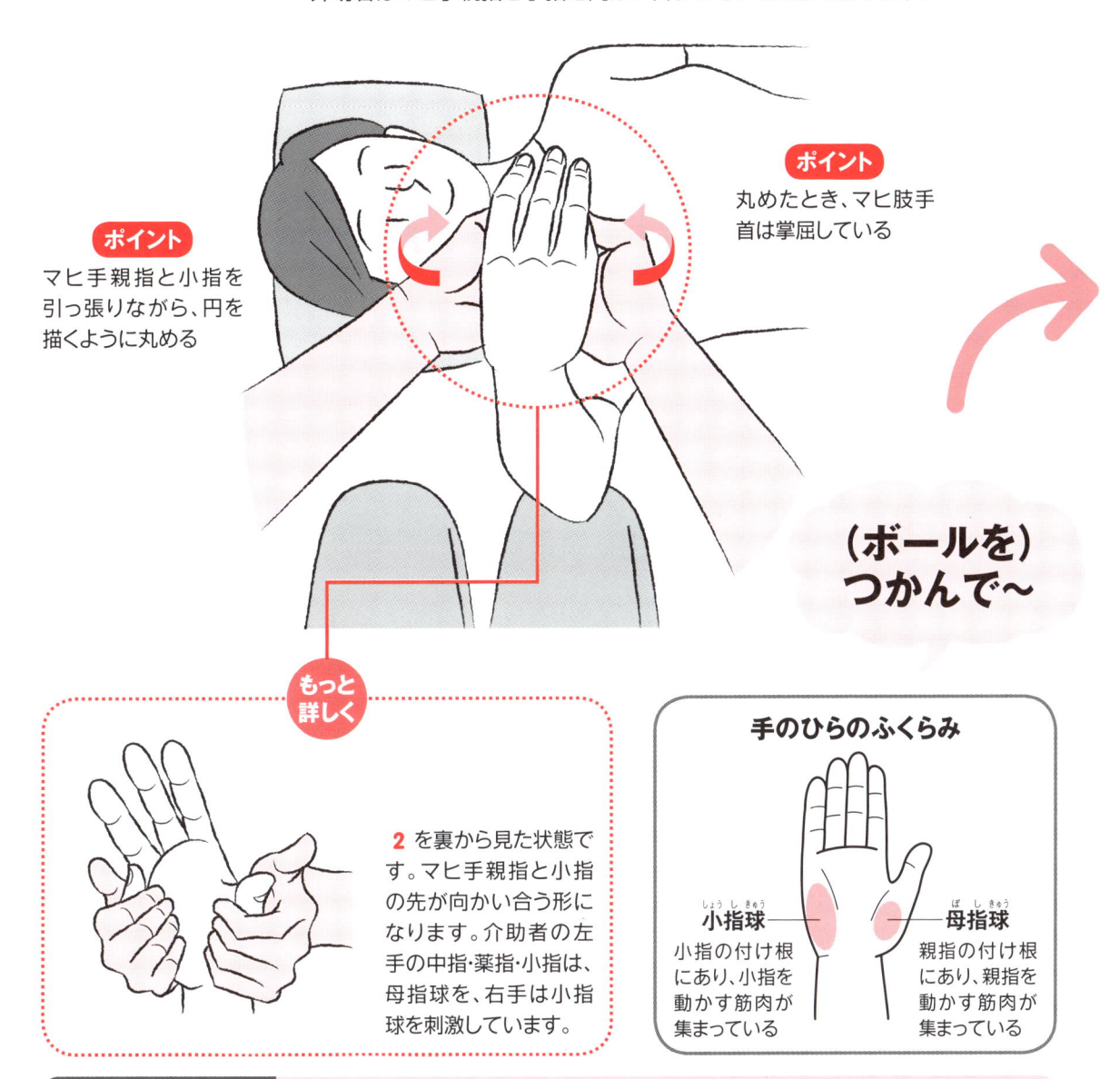

ポイント

マヒ手親指と小指を引っ張りながら、円を描くように丸める

ポイント

丸めたとき、マヒ肢手首は掌屈している

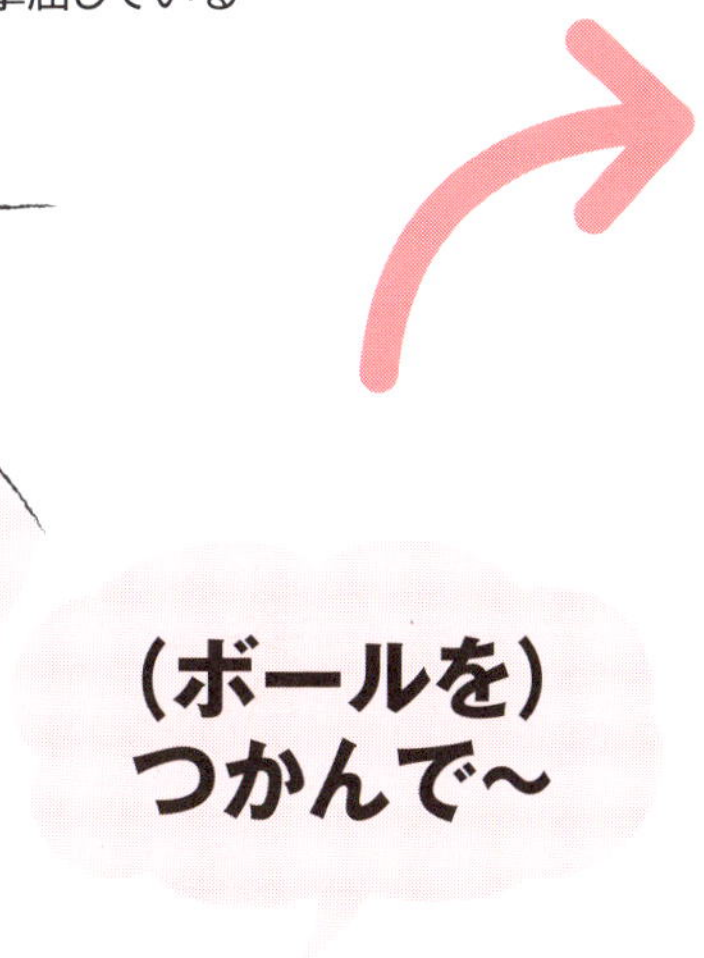

もっと詳しく

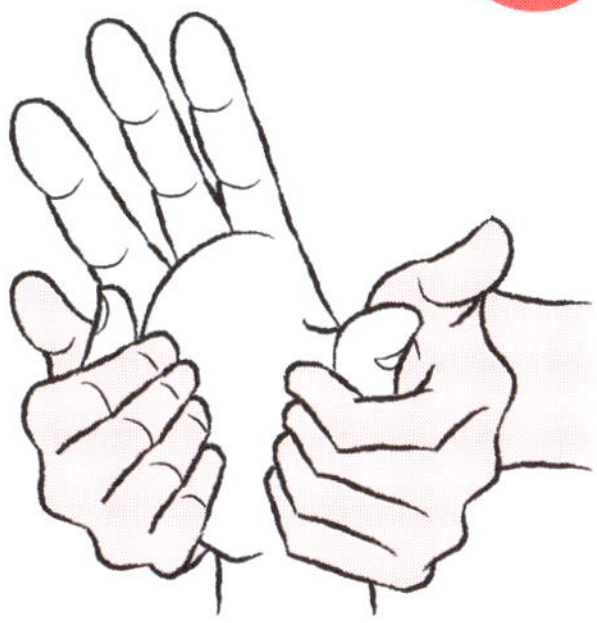

2 を裏から見た状態です。マヒ手親指と小指の先が向かい合う形になります。介助者の左手の中指・薬指・小指は、母指球を、右手は小指球を刺激しています。

手のひらのふくらみ

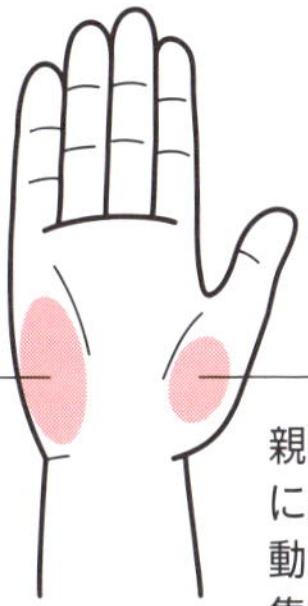

小《しょう》指《し》球《きゅう》
小指の付け根にあり、小指を動かす筋肉が集まっている

母《ぼ》指《し》球《きゅう》
親指の付け根にあり、親指を動かす筋肉が集まっている

図中マークの説明 ◎=押す・押さえる　=たたく　=こする・すべらせる　=動かす　=回す

※特にことわりのない場合、左マヒの介助は左右が逆になる(介助者の「右手」が「左手」になる等)と考えてください。

トレーニング18 指

人さし指だけを伸ばす

人さし指を押し込み、折り曲げる

「人さし指の伸展《しんてん》」を促し、人さし指だけの曲げ伸ばしを目指します。介助者はマヒ側に座り、自分の右ひざの上にマヒ肢のひじを乗せ、マヒ肢の手首を掌屈《しょうくつ》させます。

右手の親指をマヒ手の背に置き、人さし指と中指の間で、マヒ手中指・薬指・小指の3指をはさみます。

左手は、親指をマヒ手人さし指の延長上の背に、薬指をマヒ手人さし指の爪の上に、人さし指をマヒ手人さし指の第2関節の下に置きます。中指・小指は浮かせてください（1）。

はじめに「指を伸ばして」と声をかけ、左手薬指でマヒ手人さし指を爪の上から軽く押します。すると、マヒ手人さし指が折り曲がります（2）。

1

はじめの姿勢

右手でマヒ手3指をはさみ、左手の指をマヒ手人さし指に置く

指を置いたら、手首を曲げた状態でスタート。

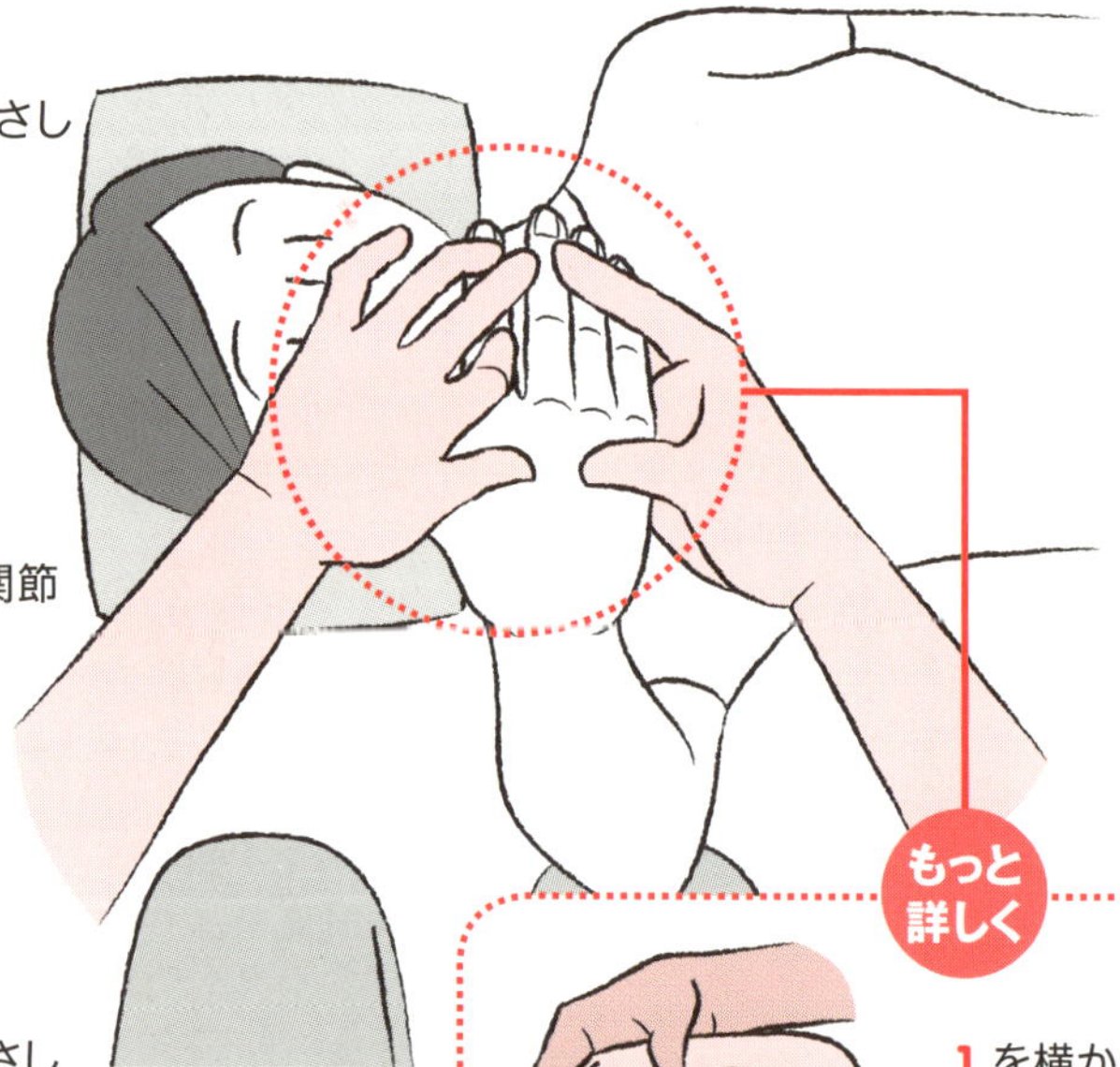

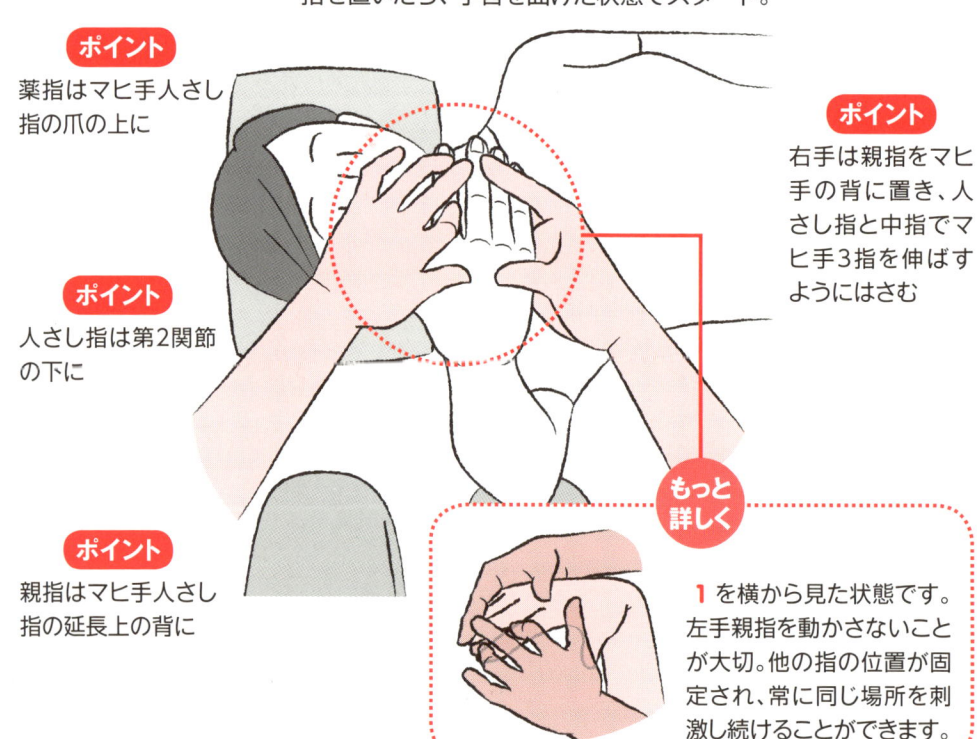

ポイント
薬指はマヒ手人さし指の爪の上に

ポイント
人さし指は第2関節の下に

ポイント
親指はマヒ手人さし指の延長上の背に

ポイント
右手は親指をマヒ手の背に置き、人さし指と中指でマヒ手3指を伸ばすようにはさむ

もっと詳しく

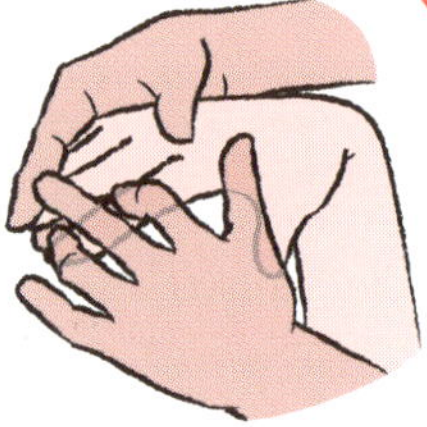

1を横から見た状態です。左手親指を動かさないことが大切。他の指の位置が固定され、常に同じ場所を刺激し続けることができます。

2 左手の薬指でマヒ手人さし指を押す

「指を伸ばして〜」と声をかけ、左手薬指でマヒ手人さし指を爪の上から軽く押し、折り曲げる。

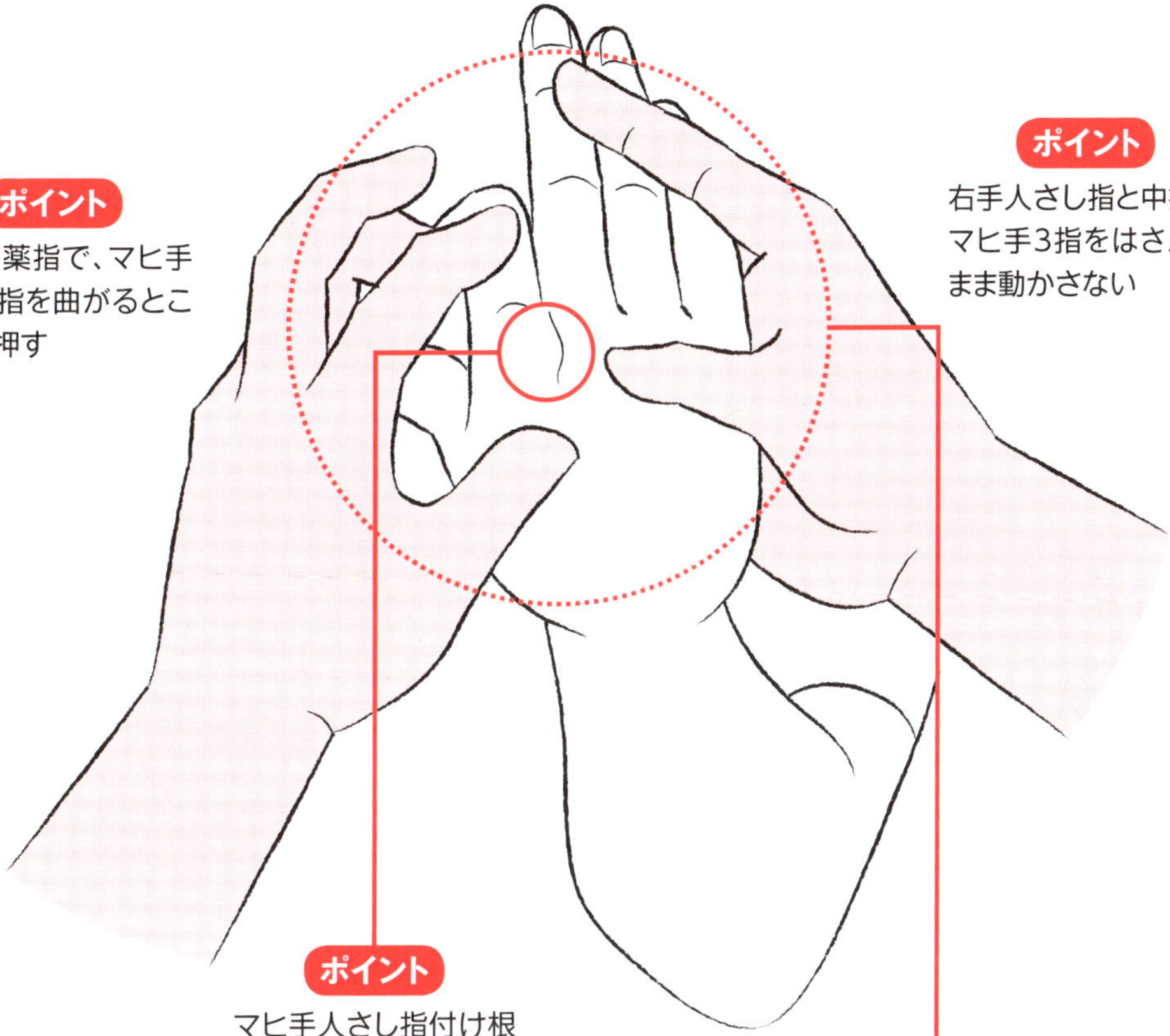

ポイント
左手の薬指で、マヒ手人さし指を曲がるところまで押す

ポイント
右手人さし指と中指はマヒ手3指をはさんだまま動かさない

ポイント
マヒ手人さし指付け根の関節が浮き出てくる

指を伸ばして〜

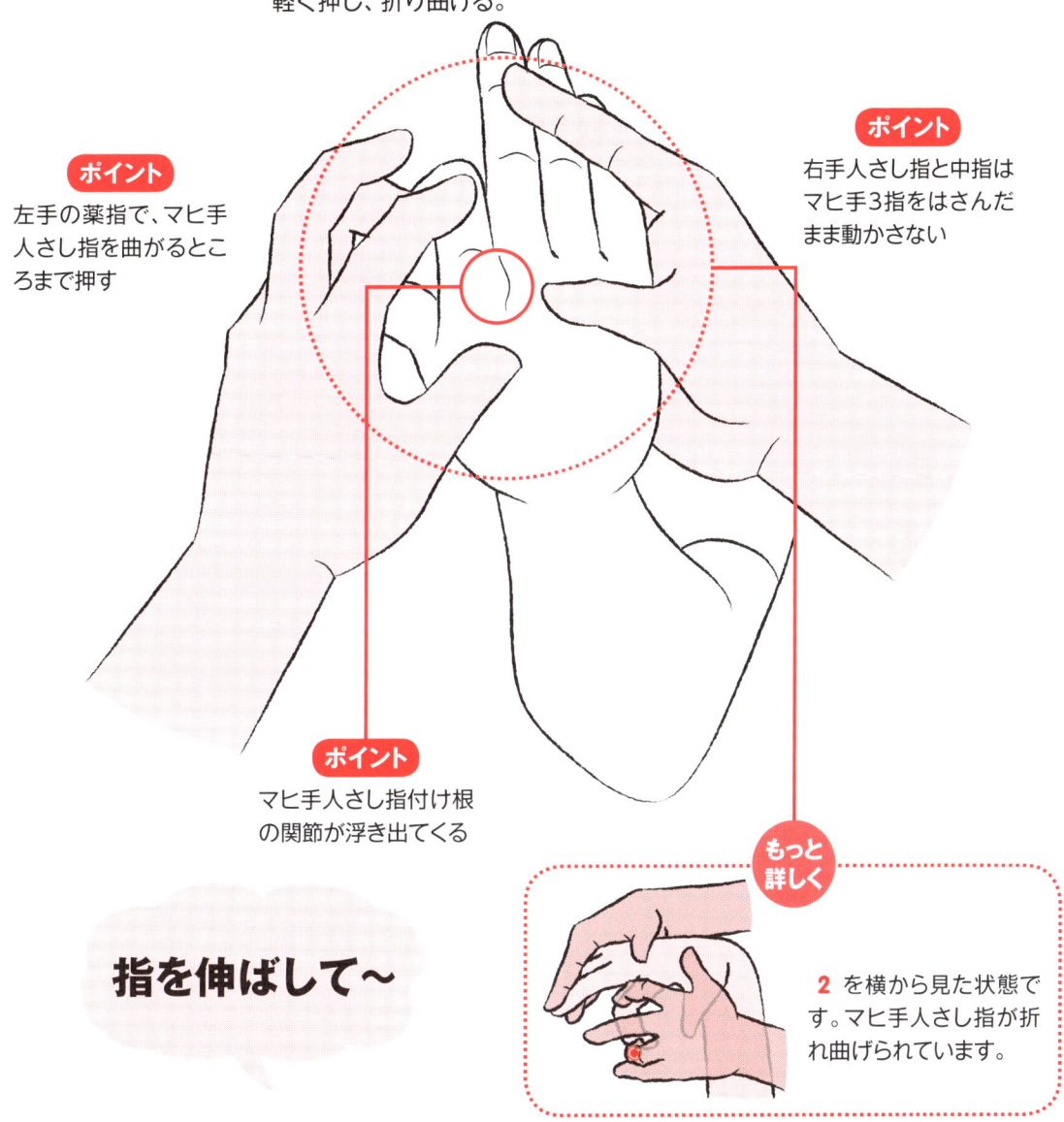

もっと詳しく

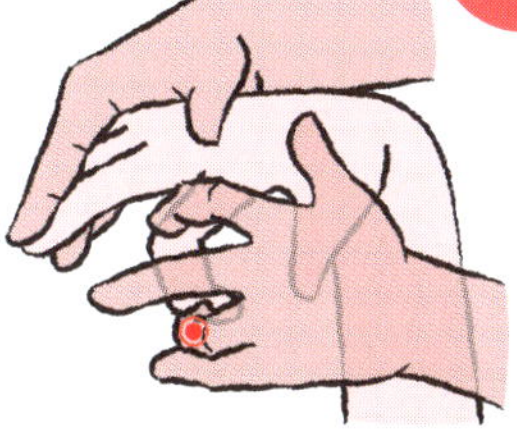

2 を横から見た状態です。マヒ手人さし指が折れ曲げられています。

図中マークの説明 ◉＝押す・押さえる　＝たたく　＝こする・すべらせる　＝動かす　＝回す

※特にことわりのない場合、左マヒの介助は左右が逆になる（介助者の「右手」が「左手」になる等）と考えてください。

第2関節の下を押し、人さし指を伸ばしてもらう

マヒ手人さし指付け根の関節が浮き出てきたら、人さし指で第2関節の下を斜め前に押し出し、マヒ手人さし指を伸ばしてもらいます（3）。

マヒ手人さし指が最大限に伸びたら（4）、2に戻り、これを繰り返します。

3 左手の人さし指で第2関節の下を押す

「伸ばして〜」と励まし、マヒ手人さし指第２関節の下を押す。

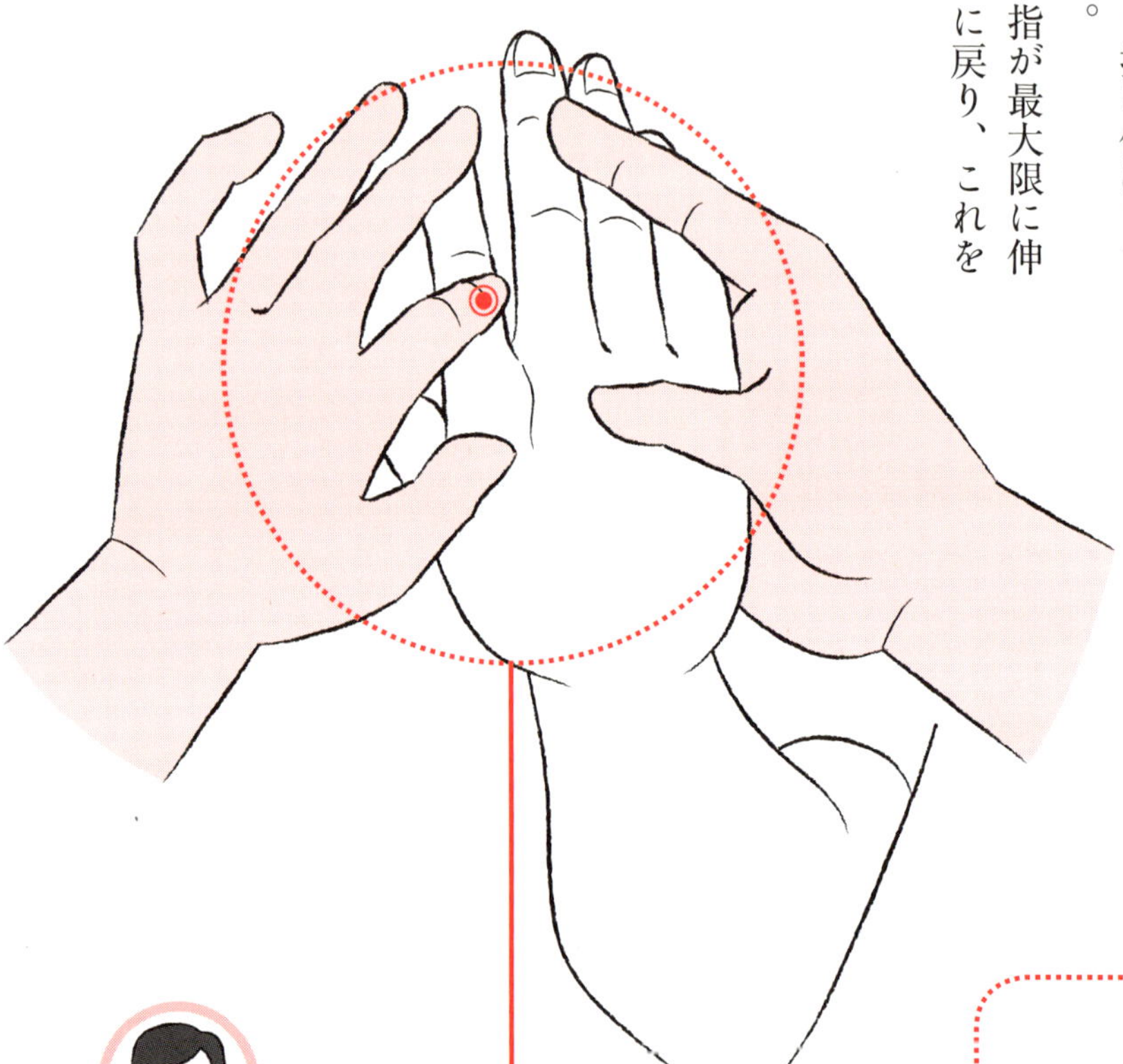

ポイント

右手はマヒ手3指をはさんだまま動かさない

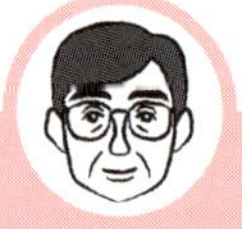

Dr.川平 アドバイス

第2関節の下を押すと伸張反《しんちょうはん》射《しゃ》が起こり、マヒ手人さし指が伸びやすくなります。マヒが強くて指が伸びないと感じる場合は、低周波電気刺激（95ページ）を併用しながら行うとよいでしょう。

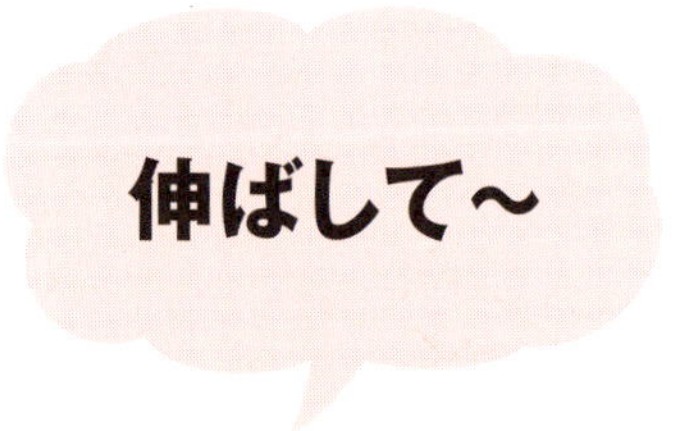

もっと詳しく

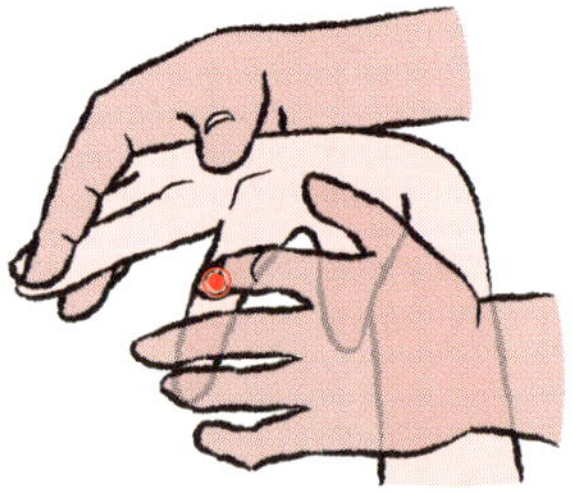

3 を横から見た状態です。人さし指で第2関節の下を押すと、マヒ手人さし指が伸びてきます。

4 できるところまで伸ばしてもらう

マヒ手人さし指第２関節の下を押し、最大限に伸ばしてもらう。

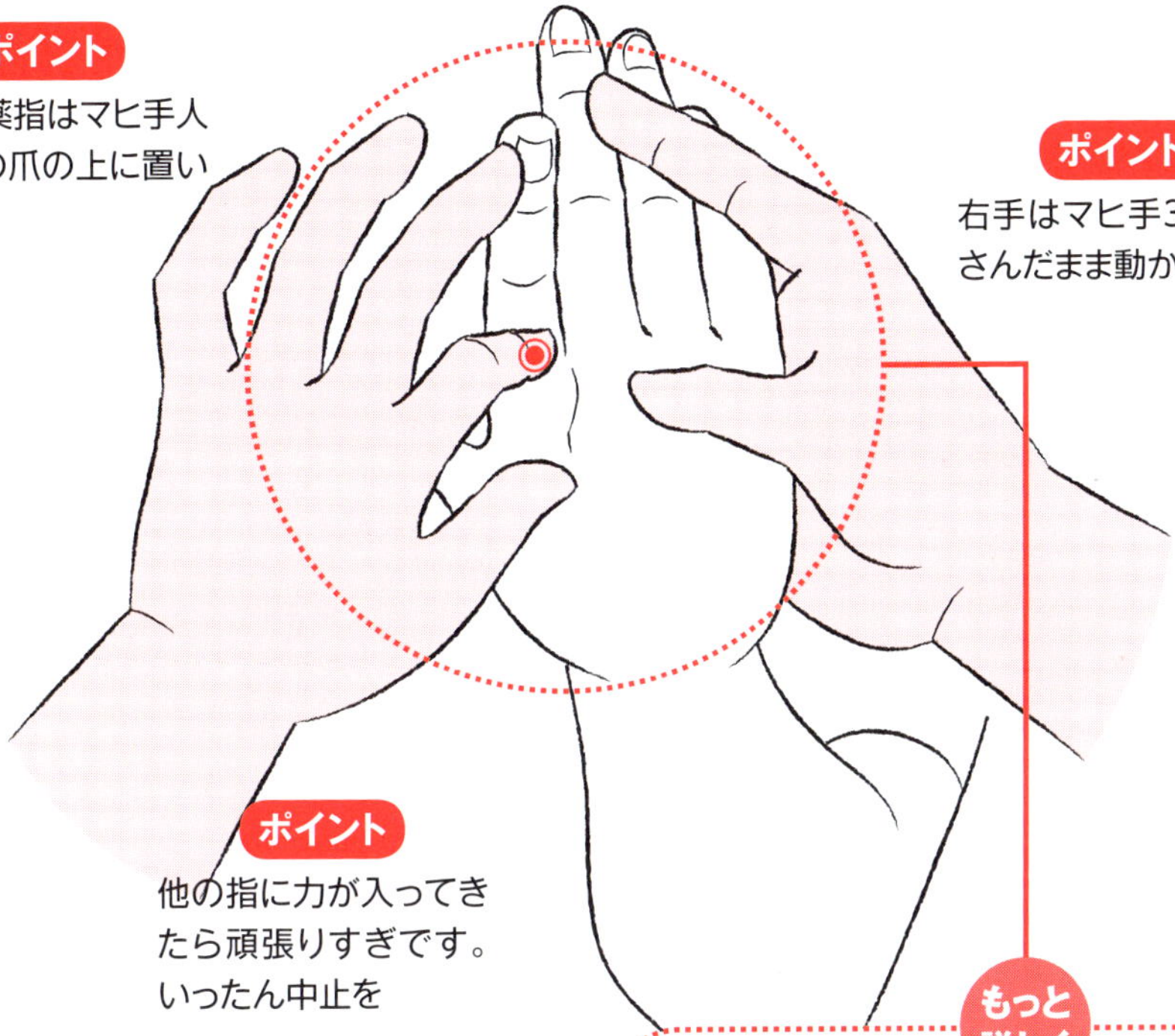

ポイント

左手の薬指はマヒ手人さし指の爪の上に置いたまま

ポイント

右手はマヒ手3指をはさんだまま動かさない

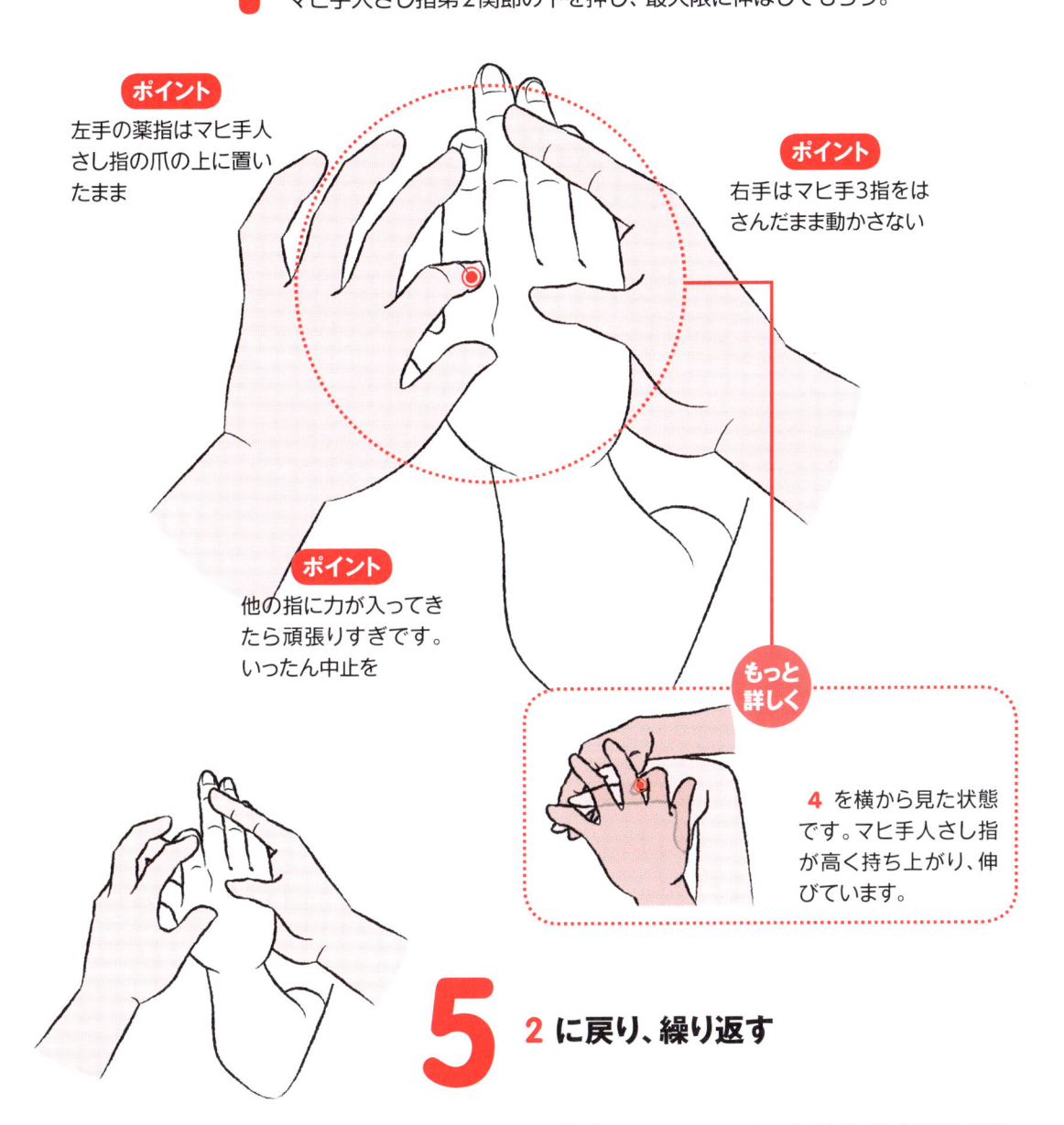

ポイント

他の指に力が入ってきたら頑張りすぎです。いったん中止を

もっと詳しく

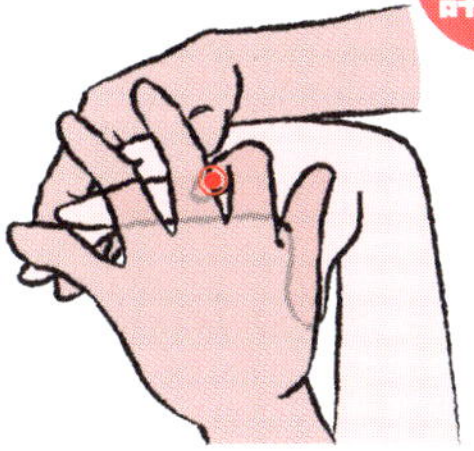

4 を横から見た状態です。マヒ手人さし指が高く持ち上がり、伸びています。

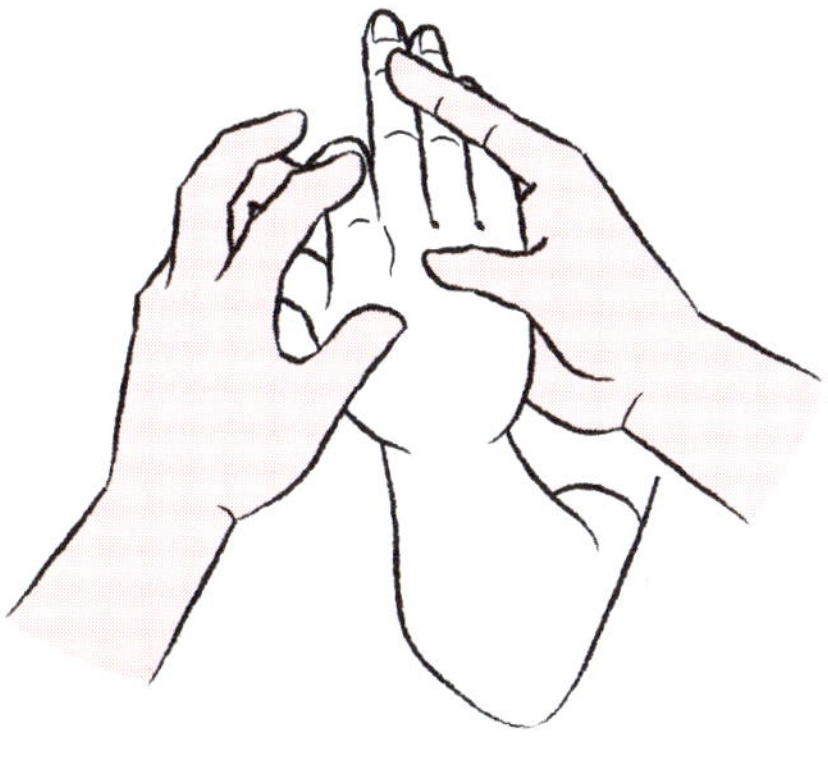

5 2 に戻り、繰り返す

図中マーク の説明　◎＝押す・押さえる　＝たたく　＝こする・すべらせる　＝動かす　＝回す

中指だけを伸ばす

中指をすばやく折り曲げる

「中指の伸展《しんてん》」を促し、中指だけの曲げ伸ばしを目指します。

介助者はマヒ側に座り、自分の右ひざの上にマヒ肢を乗せ、マヒ肢の手首を掌屈《しょうくつ》させます。

右手の親指をマヒ手の甲に置き、人さしと中指の間で、マヒ手の薬指・小指の2指をはさみます。

左手は、人さし指と中指の間でマヒ手人さし指をはさみ、親指をマヒ手中指の延長上の甲に、薬指を爪の上に置きます。介助者の左手中指・小指は浮かせてください（**1**）。

はじめに「中指を伸ばして」と声をかけ、左手の薬指でマヒ手中指を爪の上からすばやく押すと、マヒ手中指が折り曲がります（**2**）。

1

はじめの姿勢

右手でマヒ手2指を、左手でマヒ手人さし指をはさむ。左の指をマヒ手中指に置く

指を置き、手首を曲げた状態でスタート。

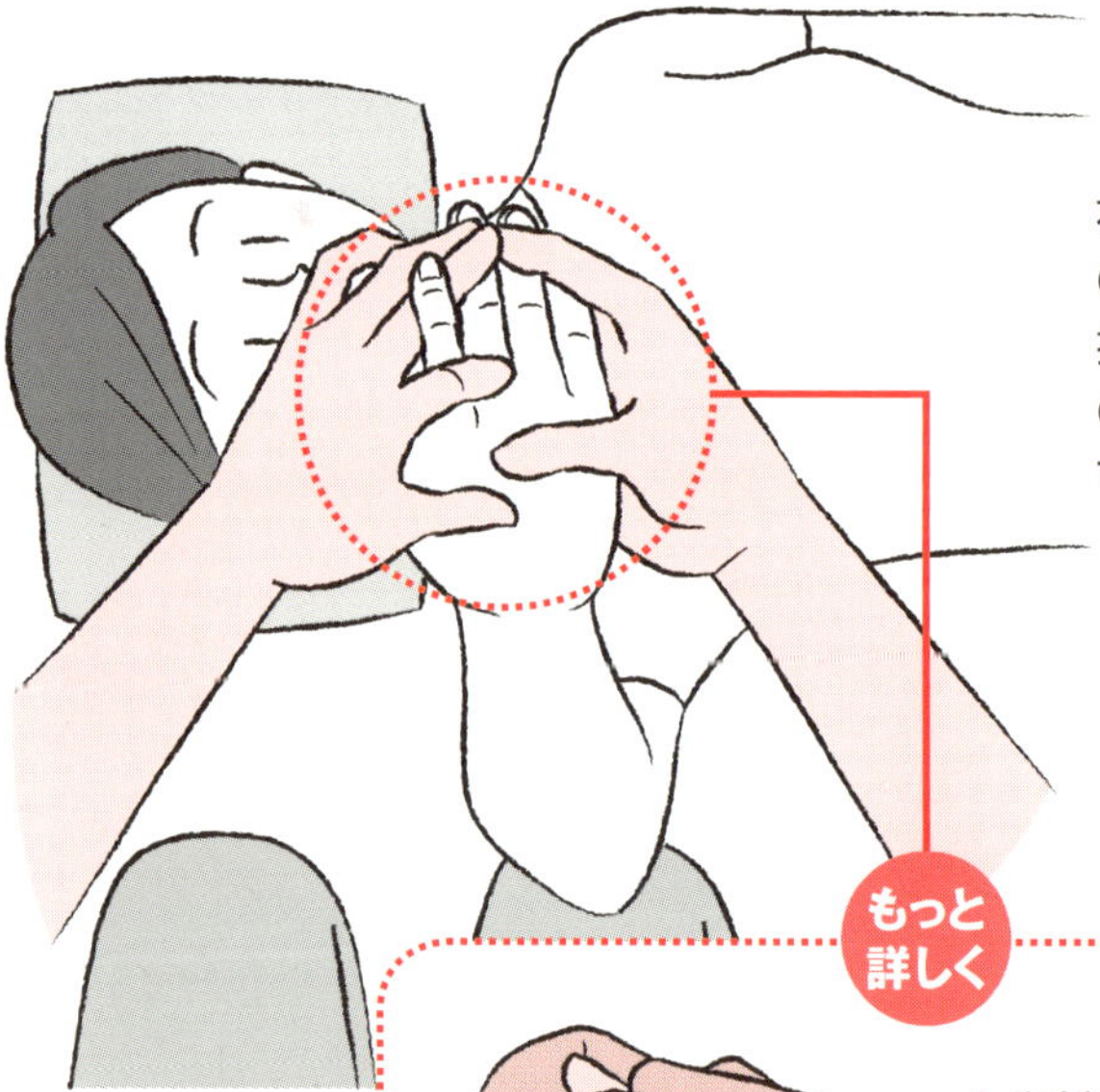

ポイント
左手の人さし指と中指の間でマヒ手人さし指をはさむ

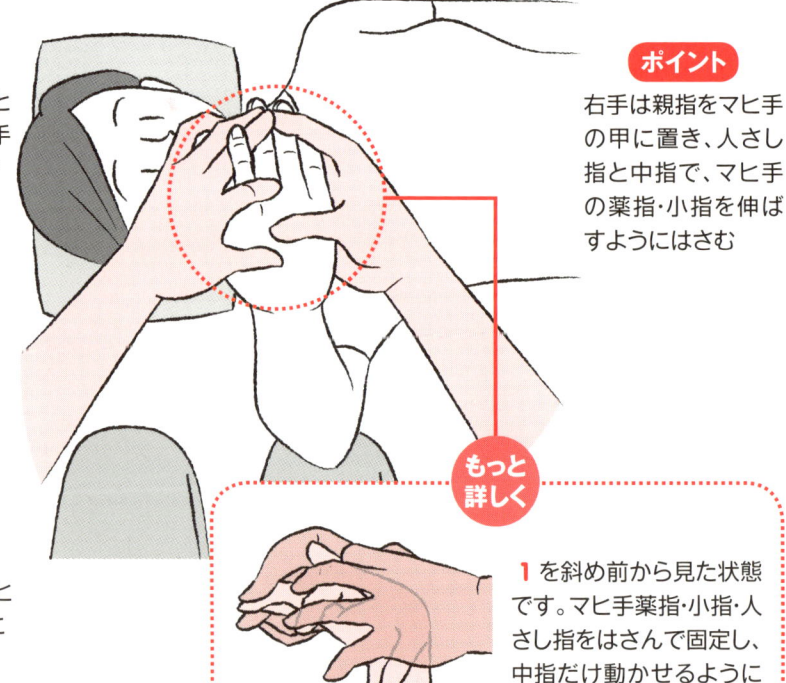

ポイント
右手は親指をマヒ手の甲に置き、人さし指と中指で、マヒ手の薬指・小指を伸ばすようにはさむ

ポイント
左手の親指はマヒ手中指の延長上に

もっと詳しく

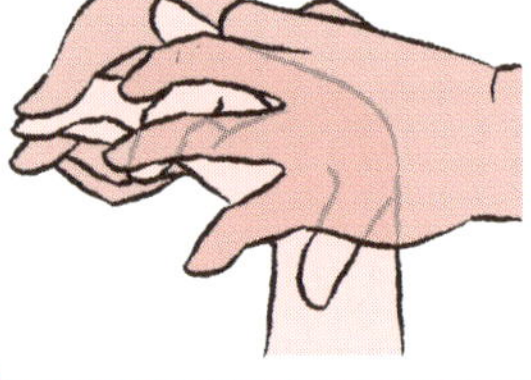

1 を斜め前から見た状態です。マヒ手薬指・小指・人さし指をはさんで固定し、中指だけ動かせるようにします。

2 左手の薬指でマヒ手中指を折り曲げる

「中指を伸ばして～」と声をかけ、マヒ手中指を爪の上から左手薬指ですばやく折り曲げる。

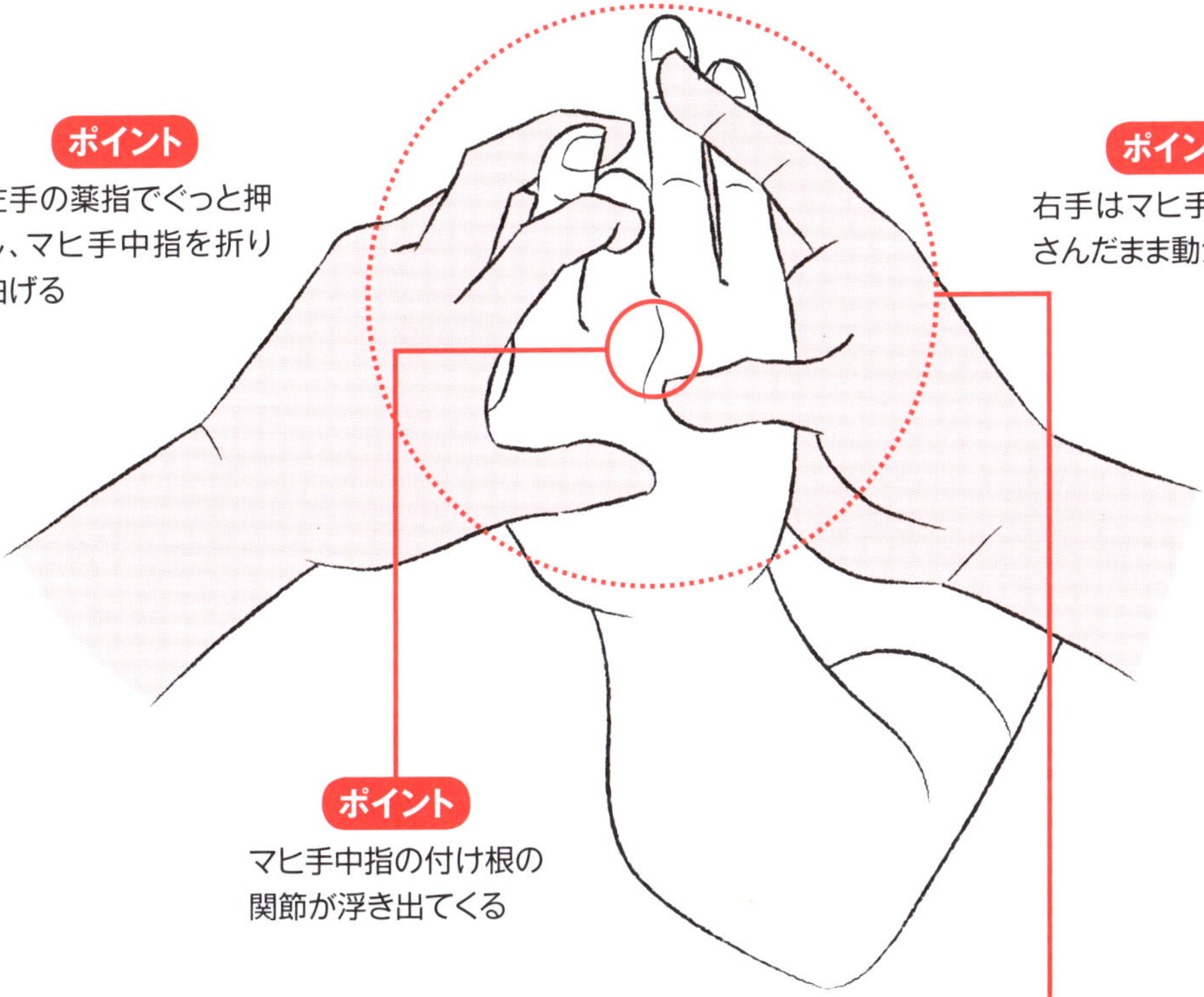

ポイント

左手の薬指でぐっと押し、マヒ手中指を折り曲げる

ポイント

右手はマヒ手2指をはさんだまま動かさない

ポイント

マヒ手中指の付け根の関節が浮き出てくる

中指を伸ばして～

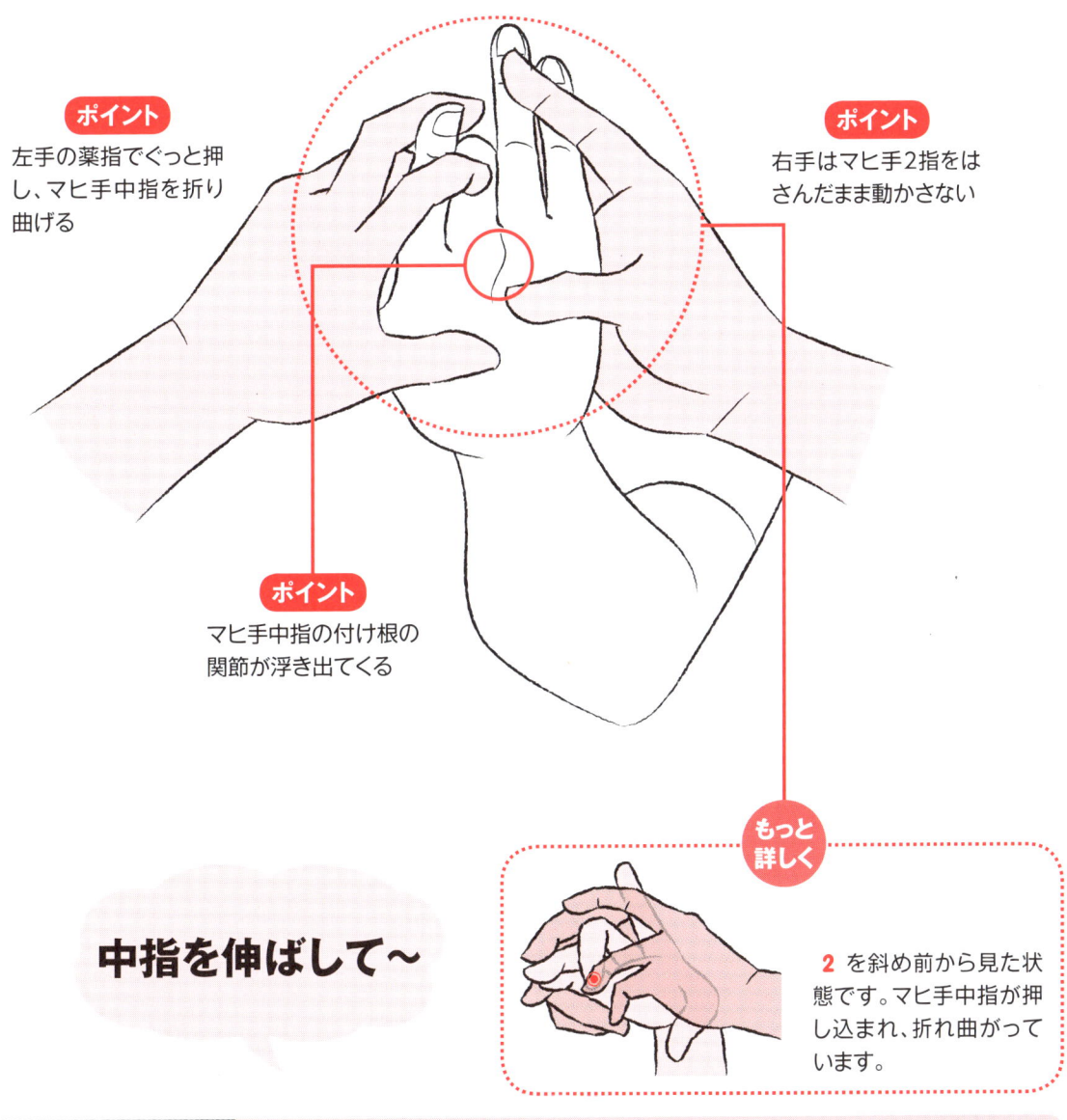

もっと詳しく

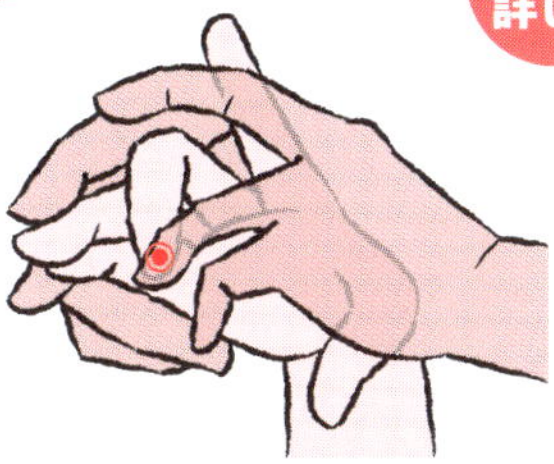

2 を斜め前から見た状態です。マヒ手中指が押し込まれ、折れ曲がっています。

図中マークの説明　◉＝押す・押さえる　＝たたく　＝こする・すべらせる　＝動かす　＝回す

※特にことわりのない場合、左マヒの介助は左右が逆になる（介助者の「右手」が「左手」になる等）と考えてください。

第２関節の下を押し、中指を伸ばしてもらう

マヒ手中指付け根の関節が浮き出てきたら、人さし指で第２関節の下を押し、マヒ手中指を伸ばしてもらいます（**3**）。
マヒ手中指が最大限に伸びたら（**4**）、**2**に戻り、これを繰り返します。

指の関節

本書では便宜的に指先から「第1関節」「第2関節」「付け根」と呼ぶことにする。従って、親指の関節は本書では「第1関節」と「付け根」になる

○＝第1関節
◌＝第2関節
●＝付け根

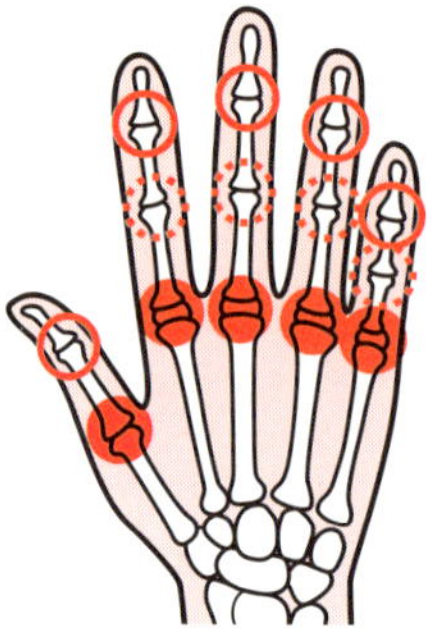

3 左手の人さし指でマヒ手中指の第2関節の下を押す

「伸ばして～」のかけ声とともに、左手人さし指でマヒ手中指第２関節の下を押す。

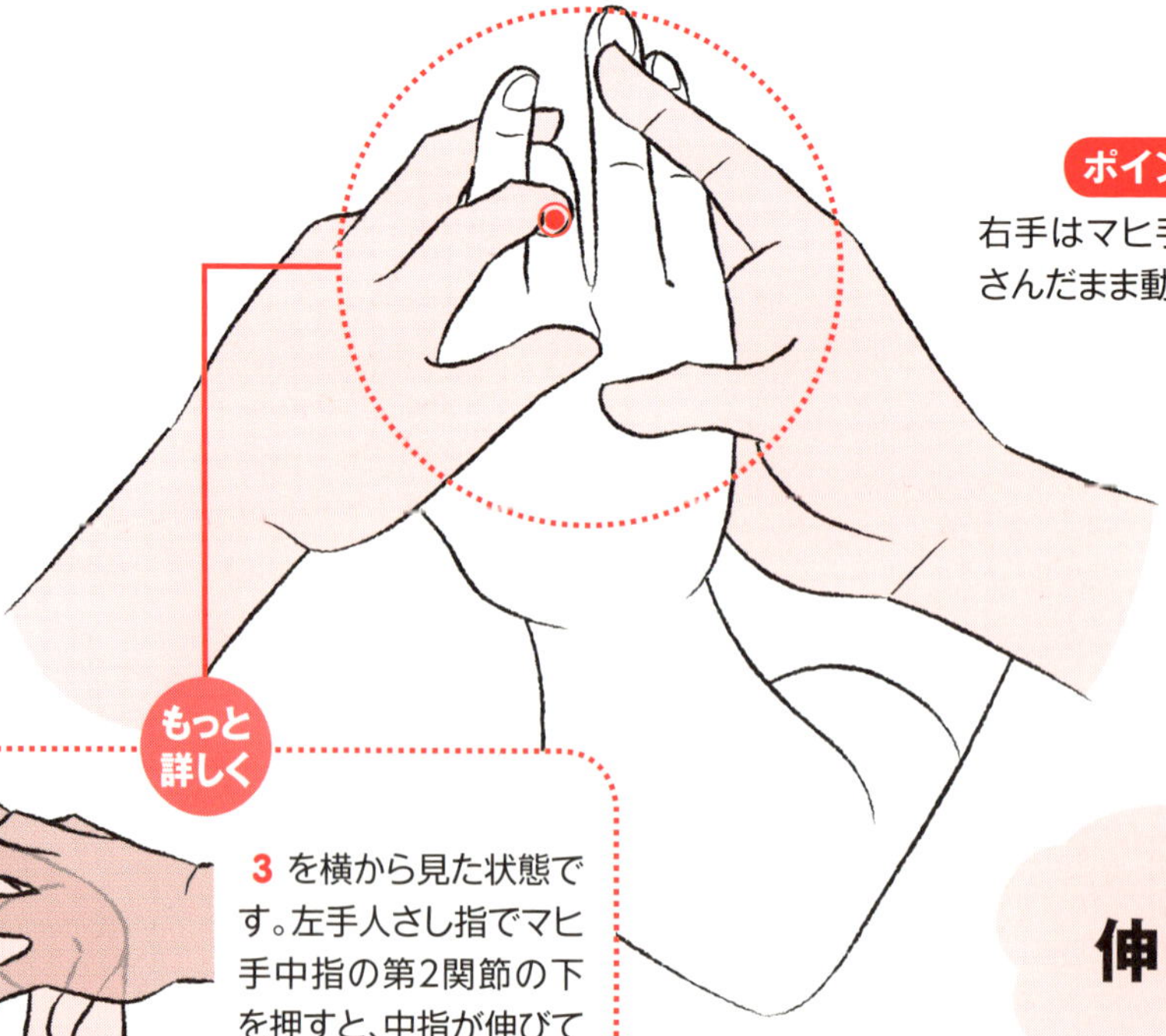

ポイント
右手はマヒ手2指をはさんだまま動かさない

伸ばして～

もっと詳しく

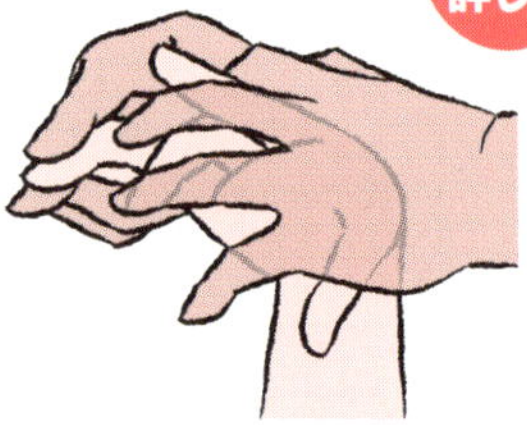

3 を横から見た状態です。左手人さし指でマヒ手中指の第2関節の下を押すと、中指が伸びてきます。

4 できるところまで伸ばしてもらう

マヒ手中指第2関節の下を押し、最大限に伸ばしてもらう。

ポイント

左手の薬指はマヒ手中指の爪の上に置いたまま

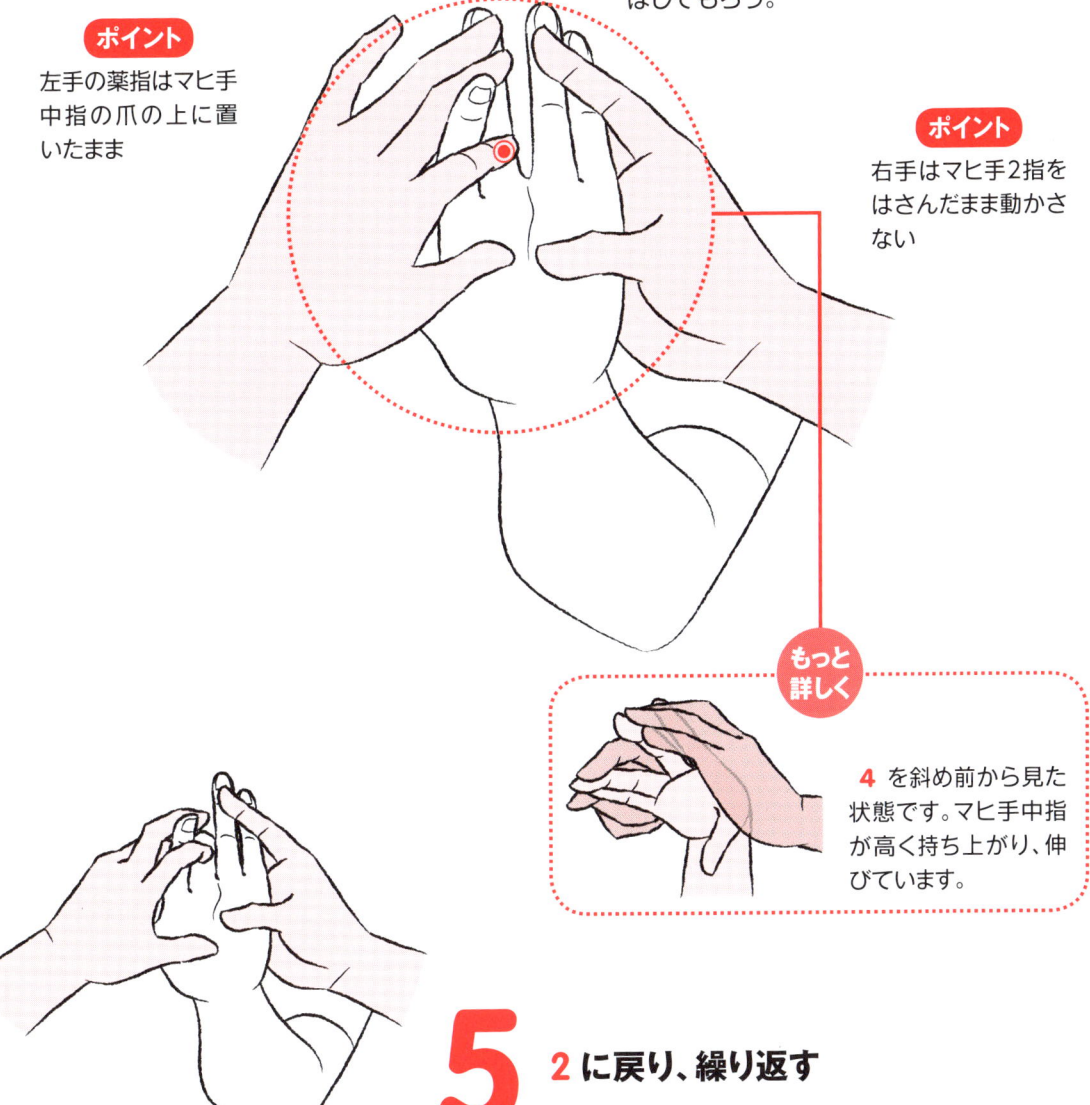

ポイント

右手はマヒ手2指をはさんだまま動かさない

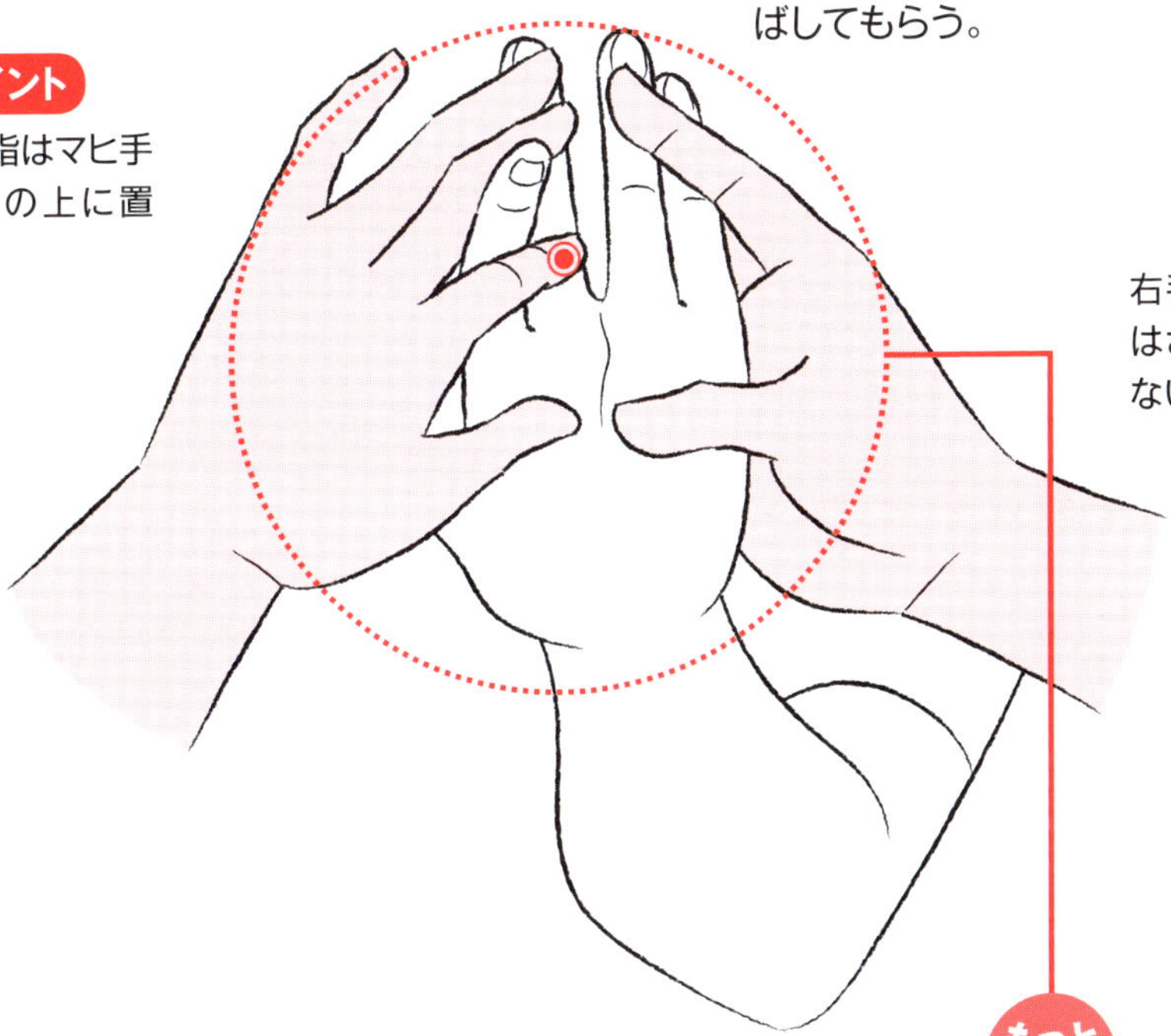

もっと詳しく

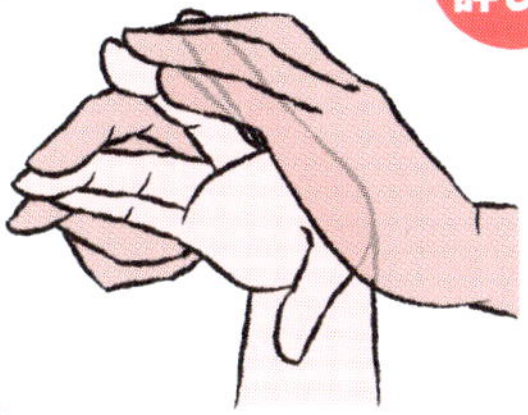

4 を斜め前から見た状態です。マヒ手中指が高く持ち上がり、伸びています。

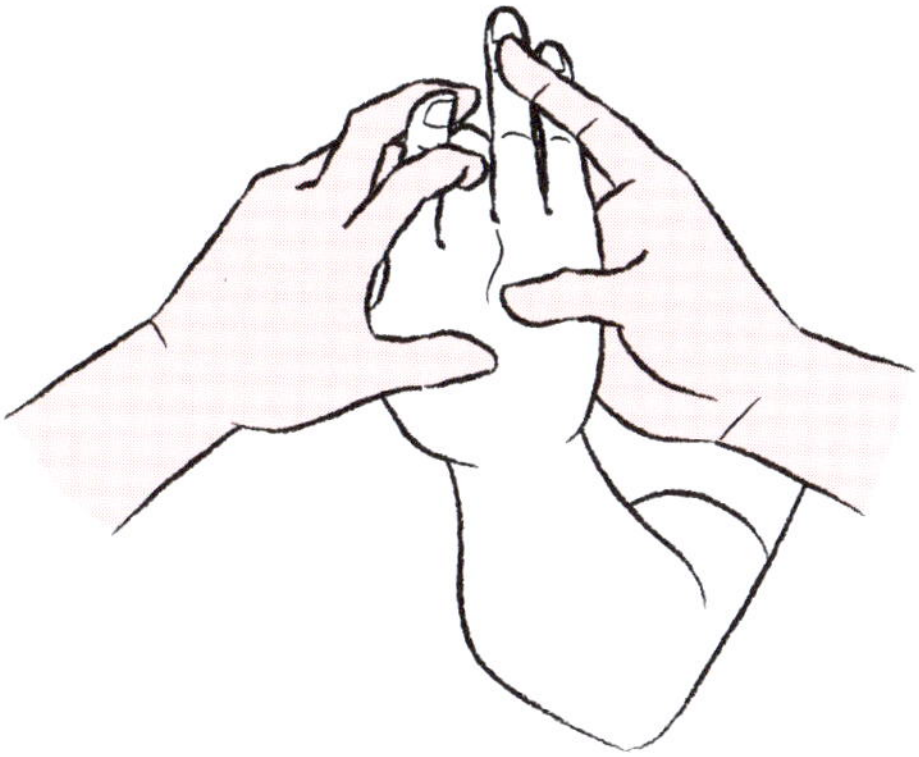

5 2 に戻り、繰り返す

図中マークの説明 ◎＝押す・押さえる　＝たたく　＝こする・すべらせる　＝動かす　＝回す

トレーニング20 指

個々の指を曲げ伸ばしする

中指でマヒ手指の腹をなでて曲げる

ゆっくりでも「グーパー」ができるくらい、指が動くようになったら、次の目標は、親指・人さし指・中指のスムーズな曲げ伸ばしです。「個々の指の屈《くっ》曲《きょく》・伸展《しんてん》」を促します。

このトレーニングは坐《ざ》位《い》（座った姿勢）で行います。向かい合い、本人のひざの上にマヒ肢前腕《ぜんわん》を乗せてもらいます。

マヒ肢手のひらを上にし、「親指を曲げて」と声をかけ、左手の中指で、マヒ手親指の腹をこすります。同時に、マヒ手親指を曲げてもらいます（1）。

できるところまで曲げてもらったら（2）、左手の人さし指で、マヒ手親指を軽く押し、折り曲げます（2、3）。

親指の曲げ伸ばし

1

はじめの姿勢

マヒ手親指以外の指を押さえ、左手の中指でマヒ手親指をこする

中指でマヒ手親指の付け根から指先をこする。

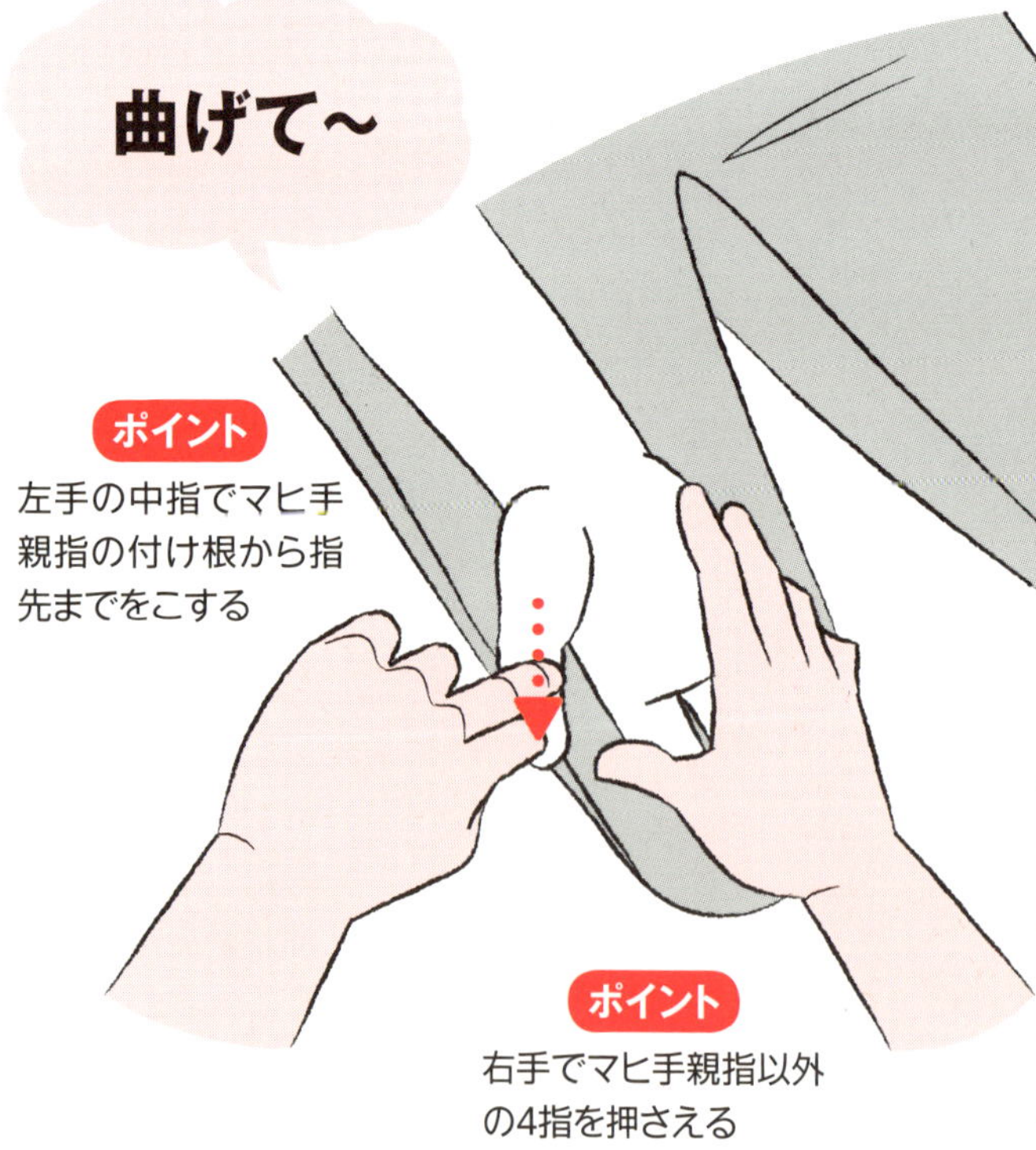

ポイント

左手の中指でマヒ手親指の付け根から指先までをこする

ポイント

右手でマヒ手親指以外の4指を押さえる

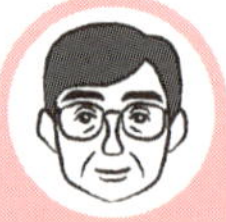

Dr.川平 アドバイス

指の腹をこすると屈曲が起こり、マヒ手指が大きく曲がります。

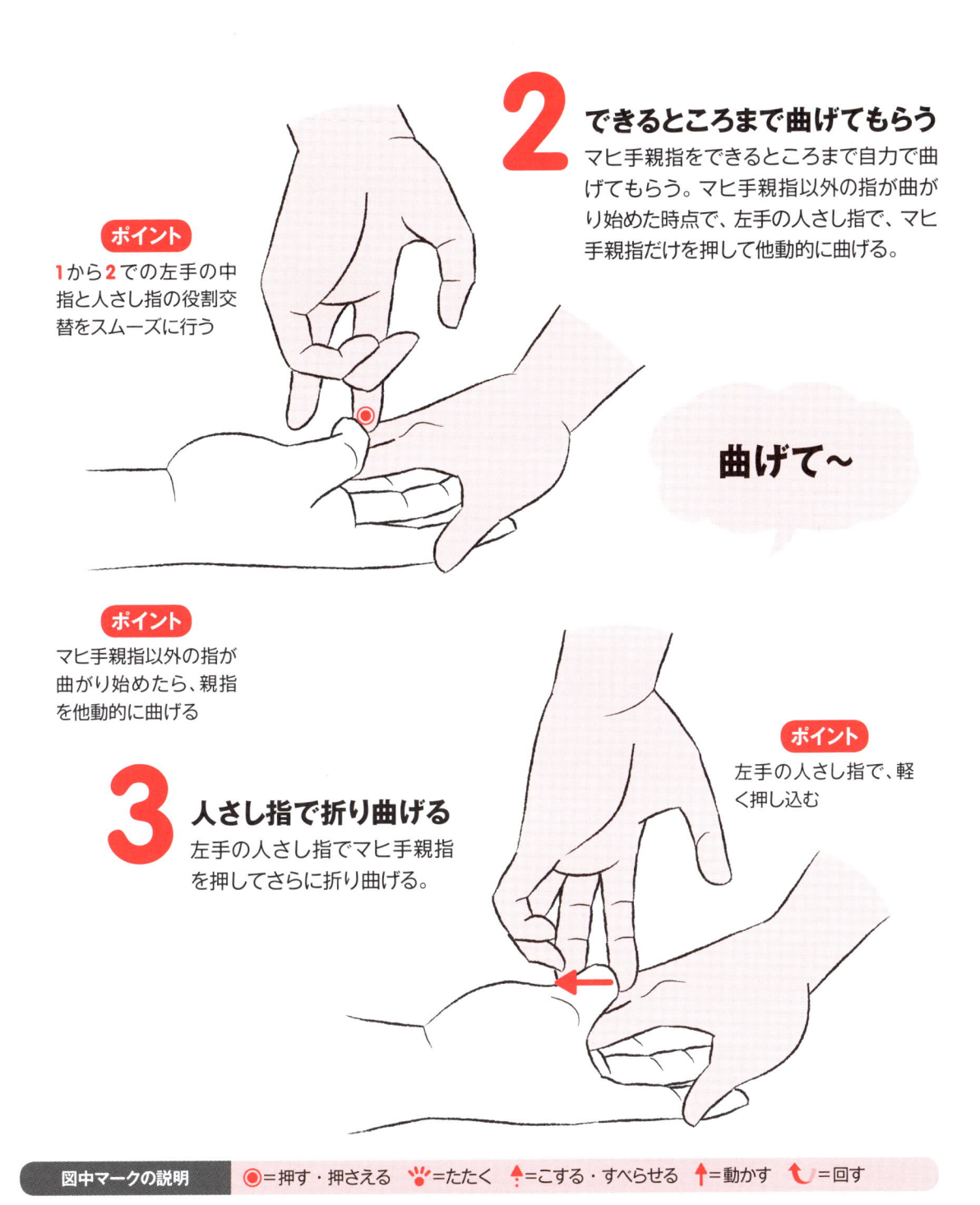

2 できるところまで曲げてもらう

マヒ手親指をできるところまで自力で曲げてもらう。マヒ手親指以外の指が曲がり始めた時点で、左手の人さし指で、マヒ手親指だけを押して他動的に曲げる。

ポイント

1から2での左手の中指と人さし指の役割交替をスムーズに行う

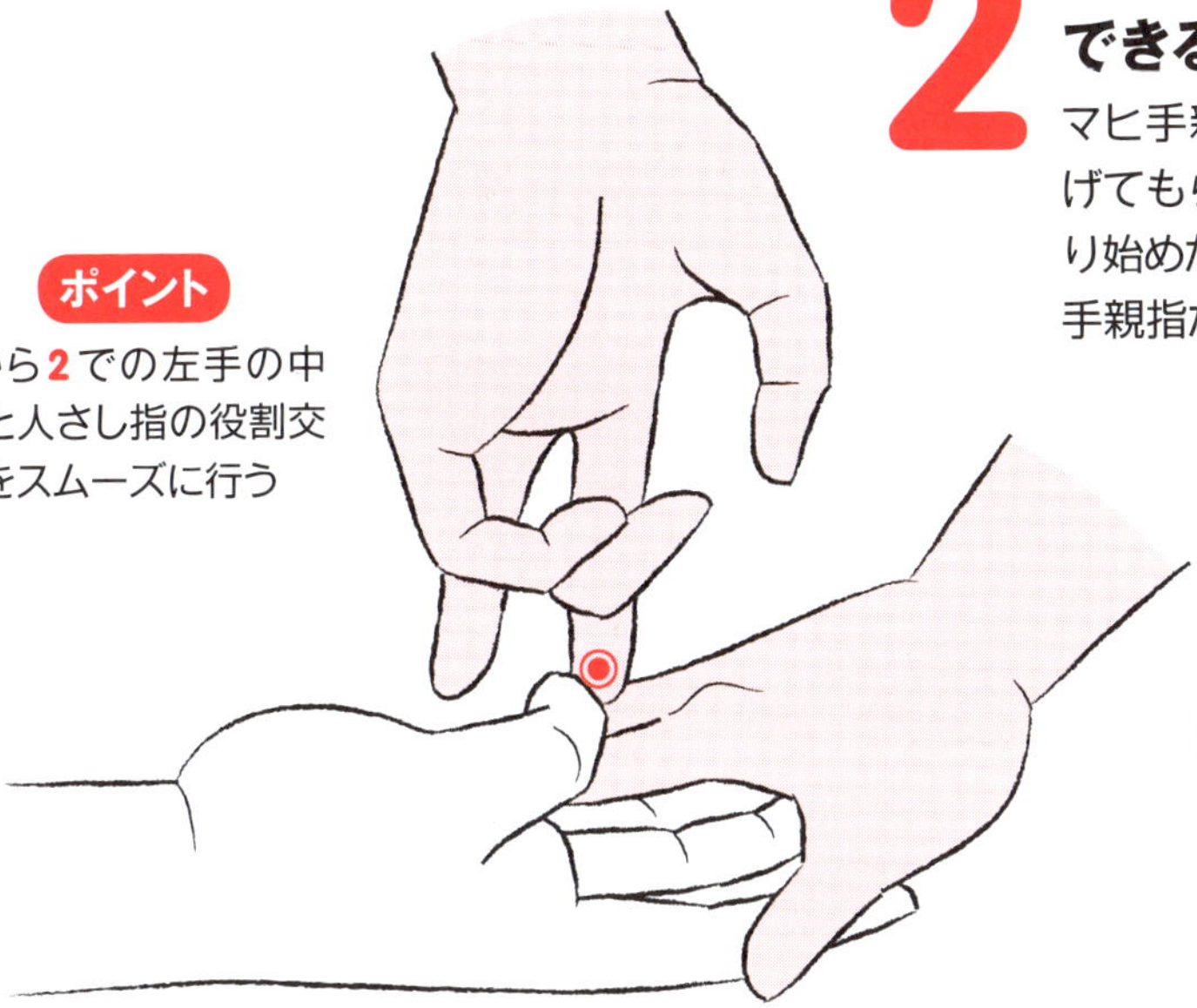

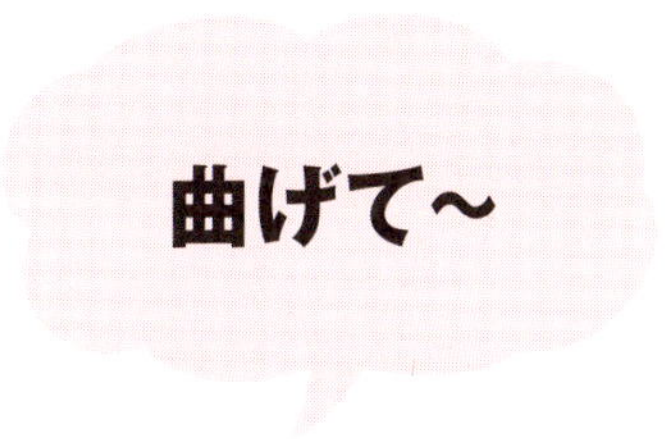

ポイント

マヒ手親指以外の指が曲がり始めたら、親指を他動的に曲げる

3 人さし指で折り曲げる

左手の人さし指でマヒ手親指を押してさらに折り曲げる。

ポイント

左手の人さし指で、軽く押し込む

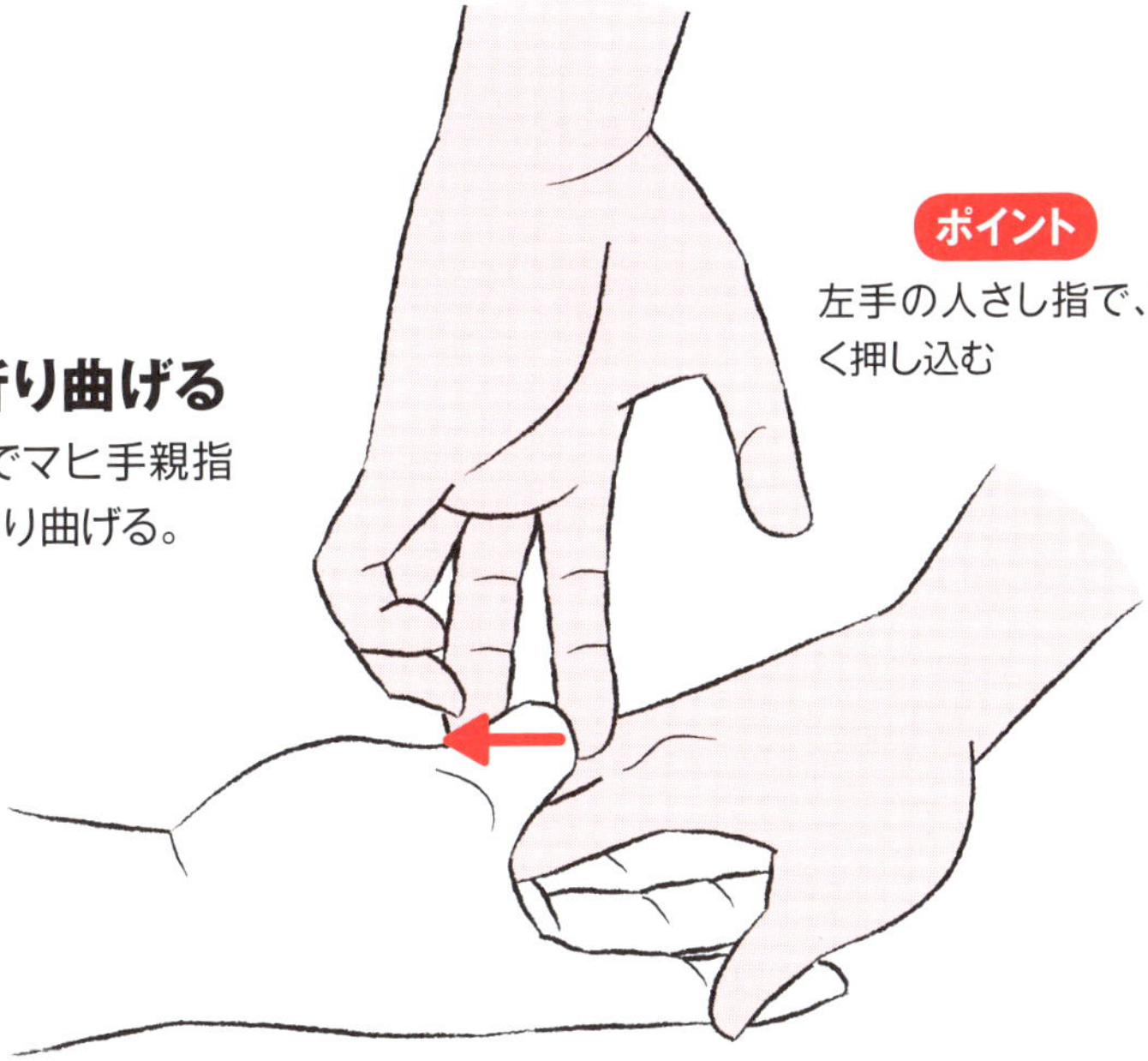

図中マークの説明	◎＝押す・押さえる　＝たたく　↑＝こする・すべらせる　↑＝動かす　＝回す

※特にことわりのない場合、左マヒの介助は左右が逆になる（介助者の「右手」が「左手」になる等）と考えてください。

薬指で付け根を押し、自分で伸ばしてもらう

続いて「指を伸ばして」と声をかけ、左手薬指でマヒ手親指の付け根を押し（4）、これを合図に自分で指を伸ばしてもらいます（5）。付け根を押したことにより伸展が促され、マヒ手親指は伸ばしやすくなっています。1に戻り、繰り返します。

92〜93ページの人さし指と中指のトレーニングについては、「はじめの姿勢」だけが変わり、「中指でこする」→「人さし指で押す」→「薬指で付け根を押す」→「人さし指だけをマヒ手指に添える」といった指づかいは同じです。それぞれの「はじめの姿勢」とポイントをご紹介しますので、基本的な流れは親指のトレーニングを参考にしてください。

4 左手薬指でマヒ手親指の付け根を押す

「指を伸ばして〜」と声をかけ、左手の薬指で付け根の関節を押す。

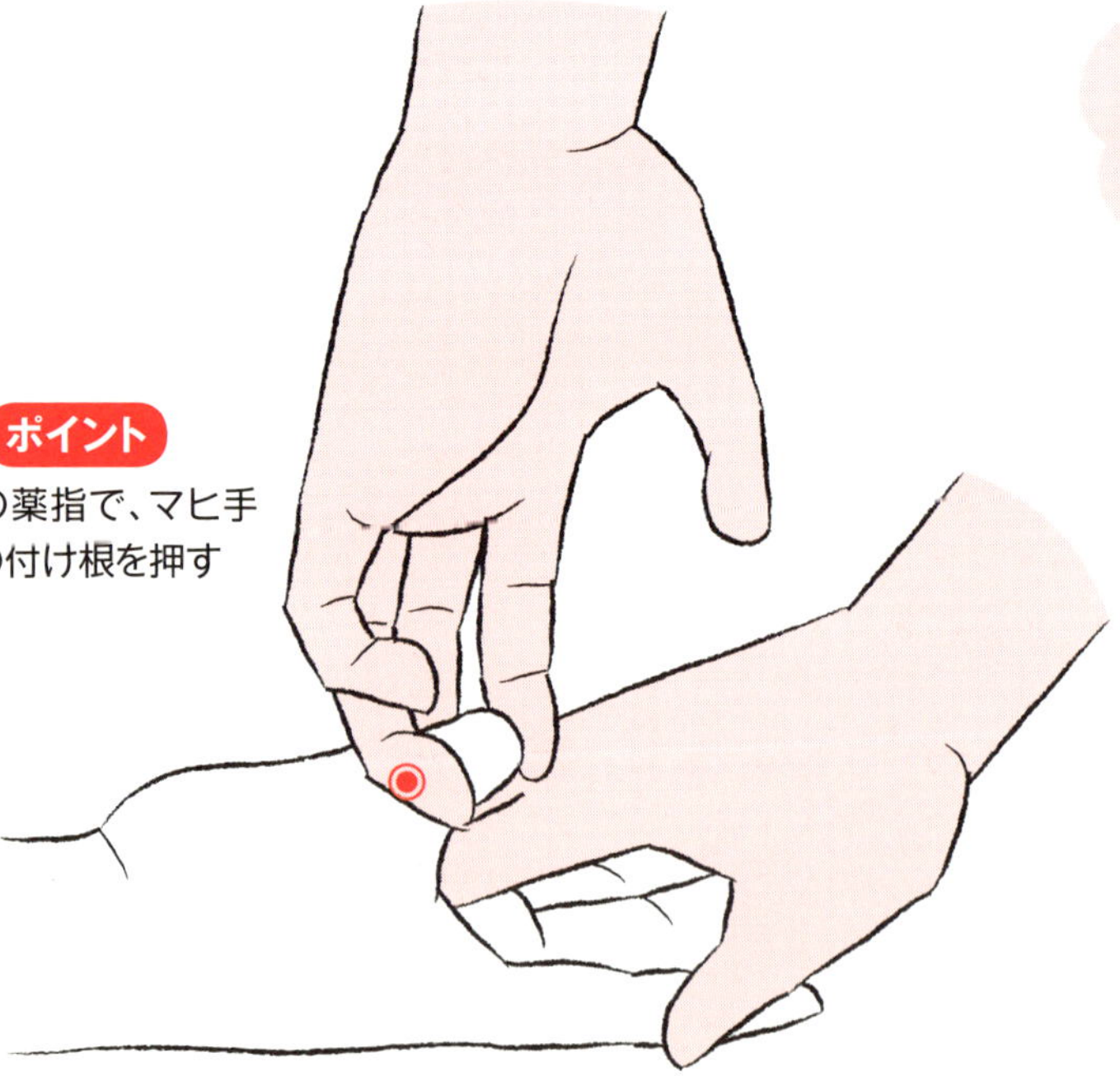

ポイント
左手の薬指で、マヒ手親指の付け根を押す

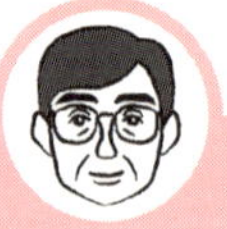

Dr.川平 アドバイス

指の付け根の関節を押すと伸張反射が起こり、マヒ手の指が伸ばしやすくなります。

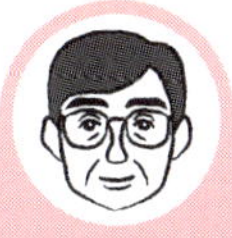

Dr.川平 アドバイス

マヒがあると、「曲げる」より「伸ばす」ほうが困難です。マヒ手指を伸ばしてもらうとき、押さえている手にこわばりを感じたら、「これ以上はがんばれない」というサインです。無理強いせず **1** に戻り、繰り返しましょう。人さし指を例にあげると、イラストのように角度がついて伸びるくらいが精いっぱいです。

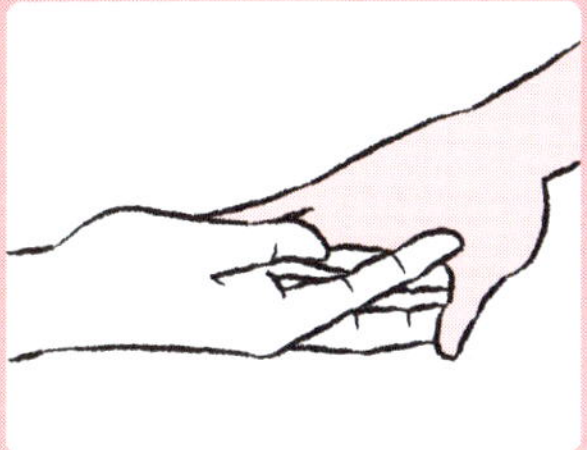

5 できるところまで伸ばしてもらう

介助者の左手の人さし指を押すように外側に伸ばしてもらう。

ポイント
マヒ指が伸び始めたら、左手の薬指は伸展をじゃましない程度に爪で触れておく

ポイント
左手の人さし指は、マヒ手親指の爪に添えておく

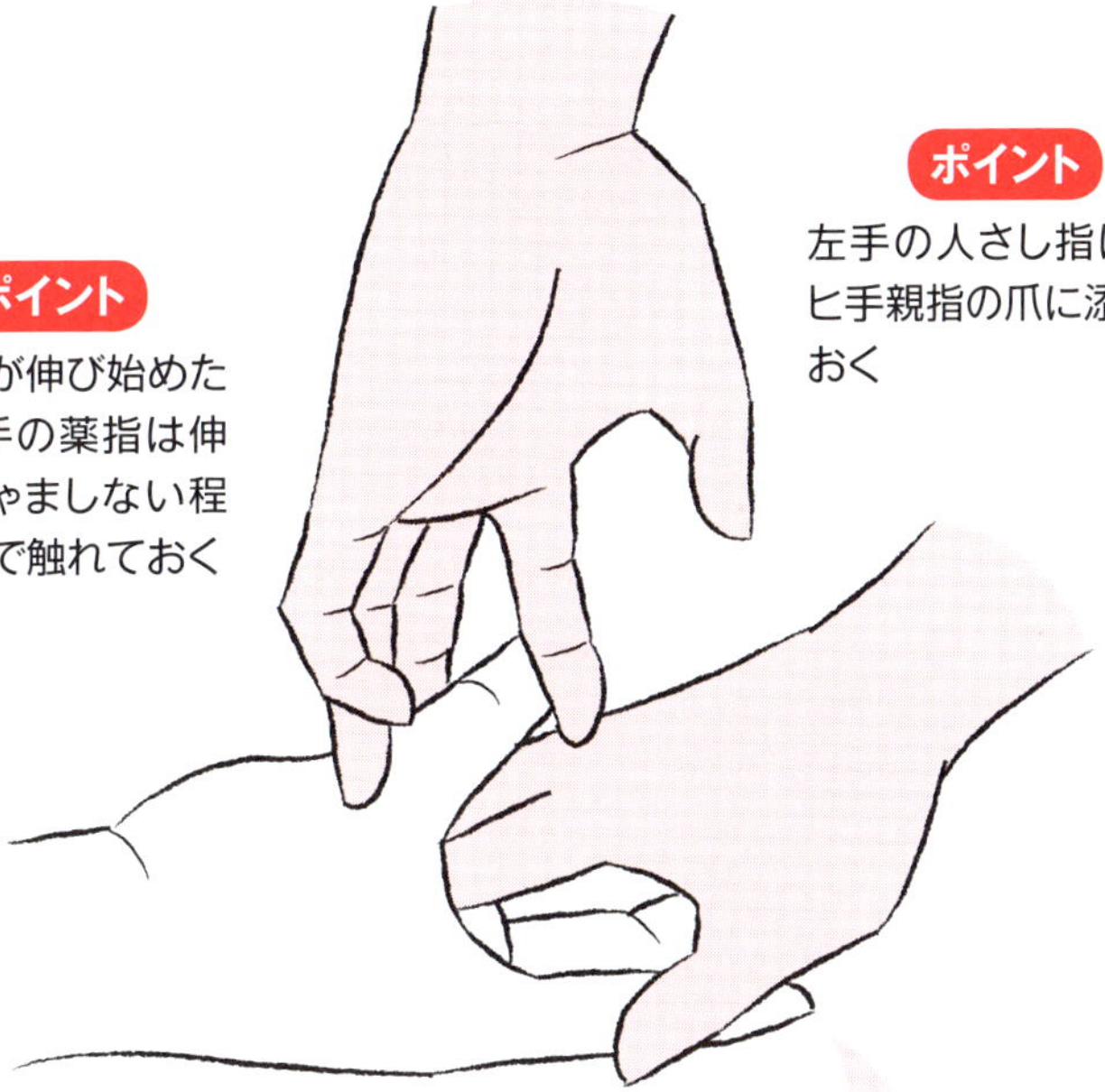

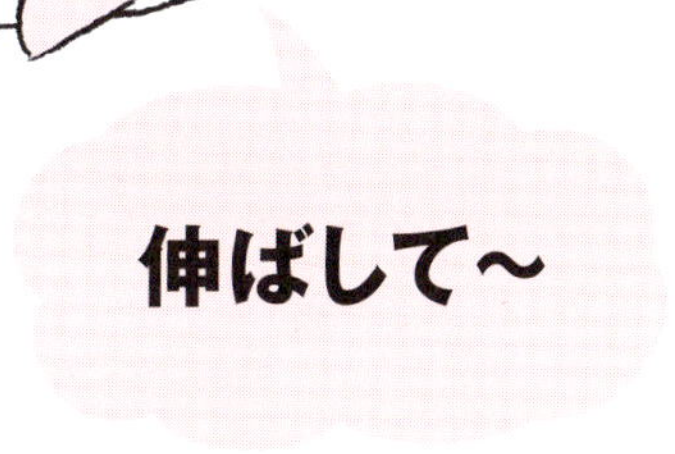

ポイント
人さし指と薬指だけをマヒ手親指に添える

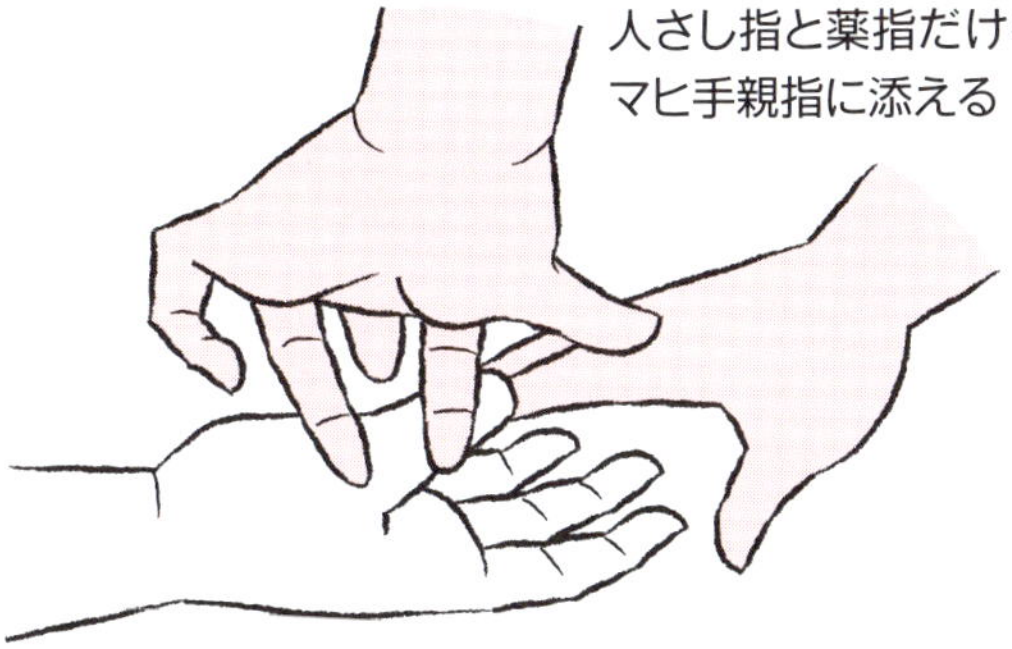

6 伸びきったら 1 に戻り、繰り返す

伸びきったとき、介助者の指は左手の人さし指と薬指だけマヒ手親指に添えている。

図中マークの説明 ◉＝押す・押さえる　＝たたく　＝こする・すべらせる　＝動かす　＝回す

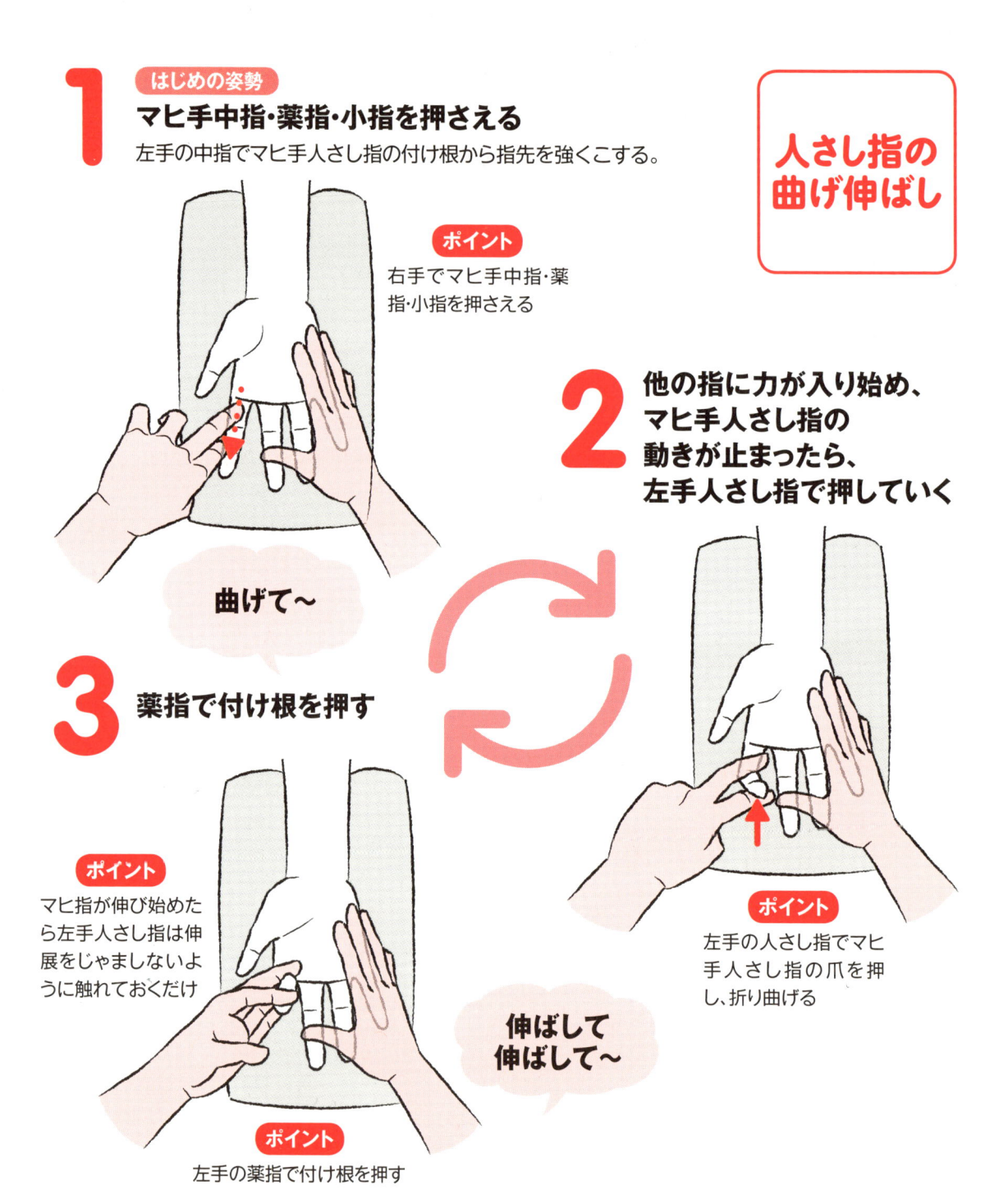

人さし指の曲げ伸ばし

1

はじめの姿勢

マヒ手中指・薬指・小指を押さえる

左手の中指でマヒ手人さし指の付け根から指先を強くこする。

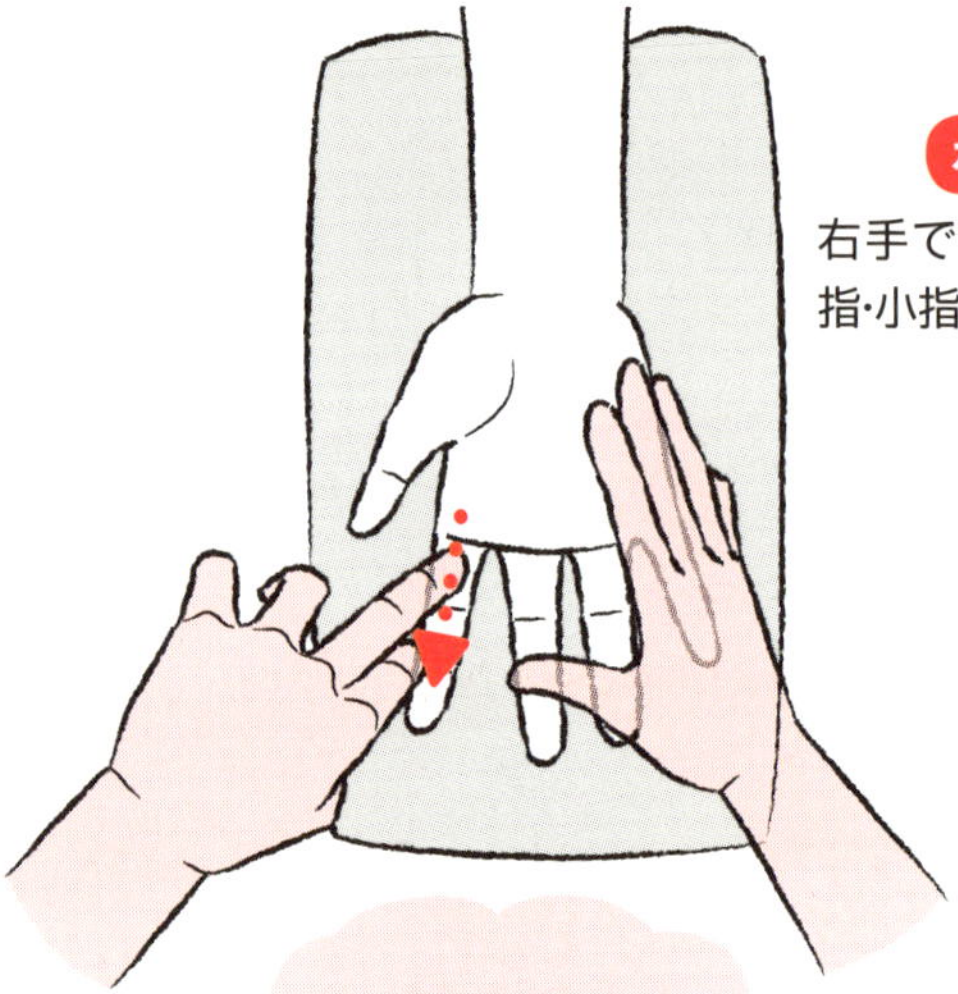

ポイント

右手でマヒ手中指・薬指・小指を押さえる

曲げて～

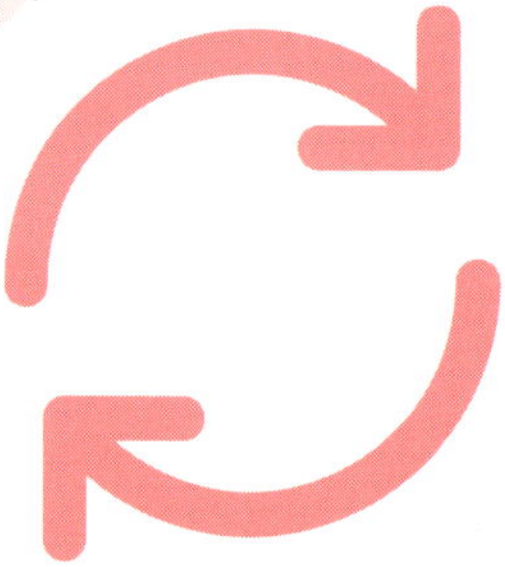

2

他の指に力が入り始め、マヒ手人さし指の動きが止まったら、左手人さし指で押していく

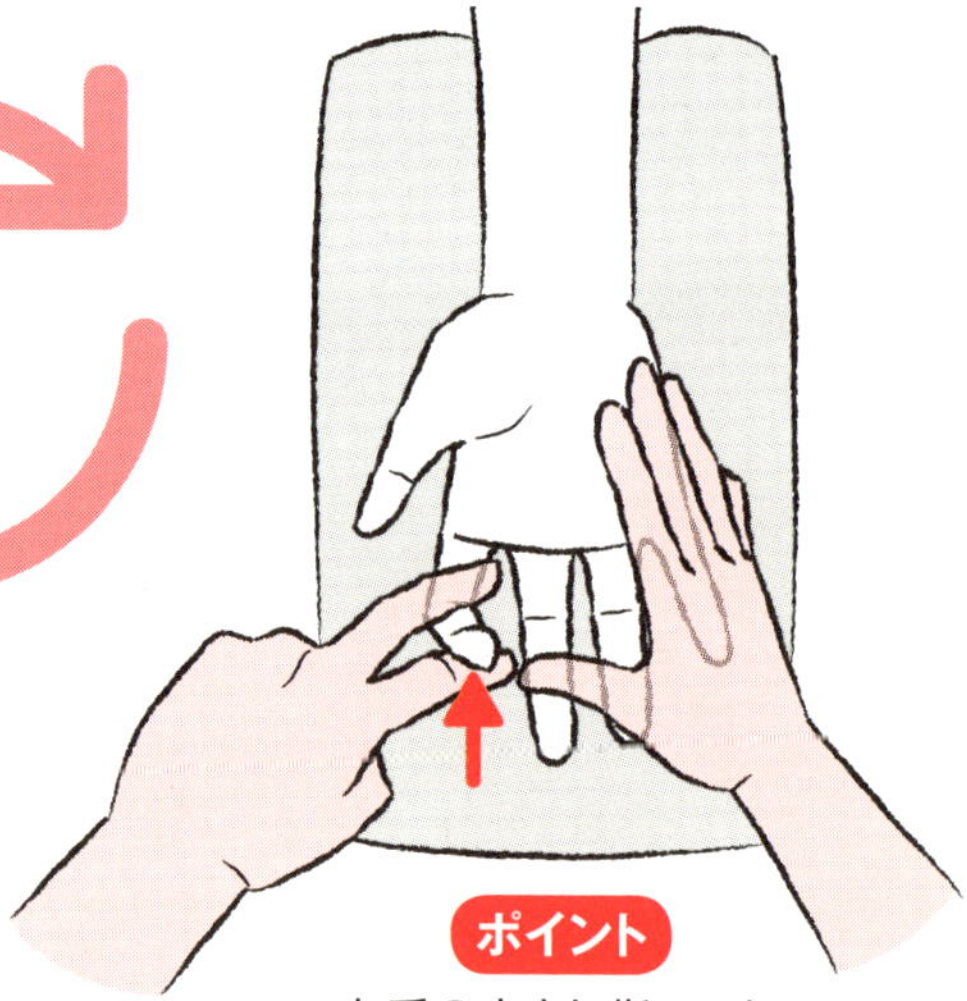

ポイント

左手の人さし指でマヒ手人さし指の爪を押し、折り曲げる

3

薬指で付け根を押す

ポイント

マヒ指が伸び始めたら左手人さし指は伸展をじゃましないように触れておくだけ

伸ばして伸ばして～

ポイント

左手の薬指で付け根を押す

中指の曲げ伸ばし

1
はじめの姿勢

マヒ手中指以外の指を押さえる

右手の中指でマヒ手中指の付け根から指先をこする。

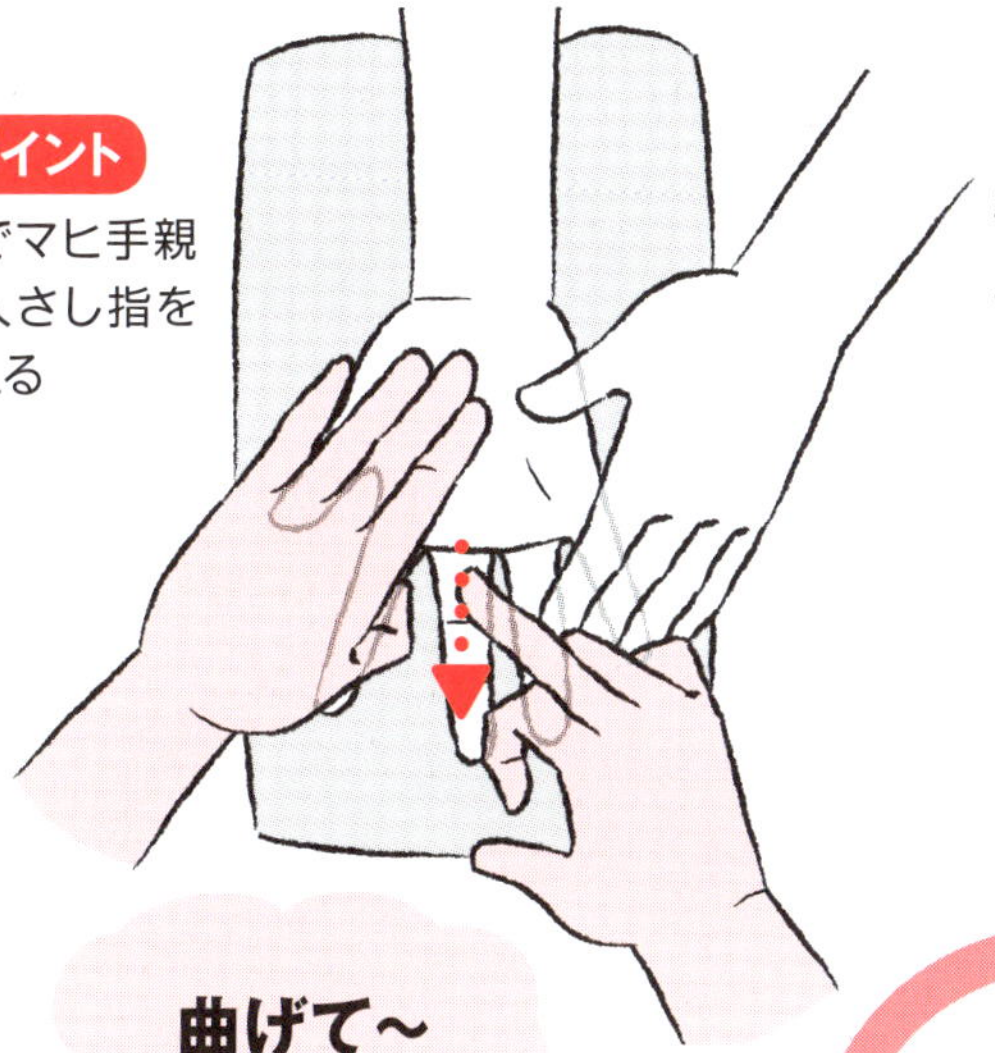

ポイント

左手でマヒ手親指と人さし指を押さえる

ポイント

自分の左手でマヒ手薬指・小指を押さえてもらう

曲げて～

2

他の指に力が入り始め、マヒ手中指の動きが止まったら、右手人さし指で折り曲げる

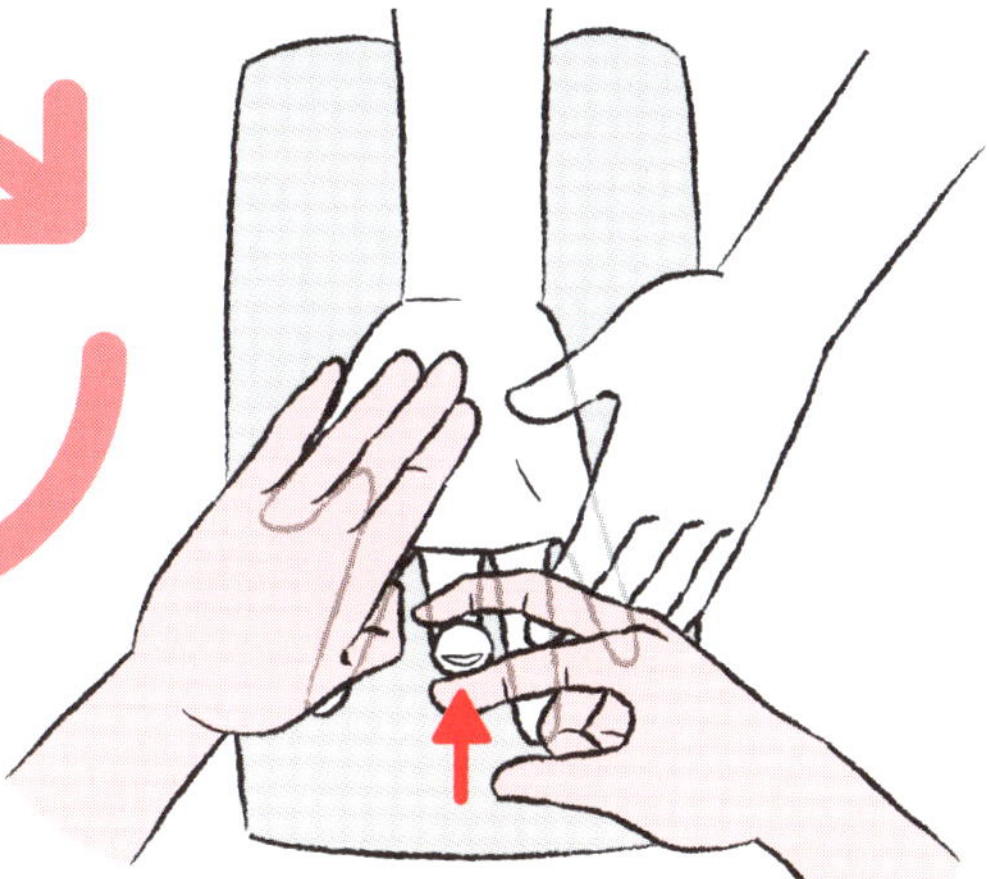

ポイント

右手の人さし指でマヒ手中指の爪を押し、折り曲げる

3

薬指で付け根を押す

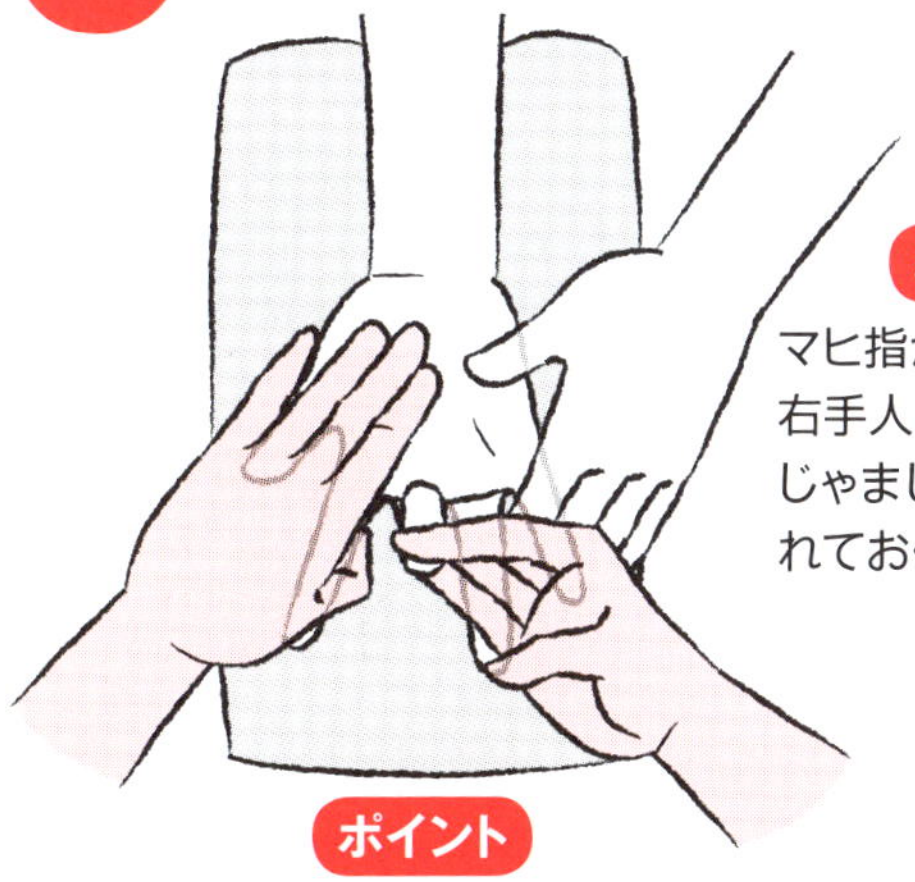

ポイント

マヒ指が伸び始めたら右手人さし指は伸展をじゃましないように触れておくだけ

ポイント

右手の薬指で付け根を押す

伸ばして
伸ばして～

図中マークの説明　◉＝押す・押さえる　＝たたく　＝こする・すべらせる　＝動かす　＝回す

家庭でできるその他の方法

本書で紹介したトレーニング以外にも、脳卒中片マヒのリハビリに役立つ方法があります。お試しください。

スポンジをつかむ&放す

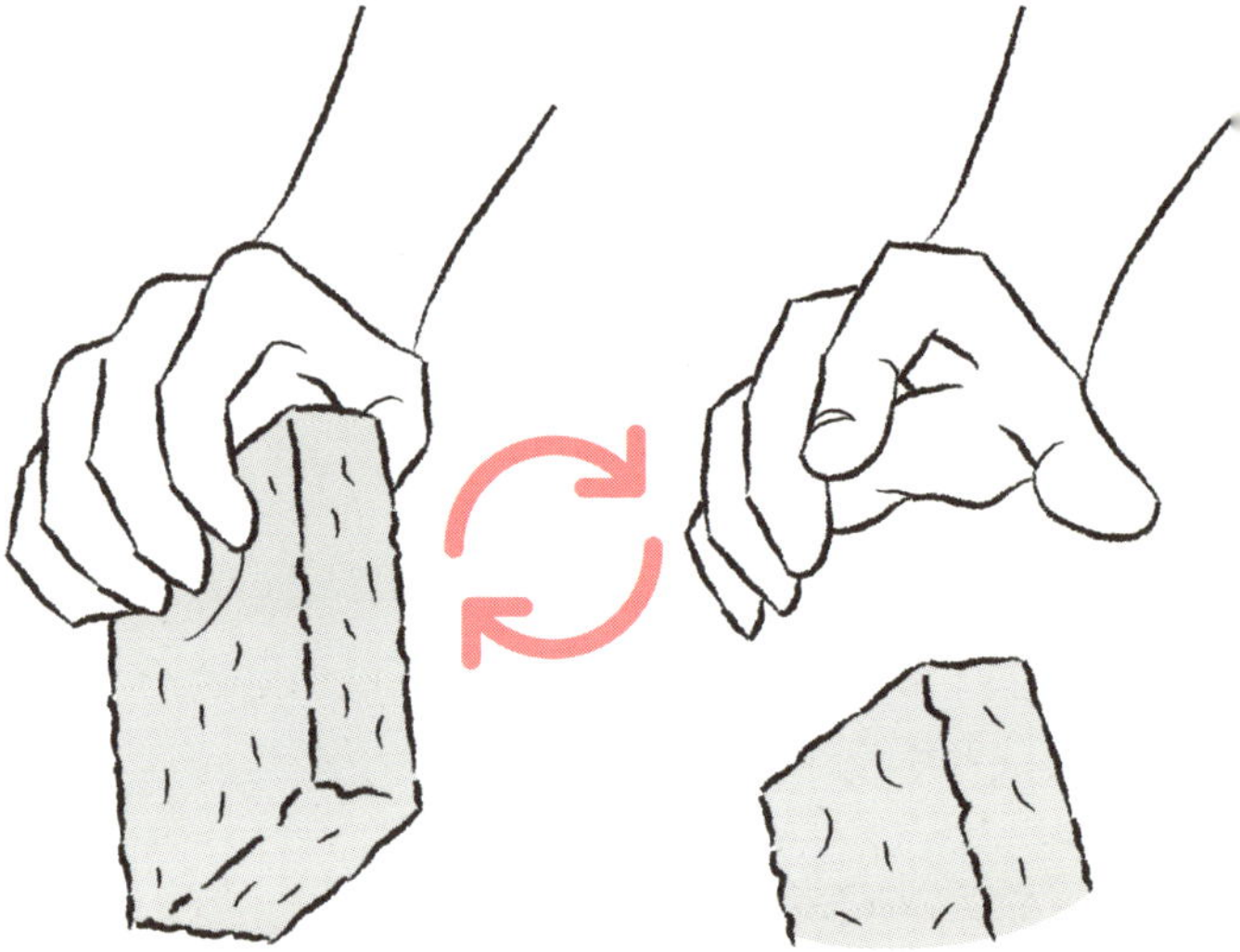

マヒ手指が少し動くようになったら、「スポンジをつかむ&放す」をおすすめします。積み木やビー玉のように固いもの、ツルツルしているものをつかもうとするとマヒ肢に力が入り、痙縮《けいしゅく》が強まります。その点、スポンジはやわらかく、ギュッとつかむ必要がないため、力まずつかめます。

方法：乾いたスポンジを軽くつかんで、大きく放す。この繰り返しです。スポンジを放す際には指を大きく伸ばしましょう。マヒがある場合、この「放す」運動が大切です。ふだんから「放す」運動を多く取り入れましょう。

指折り1・2・3・4・5

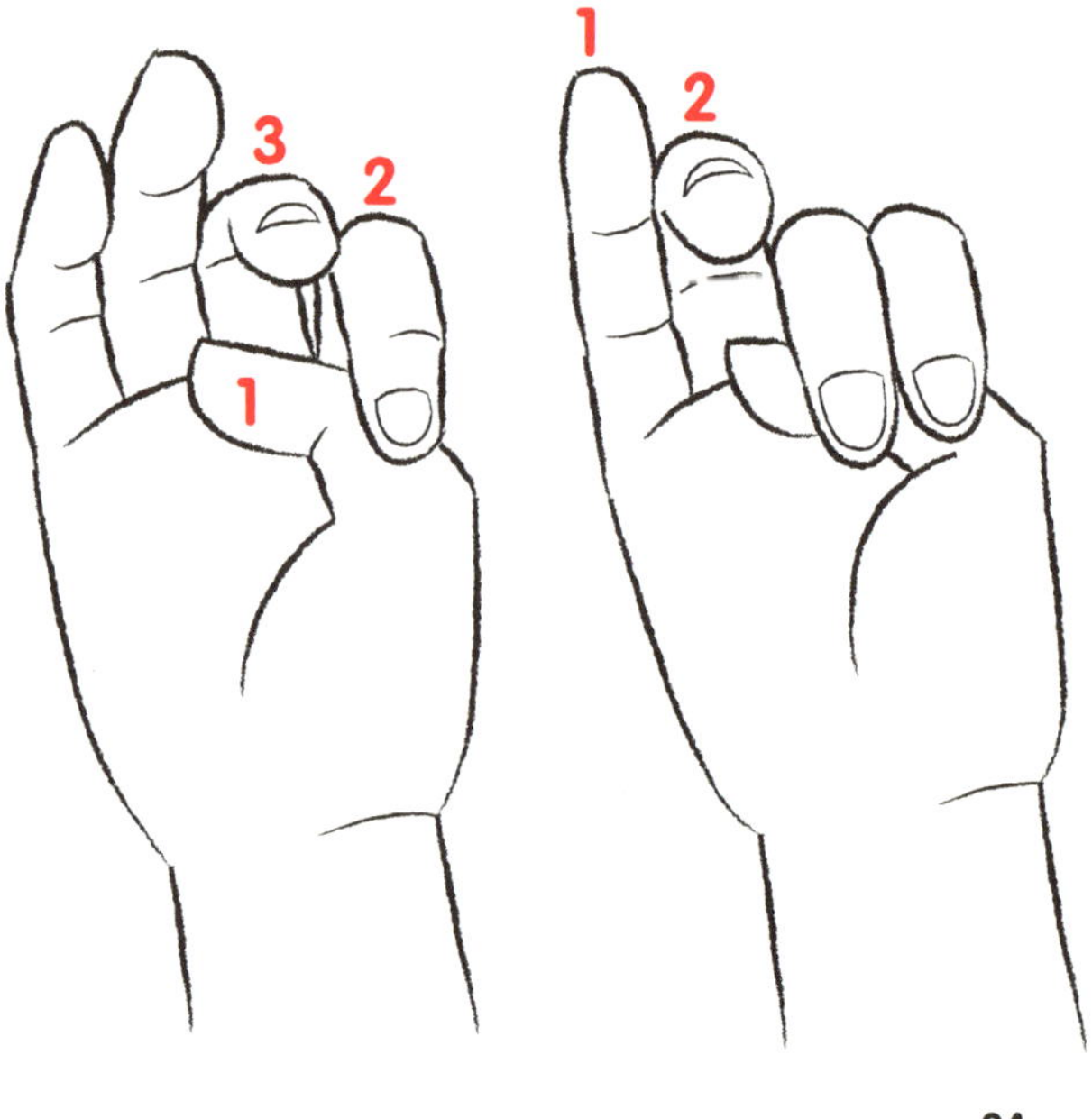

「結んで開いてのグーパーは指の運動になる」と思われがちですが、指の曲げ伸ばしができる方にはおすすめできません。リハビリの最終目標は個々の指の曲げ伸ばしですので、全部の指を同時に曲げ伸ばしする「グーパー」はむしろ逆効果です。指1本1本を曲げ伸ばしする「指折り1・2・3・4・5」にしましょう。

方法：親指から「1・2・3…」と指を折り、小指までいったら今度は小指から指を伸ばすことを繰り返します。小指から伸ばすのが難しい方は、良いほうの手で手伝って、全部の指を曲げてから小指から順に伸ばしていきます。リハビリ効果を高めるためにもおすすめします。

トレーニング前の振動刺激

家庭用の電動マッサージ器をマヒ肢にあてると神経回路が刺激され、動かしやすくなります。トレーニング前に行います。強い刺激を与えてマヒを軽減する処置を「痙縮《けいしゅく》を落とす」と言います。トレーニング前に行うとマヒ肢が比較的楽に動くようになるので、神経回路の回復・強化につながります。あてる場所は骨を避ければどこでもよく、上肢全体で5分程度で十分でしょう。図2は、介助者に指を伸展位にしてもらってあてると効果的です。感覚障害や運動失調（ふるえる）に有効です。

低周波電気刺激

トレーニングの際、家庭用低周波治療器を使って軽い筋収縮を起こすと、大脳からの指令に反応しやすくなり、マヒ肢が動きやすくなります。電気刺激の接続時間が長いモードを選びます。電気刺激の強さは筋収縮が少し生じる程度にします。電気刺激がきたタイミングで動かすと、マヒが軽く感じられます。パッドをはる部位は、肩を前に上げる運動（トレーニング❺❻❼）では三角筋の前面（図3）、ひじを伸ばす運動（トレーニング❽）では上腕三頭筋（図4）、指を伸ばす運動（トレーニング⓫〜⓴）では伸筋のある前腕の背（図5）です。併用しながら10〜15分間のトレーニングを1日何回も行ってください。

図1

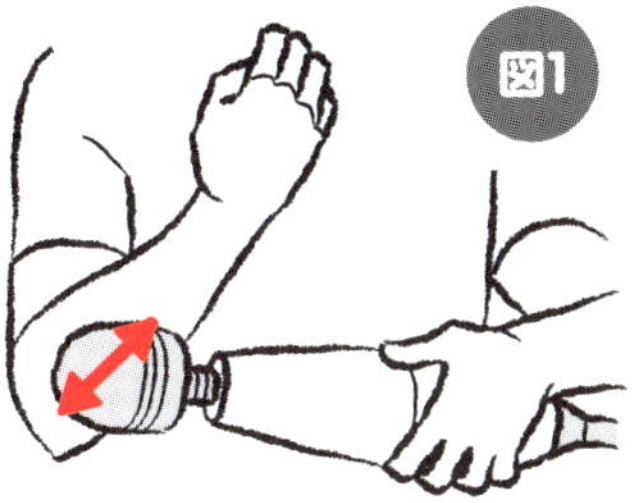

マヒ肢前腕の背、ひじの近くにあてて前後に動かします。すると、指を伸ばす伸筋が刺激され、マヒ手指が伸びます。

図2

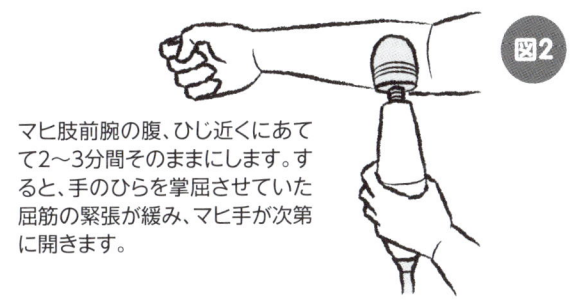

マヒ肢前腕の腹、ひじ近くにあてて2〜3分間そのままにします。すると、手のひらを掌屈させていた屈筋の緊張が緩み、マヒ手が次第に開きます。

図3

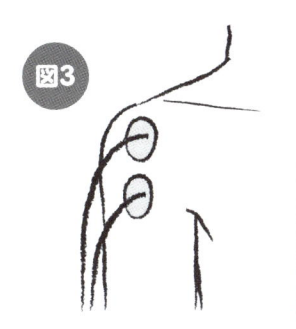

図4

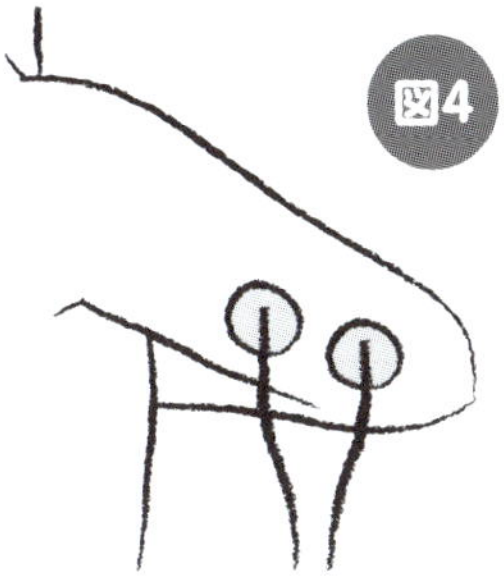

図5

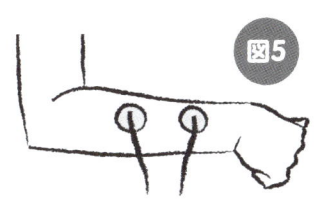

パッドは皮膚に直接貼ります。パッドを切って面を小さくすると、筋肉に与える刺激が強まります。電流は痛みを感じない程度に調節してください。

読んで見て実践する本格トレーニング

作業療法士や理学療法士など、「川平法」を学ぶリハビリの専門家にとってバイブルともいえる一冊。「川平法」の理論から手技まで、ポイントを押さえた写真付きで詳細に解説されています。さらにDVDを見れば、その実践方法は一目瞭然。この一冊で上肢はもちろん、下肢、歩行のリハビリに役立ちます。

『片麻痺回復のための運動療法[DVD付] 促通反復療法「川平法」の理論と実際 第2版』（川平和美著、医学書院・定価6510円）

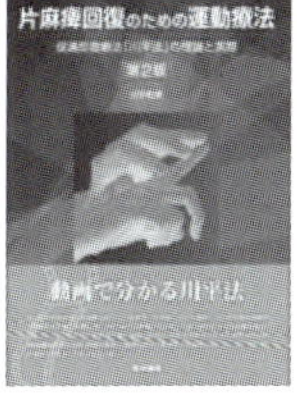

おわりに

近年、脳科学の進歩により、神経細胞が破壊されても、損傷を免れ生き残った神経細胞が役割を代行する能力「可塑《かそ》性」があることが明らかになりました。麻痺《まひ》した手足の運動を改善するためには、脳の可塑性を生かして神経路に新たな役割を分担させたり、神経路の強化を行うため、麻痺した手足を思い通りに動かすことを繰り返すことが必要です。しかし、最善の治療を行ったとしても劇的な麻痺の改善が得られるとは限りませんから、柔軟な対応が必要です。

脳卒中後に大事なことは、楽しく、人間らしい生活を取り戻すことです。「この手が元通りに動くようになったら○○をしたい」ではなく、「この手で○○なら出来そう」、「この指がもう少し伸びてくれたら、ものをつかめそうだから、指を伸ばす訓練を工夫してみよう」など、動きの改善が麻痺した手足を日常生活の中で役立つものにつなげて行くことが、生活の質の改善、訓練の目標設定と意欲の持続に役立ちます。日常生活が少しでも楽に出来るように、また少しでも役立つ手にしたいものです。麻痺改善のためにも、まず、片手動作や利き手交換を進めて日常生活での不自由さを少なくし、下肢《かし》装具や杖を使った安定した円滑な歩行で活動範囲をひろげましょう。下肢装具や杖を用いないリハビリは、有害無益です。

現在の医療・福祉の体制では、麻痺などの脳卒中後遺症の改善が認められるのは数か月、長くても6か月で、その後の麻痺の回復は期待できないとの考え方を前提としています。出来るだけ早期の日常生活や歩行の自立と在宅復帰を目指し、それに必要な発症後数か月から半年を回復期リハビリテーションの対象とするが、それ以降は医療的なリハビリテーションより、維持を目的として介護保険での維持期のリハビリテーションを提供することになります。したがって、回復期リハビリテーションを終え、維持期になった方への麻痺の改善を目指した治療は不十分で、麻痺した上肢、手指の麻痺改善を目指した治療はほとんどしてもらえない可能性があります。しかし、徐々にではありますが、促通反復《そくつうはんぷく》療法《りょうほう》の講習を受けたり、これまでの治療法にない効果への関心から勉強して、実施してみたいと考えている作業療法士や理学療法士が増えています。関節が固まらないように治療者が患者さんの手足を動かす関節可動域訓練を「この本の方法で行ってみて下さいませんか」とお願いしてみるのも一法かも知れません。

本書で紹介した促通反復療法は、まず麻痺した手足を治療者（家族）が上手に操作して患者さんが意図した通りの運動を実現させることで、脳卒中で損傷した神経路の代役を果たす神経路を探し当てます。それが出来たら、その探し当てた代役を果たす神経路に繰り返し興奮を伝えるために、麻痺した手足を治療者（家族）が上手に操作しながら、その運動を反復することで機能回復に必要な神経回路を強化します。例えば、患者さんが人さし指を伸ばそうとすると他の指も伸びる場合、家族が人さし指を素早く曲げた直後に「伸ばして」と指示すると、患者さんは人さし指だけを伸ばすことが出来ます。また、指を繰り返し動かしますから、浮《ふ》腫《しゅ》（むくみ）も取れ、前より指が楽に動かせるようになります。

役立つ手を取り戻すことを考えると、肘や指が曲げられるようになったら、指を伸ばす、肘を伸ばすことに努力する必要があります。一例を挙げると、30kgの握力があっても指が伸びない手では物をつかめませんが、握力1kgでも指が伸ばせれば物をつかめます。同じように肘を曲げる力が40kgあっても肘を伸ばせない上肢では物を押さえる、あるいは袖に腕を通すことは出来ないので、健側上肢《けんそくじょうし》で物を操作するしかありません。まず、力より思い通りに動く手足を、次に実用的な手足に必要な力の順番です。この思い通りに動かすこと、実用的な筋力の二段階をスピードアップするのが低周波電気刺激の併用です。

家族が上手く操作しても思い通りに麻痺肢の運動が起こせない場合、家族が頑張って無理な力を加えると痛みや不快感、訓練への恐怖感を生じてしまいます。痛みや恐怖感があると、麻痺肢の動きは悪くなるばかりですので、絶対に痛みを与えたり、次の日に痛みが生じるような方法は止めるべきです。家族が麻痺肢を操作しても動きが改善しない場合、操作の不十分さの他に、大きな原因として大脳からの神経路の損傷が大きい場合、大脳から脊髄、筋へと興奮を伝える神経路の興奮水準が低い場合等があります。低周波電気刺激や電動マッサージ器は大脳からの興奮が目的の筋に収縮を起こさせるように手伝ってくれますから、これらの家庭用機器を併用すると患者さんが手足を思い通りに動かすことが容易になります。家族の訓練にこれらを併用することで効果が高まりますから、患者さんが痛みを感じない範囲で用いましょう。

麻痺肢を温めるのも筋のこわばり（痙縮《けいしゅく》）を減少させて、運動が楽になりますから、訓練前に洗面器に貯めたお湯に手足を5～10分間浸す、お湯に浸したタオルで温めることは役立つはずです。

それぞれ麻痺の程度やお困りのことは異なりましょうが、まず、役立つ手にするために、訓練の優先順を考えましょう。役立つ手にするためには、（1）親指と人さし指で物を挟めること、それには親指を伸ばしてこの2つの指の間に隙間を作ることが必要になります。これが出来ると薬袋を固定してハサミで切る、上着のボタンを掛ける際に片方を固定することができます。（2）親指と人さし指の指先で物が摘めること、それには親指と人さし指の指先を合わせて丸を作る動きが必要になります。（3）指で挟んだり、摘んだりした物を裏返す、方向を調整するためには、手のひらを上にしたり、下にしたりが出来る必要があります。肩と肘の機能がある程度あれば、洗顔やコップで水を飲むなどが出来るようになります。

毎日、同じ様にご家族で訓練していると麻痺肢の動きが徐々に良くなっても気づかないことがあります。数か月毎でも結構ですから、必ず作業療法士や理学療法士に定期的に評価してもらって下さい。専門家ならではの助言と客観的な評価はご家族にとって大きな支えとなると同時に、治療法の改善につながるでしょう。

この本が手足の麻痺を少しでも改善させたい、その不自由さを何とかしたいと努力されている方々のお役に立つことを願っています。

鹿児島大学大学院 医歯学総合研究科 運動機能修復学講座 リハビリテーション医学教授　川平和美

川平和美

かわひら・かずみ

1947年生まれ。鹿児島大学名誉教授。74年鹿児島大学医学部卒業、77年鹿児島大学医学部附属霧島分院（現在の霧島リハビリテーションセンター）助手、88年同助教授。90年京都大学霊長類研究所神経生理部門に国内留学、91年アメリカ国立衛生研究所（National Institute of Health）へ留学。2005年より鹿児島大学大学院医歯学総合研究科運動機能修復学講座リハビリテーション医学教授。13年3月定年退官。現在、全国各地で講演や実技指導を行う。

鹿児島大学医学部付属病院霧島リハビリテーションセンター
http://com4.kufm.kagoshima-u.ac.jp/kirishima_reha

イラスト／さとうみなこ
装丁・デザイン／ジュン・キドコロ・デザイン
編集協力／安里麻理子

決定版！家庭でできる脳卒中片マヒのリハビリ
やさしい図解「川平法」

2012年7月２日　初版第1刷発行
2015年6月30日　　　第7刷発行

監修　川平和美
発行者　伊藤礼子
発行所　株式会社小学館
〒101-8001 東京都千代田区一ツ橋2-3-1
電話　編集03-3230-5450
販売03-5281-3555
印刷所　共同印刷株式会社
製本所　株式会社渋谷文泉閣

ISBN978-4-09-310794-5

制作／太田真由美・望月公栄・星一枝　販売／中山智子
宣伝／島田由紀　編集／小川美奈子

★この本は、参照したいページを開いて、上から軽く押すと、そのままとまるように製本されています。